VICTOR ORATOR · WOLFGANG KÖLE

GRUNDLINIEN ZUM CHIRURGIESTUDIUM

Band I
ALLGEMEINE CHIRURGIE

Band II
SPEZIELLE CHIRURGIE

Band III
CHIRURGISCHE UNFALLHEILKUNDE

Band IV
KURZE CHIRURGISCHE OPERATIONSLEHRE

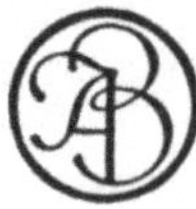

JOHANN AMBROSIUS BARTH · MÜNCHEN

CHIRURGISCHE UNFALLHEILKUNDE

20. und 21. neubearbeitete und ergänzte Auflage

von

UNIV.-DOZ. DR. WOLFGANG KÖLE

tit. ao. Professor für Chirurgie an der Universität Graz
Vorstand der II. Chirurgischen Abteilung des Landeskrankenhauses Graz

unter Mitarbeit von

OBERARZT DR. PETER POHL

Mit 148 Abbildungen im Text

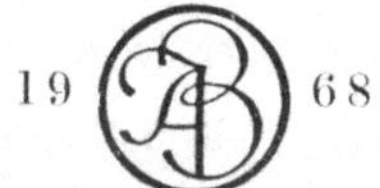

19 68

JOHANN AMBROSIUS BARTH · MÜNCHEN

1. Auflage 1937
2. Auflage 1938
3. Auflage 1940
4. Auflage 1940
5. Auflage 1941
6. u. 7. Auflage. . . . 1942
8. u. 9. Auflage. . . . 1943
10. u. 11. Auflage . . . 1946
12. u. 13. Auflage . . . 1951
14. u. 15. Auflage . . . 1955
16. u. 17. Auflage . . . 1958
18. u. 19. Auflage . . . 1962
20. u. 21. Auflage . . . 1968

Eine Markenbezeichnung kann warenrechtlich geschützt sein,
auch wenn in diesem Buch ein Hinweis auf etwa bestehende Schutzrechte fehlt

---

ISBN 978-3-642-95868-7   ISBN 978-3-642-95867-0 (eBook)
DOI 10.1007/978-3-642-95867-0

© 1968 by Johann Ambrosius Barth, München
Softcover reprint of the hardcover 21st edition 1968

Gesamtherstellung: Allgäuer Heimatverlag GmbH., Kempten-Allgäu

Vorwort zur 20. und 21. neu bearbeiteten und ergänzten Auflage

Die erste Auflage der »Chirurgischen Unfallheilkunde« ist im Jahre 1937 erschienen. Seither hat das Buch 19 Auflagen erreicht, die immer wieder – neuen Erkenntnissen und praktischen Belangen entsprechend – erweitert wurden.

In der vorliegenden Auflage wurde der gesamte Stoff überarbeitet und durch Einfügen neuer Ergebnisse, insbesondere auf dem Gebiet der operativen Knochenbruchbehandlung, ergänzt.

Ein Teil der Abbildungen stammt noch aus der Chir. Univ.-Klinik Graz, meiner früheren Arbeitsstätte, wofür ich Herrn Professor Dr. F. SPATH herzlichst danken möchte.

Meinem Oberarzt, Herrn Dr. P. POHL, danke ich für treue Mitarbeit.

Die fortschreitende Industrialisierung der Wirtschaft, die immer mehr zunehmende Motorisierung des Verkehrs und das Arbeitstempo lassen die Zahl der Unfälle weiter ansteigen; ja, die Zahl der schweren und schwersten Verkehrsunfälle hat eine Höhe erreicht, die sich für die gesamte Volkswirtschaft auszuwirken beginnt, da es sich vorwiegend um junge, voll arbeitsfähige Menschen handelt, die für lange Zeit oder für immer dem Arbeitsprozeß entzogen werden.

Um so mehr erscheint es von besonderer Wichtigkeit und geradezu eine soziale Pflicht, daß bereits der Student mehr denn je mit den Grundsätzen der Chirurgischen Unfallheilkunde vertraut gemacht wird, um so von vornherein die wichtigsten Fehler vermeiden zu lernen und mitzuhelfen, die Folgen der Unfälle durch rasche und restlose Wiederherstellung der Arbeitsfähigkeit auf das Unabwendbare zu begrenzen. Dazu soll auch dieses Buch ein kleiner Beitrag sein!

Möge diese neue Auflage unter unseren Studenten, aber ebenso bei Ärzten und Fachkollegen die gleiche freudige Aufnahme finden wie die vielen vorhergegangenen und damit das ehrende Andenken an den großen Lehrer, Arzt und Freund der akademischen Jugend, Professor ORATOR, wahren.

Graz, im Frühjahr 1968 WOLFGANG KÖLE

Aus dem Vorwort zur 1. Auflage

»Im Gegensatz zu den ersten drei Bändchen meiner ›Grundlinien zum Chirurgiestudium‹ fußt das vorliegende nur z. T. auf den Erfahrungen an der Universitätsklinik, es ist überwiegend der Tätigkeit als Krankenhauschirurg und berufsgenossenschaftlicher Durchgangsarzt des Duisburg-Hochfelder Industriebezirkes entwachsen.

Mit seiner Abfassung habe ich lange gezögert, vor allem weil dem Studenten über ›Frakturen und Luxationen‹ einige sehr zweckmäßige Darstellungen zur Verfügung stehen. Wir befinden uns dabei aber inmitten einer bedeutsamen Wandlung, die als Ergebnis einer dankenswerten Zusammenarbeit von Universitätsklinik, ›spezialisierten‹ Unfallkrankenhäusern und den sozialen Versicherungsträgern: den Berufsgenossenschaften zustande kommt. In der Klinik wurden früher vor allem die ›großen‹ Frakturen und Luxationen gelehrt. Sie fanden vielfach desto mehr Interesse, je schwieriger ihre Behandlung war. Der Ausbau der staatlichen Unfallversicherung und die den Berufsgenossenschaften auferlegte Verantwortung für das Heilverfahren der Unfallverletzten haben aber sehr bald davon abweichende Gesichtspunkte hervortreten lassen.

1. Die zunehmende Maschinenarbeit in Stadt und Land, die Industrialisierung und die Verkehrssteigerung haben nicht bloß die großen Frakturen häufiger werden lassen, sondern sie haben in weit größerem Ausmaß die Zahl der Fuß- und Handverletzungen emporschnellen lassen. Diese sind in der älteren Betrachtung vielfach der sog. ›Kleinen Chirurgie‹ zugerechnet worden.

2. Gerade im Hinblick auf diese Verletzungen aber klafft noch vielfach zwischen den Erfolgen (d. h. einer raschen und restlosen Wiederherstellung der Arbeitsfähigkeit) mancher Kliniken und Unfallkrankenhäuser und der Praxis ein auffallender Unterschied.

3. Wenn man nun von der Rentensumme ausgeht, die von den Versicherungsträgern für die Folgen der verschiedenen Unfallgruppen getragen werden müssen, zeigt z. B. eine Statistik von BÖHLER, daß für die Folgen von Finger- und Handverletzungen doppelt so viel ausgeworfen werden muß, als für die Frakturen der langen Röhrenknochen.

Soll im Rahmen des ärztlichen Studienganges das Kolleg ›Frakturen und Luxationen‹ seine sozialen Pflichten voll erfüllen, muß es zu einer ›Chirurgischen Unfallheilkunde‹ geweitet werden und vieles bisher Vernachlässigte stärker betonen. Schon dem Studenten muß die Wichtigkeit, gerade kleine Verletzungen fehlerfrei zu behandeln, eingeschärft werden. Um die wichtigsten Fehler zu vermeiden, muß er sie in ihrer ganzen sozialen und volkswirtschaftlichen Tragweite kennen- und verstehen lernen. Des weiteren: er muß grundsätzlich unterscheiden lernen zwischen dem, was er als praktischer Arzt selber behandeln kann, und dem, was als ›unerläßlich-fachchirurgisch‹ von ihm bloß notversorgt werden soll. Auch hierin sind die Berufsgenossenschaften führend gewesen (›Verletzungsartenverfahren‹ vgl. unten).

Um dies möglichst eindringlich aufzuzeigen, wurde der Abschnitt ›Soziale Unfallheilkunde‹ an die Spitze gestellt; und wurde versucht, die ›Wundbehandlung‹ möglichst lebensnahe darzulegen. Etwas Kopfzerbrechen bereitete hier die Abgrenzung von meiner ›Allgemeinen Chirurgie‹ und bei einigen Knochenbruchkapiteln (Schädel, Thorax, Wirbelsäule) die Abgrenzung gegen die ›Spezielle Chirurgie‹.

Da die vorliegenden Grundlinien vor allem für Studenten verfaßt sind, von diesen aber wohl kaum einer zur ›Unfallheilkunde‹ greift, der nicht die ›Spezielle‹ kennt, glaubte ich – um nichts zu wiederholen – das dort bereits Besprochene hier voraussetzen zu dürfen.

Inwieweit es gelungen ist, die oben angedeuteten Bedürfnisse der Praxis in den gesicherten Bestand des ›Frakturkollegs‹ einzubauen, muß die Erfahrung lehren.«

Duisburg, Weihnachten 1936 VICTOR ORATOR

Inhaltsverzeichnis

Spezieller Teil

Inhaltsverzeichnis   XI

ALLGEMEINER TEIL

I. Soziale Unfallheilkunde

Die Unfallverletzungen (Trauma, Wunde, Blutung, Verrenkung, Knochenbruch) sind die Wurzel aller chirurgischen Heilmaßnahmen. Es sind daher allgemeine Chirurgie und Unfallheilkunde untrennbar miteinander verzahnt.

Da die Mitarbeit aller Ärzte an einer zielbewußten Unfallversorgung nicht entbehrt werden kann, erscheint die Kenntnis der rechtlichen und praktischen Grundsätze des Unfallheilverfahrens auch für den Mediziner erforderlich.

Nach der Herkunft der Unfälle unterscheidet man mehrere Gruppen:

Arbeitsunfälle:

a) Im Betrieb (Industrie, Gewerbe oder Landwirtschaft einschließlich der Transportwege).

b) Auf dem Hin- oder Rückweg von der Wohnung zur Arbeitsstätte. Diese sog. *Wegeunfälle*, sowohl auf Betriebswegen etwa bei Montagearbeiten, wie auch auf Wegen von und zur Arbeitsstätte, werden Arbeitsunfällen gleichgesetzt; bei den letzteren kann aber, wenn sie selbst verschuldet sind, der Unfallschadenersatz ganz oder teilweise versagt werden. Auch bei der Unterbrechung des Weges oder größeren Umwegen aus »eigenwirtschaftlichem Interesse des Versicherten« (Einkäufe, längerer Besuch in Wirtschaften) ruht oder erlischt der Versicherungsschutz.

Alle anderen Unfälle:

In diese Kategorie gehören alle Unfälle im Straßenverkehr, bei Sportausübung, im Haushalt usw.

Die in den meisten Ländern Europas gesetzliche und staatlich anerkannte Unfallversicherung erfaßt und betreut sämtliche Arbeitsunfälle, während vorwiegend die Verkehrs- und Sportunfälle durch zum Teil gesetzlich verankerte Haftpflichtversicherungen oder durch Privatversicherungsanstalten mit Kollektivversicherung, z. B. ganzer Schulen oder Vereine, erfaßt werden.

1. Entwicklung des Unfallheilverfahrens

Die soziale Unfallversicherung kann auf eine jahrhundertelange Entwicklungsgeschichte zurückblicken. In der Mitte des vorigen Jahrhunderts wurde erstmalig von den Bergarbeitern zum Schutz gegen die Wechselfälle des Lebens wie Krankheit, Unfall oder vorzeitiger Tod eine »Bruderlade« geschaffen und später auf vereinsmäßiger Basis von den Gesellen eine sogenannte »Gesellenlade«. Noch im Mittelalter standen Herr und Geselle in einem patriarchalischen Verhältnis zueinander und es bedurfte keiner Sozialversicherung. Erst durch die zunehmende Industrialisierung wurden größere Arbeitsstätten errichtet; dadurch ging der Kontakt zwischen Meister oder Betriebsinhaber einerseits und Gesellen oder Arbeitnehmer anderseits verloren. So entwickelten sich knapp vor Ende des vorigen Jahrhunderts bereits die ersten Krankenkassen mit Pflichtmitgliedschaft, im allgemeinen nach einzelnen Berufsgruppen getrennt. Die Einrichtungen waren in Vereinsstellung und der Staat hatte nur ein Aufsichtsrecht.

Die große Entwicklung in der Sozialversicherung begann eigentlich erst vor dem ersten Weltkrieg. Durch die zunehmende Maschinenarbeit erhöhten sich die Betriebsgefahren für die Arbeiter in zunehmendem Maße. Haftpflichtgesetze in verschiedenen Staaten sollten den verletzten Arbeitern Geldentschädigungen verschaffen. In das Rahmengesetz der Reichsversicherungsordnung – RVO – wurde das Unfallversicherungsgesetz vom Jahre 1884 eingebaut. Die Sozialversicherung wurde in den meisten Staaten Europas in den einzelnen Sparten, z. B. Krankenversicherung, Unfallversicherung oder Pensionsversicherung (für Alter oder vorzeitige Invalidität) weiter ausgebaut. Die einzelnen Versicherungszweige sind entweder in eine einzige staatliche Sozialversicherung zusammengefaßt oder sie bestehen als Körperschaften öffentlichen Rechts mit Staatszuschüssen (Steuergelder) oder sie heben auch Beiträge von ihren anspruchsberechtigten Versicherten ein.

Eine weitere Stufe der Entwicklung in der Unfallversicherung brachten die gesetzlichen Bestimmungen, daß Arbeitgeber *und* Arbeitnehmer pflichtversicherte Ansprüche bei Arbeitsunfällen geltend machen können. So wie überall im Leben, wird auch das Unfallversicherungsrecht immer wieder den gegebenen Verhältnissen angepaßt und novelliert. Von den Berufsgenossenschaften bis zum heutigen System der staatlichen Unfallversicherungsanstalten war ein weiter Weg.

2. Berufsgenossenschaften

In einer gewissen Analogie zur mittelalterlichen »Bruderlade« wurden berufsverwandte Unternehmergruppen zu sogenannten Berufsgenossenschaften zusammengefaßt. Diese waren bereits Körperschaften öffentlichen Rechts, denen die Verwaltung und Gestaltung der Unfallversicherung anvertraut war. Die erforderlichen Geldbeträge wurden als Beiträge von den gewerblichen Betrieben, also den Arbeitgebern, je nach Gefahrenklasse gestaffelt, aufgebracht. Somit ist die Unfallversicherung nicht nur eine Versicherung der Arbeitnehmer gegen Unfälle, sondern zugleich eine Kollektivversicherung der Betriebsunternehmer gegen die ihnen zukommende Haftpflicht.

In diesen Unfallversicherungsanstalten als Körperschaften öffentlichen Rechts muß durch Gesetz ein Vorstand, ein Überwachungsausschuß und eine Vollversammlung aus dem Kreise der Arbeitgeber und Arbeitnehmer gewählt werden, welche wiederum drei Obmänner wählen, die gemeinsam mit der Direktion dieser Anstalt die Geschäftsführung innehaben. Je nach den gesetzlichen Bestimmungen der einzelnen Länder wechselt die Zusammensetzung dieser Ausschüsse und die Besetzung der Obmännerstellen durch Arbeitgeber oder Arbeitnehmer. In manchen Ländern Europas gibt es keine Einteilungen in Sektionen, sondern die einzelnen Unfallversicherungsanstalten umfassen ganze Berufsgruppen, wie z. B. eine Allgemeine Unfallversicherungsanstalt für das gesamte Gewerbe und die Industrie, sowie eine eigene Sozialversicherungsanstalt für die gesamte Land- und Forstwirtschaft mit einer eigenen ihr unterstellten Unfallversicherung.

3. Aufgaben der Unfallversicherungsanstalten

Zu diesen gehört in erster Linie der Ausbau und Einsatz eines Unfallverhütungsdienstes; wenn es aber trotzdem infolge menschlichen oder maschinellen Versagens zu einem Arbeitsunfall kommt, wird dieser durch die vorgeschriebene Meldung rasch erfaßt und der Unfallverletzte sofort in eine fachgemäße und wirksame Behandlung genommen, damit ehestens eine völlige Wiederherstellung erreicht wird. Wenn diese wegen der Schwere der Verletzung oder aus anderen Gründen nicht mehr erreicht werden kann, ist die Sicherstellung und Gewährung einer entsprechenden Unfallrente als Ausgleich für verminderte Erwerbsfähigkeit vorgesehen. Dazu kommen Versorgung mit verschiedenartigen Prothesen, Umschulung im Einvernehmen mit den zuständigen Arbeitsämtern und

Wiedereingliederung in den Arbeitsprozeß; Gewährung von zeitlichen oder dauernden Renten, sowie Hilflosen-, Pflege- oder Blindenzuschüssen; bei Fehlen von allgemeinen Krankenhäusern mit entsprechender unfallchirurgischer Einrichtung Ausbau und Betrieb von Arbeitsunfallkrankenhäusern, Unfallambulatorien und Wiederherstellungszentren, damit die beste fachärztliche Versorgung gesichert ist. *Was bei der Verletzungsbehandlung etwa gespart wird, muß bei der Rente oft 100fach nachbezahlt werden. Je wirksamer also das Heilverfahren, um so geringer werden die nötigen Rentensummen. Demgemäß ist, ganz abgesehen von der im Vordergrund stehenden Rücksicht auf den Betroffenen, schon vom wirtschaftlichen Standpunkt das beste Heilverfahren auch gleichzeitig das sparsamste im Hinblick auf die Rentenverpflichtung.*

Im allgemeinen übernehmen die Unfallversicherungen nach 26 Wochen der Arbeitsunfähigkeit und bei Aussteuerung durch die Krankenkassen die weiteren Leistungen an den Verletzten bis zur erreichten Arbeitsfähigkeit oder Abschluß des Heilverfahrens mit Festlegung einer entsprechenden Rente.

Aber nicht nur die Arbeitsunfälle werden von den Unfallversicherungen betreut, sondern auch die bei bestimmten Berufen auftretenden sogenannten *Berufskrankheiten*, wie z. B. die Erkrankung an Silikose oder die chronische Bleivergiftung usw. So wurde 1925 durch Gesetz festgestellt, daß ein Berufskranker der Unfallversicherung teilhaftig werden kann, ohne Rücksicht darauf, ob die Krankheit durch einen Unfall oder durch eine schädigende Einwirkung verursacht ist, die nicht den Tatbestand des Unfalles erfüllt; die ärztliche Meldepflicht wurde auch für Berufskrankheiten eingeführt.

Sowohl bei Arbeitsunfällen wie bei Berufskrankheiten wird zuerst der Versuch der völligen Wiederherstellung, erst hernach die Feststellung einer Erwerbsminderung mit Zuerkennung einer Rente unternommen. Je nach den gesetzlichen Bestimmungen in den einzelnen Staaten richtet sich die Höhe der Unfallrente nach dem Prozentsatz des letzterreichten Arbeitseinkommens, daher oft bei gleichen Unfallsfolgen verschiedene Höhe der Rentenbeträge trotz gleicher prozentualer Einschätzung.

Die Unfallversicherung hat somit zwei Aufgaben zu erfüllen:

      1. Die Unfallverhütung,

      2. Den Schadenersatz.

Wenn der Unfallverletzte nicht Pflichtmitglied einer Krankenkasse ist, stehen ihm je nach Satzung auch der Rückersatz der Kosten des Heilverfahrens zu; falls aber eine gesetzliche Krankenkasse für die ersten 26 Wochen die Heilkosten übernommen hat, wird eine interne Abrechnung zwischen Kasse und Unfallversicherungsträger vorgenommen.

Bei Arbeitsunfällen erhält der Unfallverletzte Krankengeld im allgemeinen ab dem ersten Tag, zusätzlich wird Familien- oder Tagegeld gewährt, wenn eine stationäre Krankenhausaufnahme erforderlich ist. Bei Todesfällen wird eine Witwenrente und ein Sterbegeld oder eine Waisenrente zur Auszahlung gebracht. Außerdem übernimmt die Unfallversicherung die Transportkosten für Verlegung in weitergelegene Spezialabteilungen.

Die allgemeinen Maßnahmen der Unfallversicherung finden ihren Ausbau in folgenden Verfahren:

a) Durch Aufstellung einer eigenen genauen Liste von schweren Verletzungsarten behalten sich die Unfallversicherungsträger sogenannte unfalleigene Heilverfahren vor, deren Behandlung nur in Arbeitsunfallkrankenhäusern oder sonstigen Spitälern mit besonderer unfallchirurgischer Erfahrung vorgenommen werden soll. Dem »tatsächlichen Vorliegen« einer solchen bestimmten Verletzungsart ist der »begründete Verdacht« gleichzusetzen. Augen- und Ohrenverletzte sind dem nächstgelegenen zuständigen Facharzt zu überweisen. Als schwere Unfallverletzungen im Sinne des *Verletzungsartenverfahrens* sind zu verstehen: Komplizierte Schädel- und Kieferbrüche, Wirbelsäulenbrüche, Oberschenkelbrüche, Knochenbrüche, die wegen Gelenknähe oder besonderer Verschiebung oder Zersplitterung schwer erscheinen, ferner alle offenen, doppelten und mehrfachen Knochenbrüche, alle inneren Verletzungen, alle Gelenksverletzungen usw. Diese Verletzungen sind dem unfalleigenen Heilverfahren zur Versorgung vorbehalten.

b) In mehreren Ländern ist auch noch das sogenannte *Durchgangsarztverfahren* (»DAV«- oder »D-Verfahren«), vorwiegend in Industriegebieten, eingeführt, bei dem in unfallchirurgischen Fachordinationen oder kleineren Ambulatorien jeder Verletzte untersucht wird; nach Erstellung einer genauen Diagnose wird der Verletzte zur Weiterbehandlung entweder dem praktischen Arzt oder einem Krankenhaus zugewiesen oder die weitere Behandlung wird vom Durchgangsarzt selbst vorgenommen.

c) In manchen Staaten besteht auch das sogenannte *Beratungsarztverfahren*, nach welchem ein Unfallchirurg mit entsprechender Ausrüstung auch für eine zweckmäßige Nachbehandlung in einem bestimmten, nicht zu ausgedehnten Bezirk für Unfallverletzte zur Verfügung steht.

Falls der Unfallverletzte mit Entscheidungen der Unfallversicherung, welche in Form von Bescheiden hinausgehen, nicht einverstanden ist, kann er in erster Instanz die in den einzelnen Ländern bestehenden Schiedsgerichte der Sozialversicherung anrufen, in zweiter Instanz die einzelnen Oberschiedsgerichte.

4. Der Begriff des Arbeitsunfalles

In den gesetzlichen Bestimmungen ist der Begriff des Arbeitsunfalles genau festgelegt. Ein *Arbeitsunfall ist dann gegeben, wenn der Verletzte durch ein äußeres, zeitlich bestimmbares und in einem verhältnismäßig kurzen Zeitraum eingeschlossenes Ereignis in seiner körperlichen und geistigen Gesundheit geschädigt wurde.*

Das Unfallereignis muß mit der Arbeit in ursächlichem Zusammenhang stehen. Nach obergerichtlichen Entscheidungen ist eine Rauferei im Betrieb kein Arbeitsunfall, es sei denn, daß etwa ein Streit um Arbeitsgeräte entstanden ist. Ein Insektenstich ist nur dann ein Arbeitsunfall, wenn in der Nähe eines Sumpfes gearbeitet werden mußte. *Das Unfallereignis muß tatsächlich die Ursache einer Körperschädigung oder Gesundheitsstörung* sein; zumindest muß ein genügender Grad *von Wahrscheinlichkeit* anzunehmen sein. Die bloße *Möglichkeit* eines Zusammenhanges genügt nicht für eine Anerkennung. Eine etwa als Unfallursache angegebene Anstrengung (vgl. bei Muskelriß oder Lumbago) muß tatsächlich über *das arbeitsübliche Maß* beträchtlich hinausgehen. *Die Schädigung muß innerhalb eines verhältnismäßig kurzen Zeitraumes erfolgen.*

5. Zusammenhangsfragen

Allmählich, d. h. nicht durch Einwirkung der Arbeit *innerhalb einer Arbeitsschicht* entstehende Schäden, wie z. B. Blasen in der Hohlhand, Dupuytrensche Kontraktur, Handganglien, Leistenbrüche usw. sind demnach *keine* Unfallfolgen. Nur in Ausnahmefällen kann eine bei unerwarteter Überanstrengung im Betriebe erfolgte Einklemmung eines bestehenden Leistenbruches als Arbeitsunfall anerkannt werden. In jedem Falle ist ein *innerer ursächlicher Zusammenhang der Arbeitstätigkeit mit den Unfallfolgen* erforderlich. Es kann daher bei Gesundheitsschäden, welche aus innerer Ursache schon bestehen und durch die Betriebsarbeit nur im Sinne einer Gelegenheitsursache ausgelöst werden, wie z. B. ein Gehirnschlag, eine Ulkusperforation, ein Lumbago bei bestehendem Bandscheibenvorfall, ein ursächlicher Zusammenhang *nicht* anerkannt werden.

Bei *akuter hämatogener Osteomyelitis* und *Gelenkfungus* muß die Zusammenhangsfrage besonders kritisch betrachtet werden. Eine traumatische Entstehung ist in beiden Fällen äußerst selten. Nach LINIGER-

MOLINEUS[1] wird zur Anerkennung verlangt: 1. Der Unfall muß einwandfrei erwiesen sein. 2. Es muß eine erhebliche Einwirkung auf die später erkrankte Stelle stattgefunden haben. 3. Der zeitliche Zusammenhang muß der klinischen Erfahrung entsprechen, z. B. bei Osteomyelitis Ausbruch der Krankheit innerhalb weniger Tage; ein tuberkulöses Knochen- oder Gelenkleiden müßte offenbar (manifest) werden: Dies kann nicht vor 4 bis 6 Wochen und nicht später als 6 Monate nach dem angegebenen Unfallereignis eintreten (OEHLECKER).

Ein besonders schwieriges Kapitel der Unfallzusammenhangsfrage stellt die Gruppe der *deformierenden Gelenk- und Wirbelsäulenveränderung*, das Gelenkmausleiden (Osteochondrosis dissecans des Ellenbogens und Knies) sowie die aseptischen Knochennekrosen dar. Hier wird in vielen Fällen eine möglichst bald nach dem Unfall vorgenommene Röntgenaufnahme die Feststellung machen lassen, daß ein älteres Gelenkleiden vorliegt. Sofern eine einwandfreie Quetschung, ein Bluterguß oder eine frische Knochenverletzung beweisen, daß ein schon bestehendes Leiden durch den Betriebsunfall verschlimmert wurde, besteht eine Entschädigungspflicht, *solange die Einwirkung des Unfalls andauert*. Die Entscheidung kann oft schwierig sein bei solchen Leiden, die ihrer Natur nach einen langsam fortschreitenden Charakter in sich tragen.

Schwierig ist meist auch die Abgrenzung einer wirklichen Muskelzerrung der Rückenstrecker von einer rheumatischen *Lumbago*. Nur wenn differentialdiagnostisch die rheumatische Entstehung auszuschließen ist und ein sonstiger Umstand, z. B. Ausgleiten mit ruckartiger Muskelanspannung oder plötzliche Überbeanspruchung, etwa bei unerwartetem Ausfall des Mitarbeiters, oder der Befund (ein Bluterguß oder Knochenabriß) eindeutig für die Unfallentstehung sprechen, ist mit Sicherheit oder Wahrscheinlichkeit ein Muskelriß oder eine Zerrung anzunehmen. Der gewöhnliche, auch bei schwerer Arbeit auftretende »Hexenschuß« (zumal bei bereits vorher einmal manifest gewordenem Rheuma, bei eindeutigen Herden, z. B. Angina oder gleichzeitigem Röntgenbefund einer deformierenden Spondylose) ist kein Betriebsunfall, sondern eine rheumatische Lumbago (vgl. auch »Schipperkrankheit«).

---

[1] LINIGER, H. u. G. MOLINEUS: Der Unfallmann. 8. Aufl. München 1964.

6. Berufskrankheiten[1]

1925 erfolgte eine Verordnung des Reichsarbeitsministers über die Ausdehnung der Unfallversicherung auf zunächst 11 ausgewählte gefährliche Berufskrankheiten chronischer Art, die diese den Unfällen rechtlich gleichstellte und außerdem die ärztliche Meldepflicht einführte.

1928 wurde dann durch Gesetz festgestellt, daß ein Berufskranker der Unfallversicherung teilhaftig werden kann, ohne Rücksicht darauf, ob die Krankheit durch einen Unfall oder durch eine schädigende Einwirkung verursacht ist, die nicht den Tatbestand des Unfalles erfüllt. Damit entfiel die Notwendigkeit, zwischen akuten und chronischen Berufsschäden der Verordnung aus dem Jahre 1925 zu unterscheiden.

Den Chirurgen betreffen z. B. die Erkrankungen der Muskeln, Knochen und Gelenke durch Arbeiten mit Preßluftwerkzeugen (vorwiegend für den Bergbau wichtig, längeres Arbeiten mit dem Bohr- und Abbauhammer). Die häufigsten Schäden sind die Arthrosis deformans am Ellenbogen, Handgelenk und an der Schulter, häufig mit Gelenkmausbildung (Osteochondrosis dissecans), Schädigung am Mondbein (Nekrose) und Kahnbein (Fraktur) der Hand.

Die Errichtung von ärztlich besetzten Sanitätsstellen und Polikliniken in den Betrieben verschiedener Staaten macht die Vermeidung von Berufskrankheiten wie auch aller sonstigen Arbeitsschäden und Betriebsunfälle in weitem Umfange möglich, weil die Prophylaxe zur vornehmsten Aufgabe der Betriebsärzte gemacht wurde. So wird auch dem Arbeitsplatzwechsel und der Vermittlung im Rahmen der beim Gesundheitswesen verankerten Berufsfürsorge eine neue, breite Möglichkeit eröffnet. Die Erfahrungen der so im Betriebe selbst unter Mithilfe der Vertreter der Belegschaft durchgeführten Arbeitshygiene werden den Rahmen der Sozialen Unfallheilkunde immer mehr erweitern, weshalb die Entwicklung auf diesem Gebiet wie auch auf dem Gesamtgebiet der Sozialversicherung ständig im Fluß ist.

7. Begutachtung

Bei jedem schwereren Unfall wird nach Abschluß des Heilverfahrens ein »Abschlußgutachten« erstattet, das im Zweifel die Zusammenhangsfrage erörtert, immer aber die zurückgebliebenen Unfallfolgen und die medizinische Schätzung der durch den Unfall verursachten Erwerbs-

---

[1] Holstein, E.: Grundriß der Arbeitsmedizin. 3. Aufl., Leipzig 1958.

unfähigkeit (Minderung der Erwerbsfähigkeit) enthalten soll. Es stützt sich auf folgende, in der Regel in den Akten enthaltenen Angaben (Vorgeschichte):

1. Unfallanzeige des Betriebes
2. Polizeiliche Untersuchung des Unfalls (Aussage des Verletzten und eines oder mehrerer Zeugen, allenfalls eidesstattlich abgegeben)
3. Auskunft der Krankenkasse über frühere Erkrankungen
4. Arbeitsauskunft, d. h. Bericht des Betriebes über die tatsächliche Arbeitsleistung vor dem Unfall
5. Auskunft des erstbehandelnden Arztes und Durchgangsarztbericht, Anfangs-Röntgenbefunde!

Nach Angabe der *Klagen des Verletzten* folgt *der derzeitige Befund,* wobei mit Sorgfalt zu beschreiben sind:

Äußere Form (Kontur regelrecht oder verstrichen, Anschwellung usw.);

Narben (Lage, Länge, Breite, Verschieblichkeit, Unterpolsterung, Empfindlichkeit);

Gliedmaßenumfangs- und Längenmaße vergleichsweise rechts und links in gleicher Lage beider Glieder bei gleicher Muskelentspannung. Fußumfang, kleinster und größter Wadenumfang, Umfang des Knie über der Mitte der Kniescheibe, Oberschenkelumfang, 10 und 20 cm oberhalb des oberen Kniescheibenrandes gemessen (Abb. 1), Umfang der Mittelhand, des Handgelenks, des Vorderarmwulstes, des Ellenbogens, des Oberarms, eventuell Vergleichslängenmaße der unverletzten Seite;

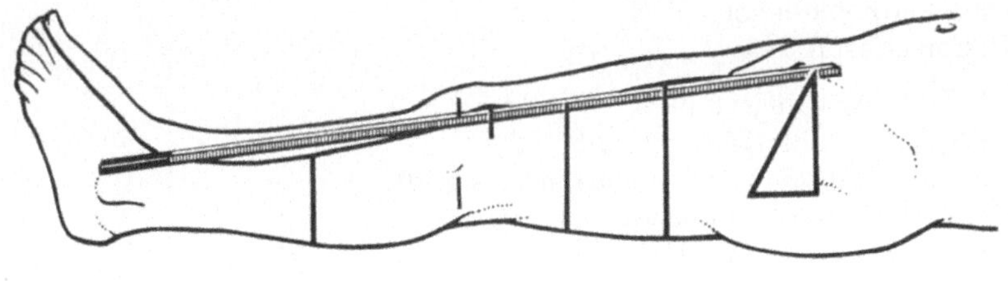

Abb. 1. Umfangs- und Längenmessung des Beines, es sind bezeichnet (von links): Spitze des äußeren Knöchels, größter Wadenumfang, äußerer Kniegelenkspalt, oberer Kniescheibenrand, Oberschenkelumfangsmessung 10 cm und 20 cm über dem oberen Kniescheibenrand. Bryantsches Dreieck. Das Bandmaß liegt von der Spina iliaca anterior superior zum inneren Kniegelenkspalt bis zur Spitze des inneren Knöchels = gesamte Beinlänge

Beachtung der Verarbeitung der Hohlhand (Arbeitsschwielen) und der Fußsohlen-Gehschwielen;

Genaue Angaben der Gelenkbeweglichkeit, vergleichsweise rechts und links gemessen, soweit möglich am Winkelmaß.

Physiologisch sind etwa folgende Werte:

Schultergelenk; Ausgangsstellung: hängender Arm = 0°.
Bei Ruhigstellung des Schultergürtels:
Abspreizung (Abduktion) seitlich bis waagerecht (0°–90°)
Vorheben bis waagerecht (0°–90°)
Nach hinten heben (0°–45°)
Drehbewegung (Rotation) im Umfang von etwa 120°.
Mitsamt dem Schultergürtel: Seitwärts und vorwärts Hochheben bis zur Senkrechten (0°–180°; bei supiniertem Arm!).

Ellenbogengelenk; Ausgangsstellung: Streckung = 180°.
Streckung–Beugung (180°–45°)
Drehbewegung (etwa 160°).

Handgelenk; Ausgangsstellung: Streckung = 180°.
Beugung = Senkung (volar) um etwa 60°–80° = bis 100°
Streckung = Hebung (dorsal) um etwa 50°–60° = bis 120° (bzw. 240°)
Ellenwärts etwa um 45°
Speichenwärts etwa um 30°.

Hand; Faustschluß, Fingerstreckung:
Fingerspreizen
Daumen-Kleinfingerschluß
Daumenabspreizen.

Hüftgelenk; Ausgangsstellung: Streckung = 180°.
Beugung – (Über-)Streckung 50°–200°
Seitwärtsspreizen (Abduktion) um etwa 70°
Einwärtsführen (Adduktion) um etwa 30°
Drehbewegung etwa 90°.

Kniegelenk; Ausgangsstellung: Streckung = 180°.
Beugung – Streckung 45°–180°
Drehbewegung 10°–20° (gebeugt bis 45°).

Oberes Sprunggelenk; Ausgangsstellung: Rechtwinkel = 90°.
Hebung (Dorsalflexion) – Senkung (Plantarflexion) 80°–140°
Kreiselbewegungen im unteren Sprunggelenk.

Röntgenbefunde, eventuell Vergleichsaufnahmen der unverletzten Seite. Stets ist anzugeben, ob *unabhängig* vom angeschuldigten Unfall andere Unfallfolgen oder sonstige Leiden bestehen.

Die *Begutachtung* beurteilt die Zusammenhangsfrage, stellt die wesentlichen Unfallfolgen fest und schätzt entsprechend der Übung, die sich auf Grund der Rekursentscheidungen des Reichsversicherungsamtes bzw. Schiedsgerichtes und der Renten- oder Gliedertabelle (siehe Seite 15) gebildet hat, den Grad der *Minderung der Erwerbsfähigkeit* (MdE). Die dem Verletzten gebliebenen Fähigkeiten sind dahin zu bewerten, »welche Erwerbsaussicht sie auf dem sog. allgemeinen Arbeitsmarkt, also dem gesamten Gebiet aller gegebenen Arbeitsmöglichkeiten, gewähren«.

Im Gegensatz zu der besprochenen, graduell sehr verschiedenen in Prozentzahlen angegebenen Minderung der Erwerbsfähigkeit (MdE) in der Unfallversicherung besteht in der *Krankenversicherung* die einfache *Arbeitsunfähigkeit* immer dann, wenn der Erkrankte nicht fähig ist, seiner bisher ausgeübten Erwerbstätigkeit nachzugehen oder doch nur mit der Gefahr, seinen Zustand zu verschlimmern.

a) Vorläufige Rente

Wenn mit Abschluß der Behandlung ein Verletzter als »erwerbsgemindert« erklärt wird, bedeutet sein Zustand noch keinen Dauerschaden. Durch tatsächliche Besserung der Unfallfolgen wie auch durch Gewöhnung an die organischen Unfallfolgen tritt in der Regel im Laufe der folgenden zwei Jahre, manchmal auch noch später eine wesentliche Besserung des Unfallfolgezustandes ein. Die Festsetzung der »vorläufigen« Rente (Rentenausschuß der betreffenden Berufsgenossenschaften) stützt sich einerseits auf das ärztliche Gutachten, in zweiter Linie auf die tatsächliche Arbeitsleistung des Geschädigten, seinen Lohnausfall und auf die allgemeine Erfahrung. Die Rente soll einen infolge des Betriebsunfalls eintretenden Lohnausfall – soweit möglich – ausgleichen.

b) Dauerrente

Spätestens zwei Jahre nach dem Unfall tritt an Stelle der vorläufigen Rente die erste Festsetzung einer Dauerrente. Dabei wird meist ein fachchirurgisches Gutachten zugrunde gelegt. Diese sogenannte Dauerrente kann, sobald sie einmal rechtsgültig geworden ist, frühestens in Zeiträumen von einem Jahr neu festgestellt werden. Eine Änderung ist nur möglich, wenn im tatsächlichen Befund, der der Rente zugrunde gelegt war, eine wesentliche, d. h. mindestens 10% betragende Besserung oder Verschlimmerung eingetreten ist. Dagegen ist die *erste* Festsetzung der Dauerrente nicht von dem Nachweise einer Besserung abhängig.

Für die Höhe der Rentenfestsetzung ist von Wichtigkeit, daß der Zustand des Verletzten zur Zeit des Unfalls stets einer 100%igen Erwerbsfähigkeit gleichgesetzt wird.

Nicht entschädigt wird eine Minderung der Erwerbsfähigkeit unter 20%, es sei denn, daß der Unfallverletzte aus Anlaß eines anderen Unfalls oder Kriegsleidens eine Rente bezieht; in diesem Fall wird auch eine Erwerbsminderung von 10% entschädigt.

c) Berufung

Gegen den Bescheid der BG kann beim OVA Berufung eingelegt werden. Die Oberversicherungsämter (meist für jeden Regierungsbezirk im Zusammenhang mit der Regierungsbehörde) entscheiden nach Verhandlung in öffentlicher Sitzung, meist nach Anhören eines vereidigten Vertrauensarztes (Gerichtsarztes). Auf Wunsch und Kosten des Verletzten (RVO § 1618) muß ein neuer Gutachter gehört werden. Falls die Berufung Erfolg hat, werden dem Verletzten die Kosten ersetzt.

Gegen manche Entscheidungen des OVA, z. B. bei Festsetzung der ersten Dauerrente, ist Einspruch beim RVA möglich.

In der DDR werden Beschwerdeanträge in erster Instanz bei den Kreisbeschwerdekommissionen, in zweiter Instanz bei den Bezirksbeschwerdekommissionen bzw. Bezirksarbeitsgerichten entschieden. Der Zentralen Beschwerdekommission der Sozialversicherung steht das Recht zu, Fehlentscheidungen der Bezirksbeschwerdekommissionen aufzuheben.

In Österreich wird die Unfallrente durch einen Bescheid zuerkannt. Dagegen ist eine Berufung beim Schiedsgericht der Sozialversicherung im jeweiligen Bundesland möglich. In zweiter Instanz kann der Schiedssenat beim Oberlandesgericht Wien angerufen werden.

d) Rentensätze

Als Richtlinien für die Einschätzung »glatter« Verluste, d. h. nach Eintritt völliger Gewöhnung (Anpassung), seien in Anlehnung an LINIGER-MOLINEUS »Rentenmann«, der für die untere Extremität die Schätzungen ZUR VERTHS übernahm, angeführt:

Glatte Verluste am Arm (beim Rechtshänder):

	Rechts	Links
Daumen	20%	15%
Zeigefinger	0%	0%
1. bis 3. Finger	40%	33⅓%
Sonstige Finger	0%	0%
Daumen und Zeigefinger	30%	25%
2. und 3. Finger	25%	20%
2. bis 4. Finger	40%	30%
2. bis 5. Finger	45%	30%
1. bis 4. Finger	45%	40%
Alle Finger	50%	40%
Hand	60%	50%
Vorderarmamputation	60%	50%
Oberarmamputation	66²/₃%	60%
Völlige Gebrauchsunfähigkeit = voller Verlust des ganzen Armes	75%	66²/₃%

Glatte Verluste am Bein:

Verlust einzelner Zehen	0–10%
Chopart und Pirogow	25–33⅓%
Unterschenkelamputation	40–50%
Oberschenkelamputation	60–66²/₃%
Völlige Gebrauchsunfähigkeit = völliger Verlust des Beines	70%

Andere Verletzungsfolgen:

Pseudarthrose des Unterschenkels	50%
Pseudarthrose des Oberschenkels	60–70%
Pseudarthrose der Vorderarmes	40–50%
Pseudarthrose der Oberarmes	40–50%
Ellenbogenversteifung (rechts) in guter Stellung (rechter Winkel)	25–30%
Ellenbogenversteifung (rechts) in Streckstellung	40–50%
Handgelenksversteifung	30–40%
Völlige Lähmung eines Hauptnerven des Armes	25–40%
Hüftversteifung in günstiger Stellung	30%
Schlotterknie, Stützapparat notwendig	50%
Knieversteifung in Streckstellung	33⅓%
Leichtes Wackelknie	20%

Weitere Richtlinien für die Rentenfestsetzung: siehe bei LINIGER, H. u. G. MOLINEUS: »Der Rentenmann«[1], LINIGER, H. u. G. MOLINEUS: »Der Unfallmann«[2], MAYR, S.: »Praxis der Begutachtung«[3]. PERRET, W.: »Was der Arzt von der privaten Unfallversicherung wissen muß«[4].

8. Private Unfallversicherung

Sie bietet in mancher Hinsicht eine völlig abweichende Einschätzung einer Reihe von Leiden und Gebrechen. So sind alle Unterleibsbrüche, Wasserbrüche, Krampfadern, Unterschenkelgeschwüre, Darmverschluß, Blinddarmentzündung und auch deren Verschlimmerung von vornherein von einer Unfallentschädigung ausgeschlossen. Für psychische und nervöse Störungen, durch welche im Anschluß an einen Unfall die Arbeitsfähigkeit beeinträchtigt ist, wird eine Entschädigung nur gewährt, wenn und soweit diese Störungen auf eine durch den Unfall verursachte *organische* Erkrankung des Nervensystems oder auf eine im Anschluß an den Unfall *entstandene Epilepsie* zurückzuführen sind.

Dadurch wird für die private Unfallversicherung die ganze Frage der sog. »*Unfall-Neurose*« ausgeschaltet. Für die Entschädigung ist in der Privat-Unfallversicherung die Kapitalabfindung die Regel, die in der sozialen Unfallversicherung nur für die kleinen Renten und in einer kleinen Minderzahl von Fällen in Frage kommt. Als feste *Invaliditäts-grade* gelten in der privaten Unfallversicherung folgende Sätze:

a) bei vollständigem Verlust oder vollständiger Gebrauchsunfähigkeit

eines Armes oder einer Hand	55–70%
eines Beines oder Fußes	40–70%
eines Daumens	20%
eines Zeigefingers	10%
eines anderen Fingers	5%
einer großen Zehe	5%
einer anderen Zehe	2%

b) bei gänzlichem Verlust der Sehkraft beider Augen   100%
   bei gänzlichem Verlust der Sehkraft eines Auges   30%

Bei teilweisem Verlust oder teilweiser Gebrauchsunfähigkeit werden die vorstehenden Sätze entsprechend herabgesetzt. In der Regel werden bei allen geforderten Attesten die »*Allgemeinen Versicherungsbedingungen*«

---

[1] 16. Aufl., München 1967.
[2] 8. Aufl., München 1964.
[3] 1. Aufl., Wien-Bonn 1954.
[4] 1. Aufl., München 1964.

mit überreicht, so daß sich der begutachtende Arzt über Unklarheiten unterrichten kann.

Bei der Privatunfallversicherung ist von besonderer Bedeutung, daß wir, anders als in der sozialen Unfallversicherung, kein Attest und kein Gutachten ausstellen ohne Zustimmung des Verletzten, da sich der Arzt sonst eines Verstoßes gegen sein Amtsgeheimnis schuldig macht. Die Reichsärzteordnung vom 13. 12. 1935 sagt im § 13/1:

»Ein Arzt, der unbefugt ein fremdes Geheimnis offenbart, das ihm bei Ausübung seines Berufes anvertraut oder zugänglich geworden ist, wird mit Gefängnis bis zu einem Jahr und Geldstrafe oder einer dieser Strafen bestraft.«

Der privaten Unfallversicherung im obigen Sinne entspricht in der DDR die volkseigene »Deutsche Versicherungsanstalt« die einzige Versicherung neben der Sozialversicherung in der DDR. Mit dieser besteht von seiten des Staatlichen Komitees für Körperkultur ein Abkommen über die Unfallversorgung der Sportler. Alle Mitglieder von Betriebs-Sportgemeinschaften und Sportgemeinschaften sowie alle Teilnehmer an Sportveranstaltungen dieser Gruppen sind somit gegen Sportunfälle und Unfälle auf den Wegen zu und von Sportveranstaltungen in ausreichender Weise und in den Fällen vorliegender Pflichtversicherung bei der Sozialversicherung ergänzend versichert.

Über weitere ärztliche Rechtsfragen vgl. z. B. KÖNIG, F.: »Die Haftpflicht des Arztes« 1937. GOLDHAHN, R.: »Chirurgie und Recht« 1937 und KÖSTLIN, H.: »Die Sozialversicherung. Der besondere Unfallschutz des Privatrechts. Die ärztliche Begutachtung« in KIRSCHNER-NORDMANN »Die Chirurgie« Band I, 1940 sowie GULEKE, N.: »Klippen chirurgischer Begutachtung«, Stuttgart 1955.

9. Alkoholbestimmung im Blut

Die Alkoholbestimmung im Blut hat besonders bei Verkehrsunfällen große Bedeutung erlangt. Normalgehalt etwa 0,03$^0/_{00}$.

Die Untersuchungsmethode nach WIDMARK ist unspezifisch (z. B. verfälschtes Ergebnis bei Äthernarkose!). Die ADH-Methode nach BÜCHER und REDETZKI (Alkoholdehydrogenase), die heute schon vielenorts verwendet wird, ist spezifisch. Bestimmungen des Atemalkohols werden in einzelnen Ländern durchgeführt, wo Blutabnahme nicht obligatorisch ist (Alcotest, Dräger-Werke). Sie ist aber kein Ersatz für die Blutuntersuchung, da sie mit zu großen Fehlerquellen behaftet ist. Die *Blutentnahme* erfolgt entweder mittels Kapillaren nach Schneppereinstich am Ohrläppchen, die Kapillaren werden mit Gummistopfen verschlossen, oder mittels besonders präparierter Venülen oder durch einfache Abnahme in ein WaR-Röhrchen.

Zeitpunkt der Blutentnahme möglichst *rasch* nach dem Unfall. Die meisten Desinfektionsmittel stören als reduzierende Substanzen die Widmark-Methode. Die Alkoholdesinfektion führt zu falschen Ergebnissen. Daher zur *Hautdesinfektion* nur Sublimat oder Oxyzyanat! Genaues Protokoll der Umstände des klinischen Befundes und der Entnahmezeit! Untersuchungsstellen: Gerichtlich-medizinische Institute, Polizeipräsidien, Bakt.-serolog. Untersuchungsanstalten oder Amtsärzte.

II. Knochenbrüche und Verrenkungen

(Frakturen und Luxationen)

Unter Knochenbruch verstehen wir eine durch Gewalteinwirkung verursachte, meist plötzliche Zusammenhangstrennung in einem Knochen.

Eine Verrenkung ist die bleibende, meist von einem Gelenkskapselriß begleitete Verschiebung zweier ein Gelenk bildender Knochenenden (»der Kopf tritt aus der Pfanne«).

Demnach handelt es sich in beiden Fällen um eine traumatische Störung des normalen Skelettzusammenhanges: bei der Fraktur in der *Kontinuität des Knochens*, bei der Luxation *in der Diskontinuität des Gelenkes*. Beide kennzeichnet neben schmerzhafter Funktionsstörung eine ins Auge springende »Deformität«, bei der Fraktur verbunden mit »abnormer Beweglichkeit«, bei der Luxation mit »federnder Fixation«.

A) Knochenbruch

1. Von der Entstehung der Knochenbrüche

a) Direktes und indirektes Trauma

Bei Einwirkung einer Gewalt kann der Knochen direkt »an der betroffenen Stelle« zu Schaden kommen, es entsteht dann die *Fraktur durch direkte Gewalteinwirkung*. Es kann aber auch z. B. durch Sturz auf Hand oder Vorderarm eine ganze Kette mehrerer Knochen und Gelenke belastet werden und die Gewalt sich über mehrere Knochenglieder hin verteilen: der Knochenbruch erfolgt entfernt von der Stelle der Gewalteinwirkung am Punkt des schwächsten Widerstandes. Einfache Beispiele: Die häufigen Schlüsselbeinbrüche bei Sturz auf die vorgestreckte Hand; Rippenbruch bei deformierender Brustquetschung. *Knochenbruch bei indirekter Gewalteinwirkung*, indirektes Trauma (Abb. 6).

Wir sprechen auch kurz von »direkten« und »indirekten« Frakturen.

Der grundsätzliche Unterschied für die Krankheitserscheinungen liegt darin, daß an der Stelle der direkten Gewalteinwirkung auch Haut- und Unterhautzellgewebe mit den darunter liegenden Weichteilen samt Periost gleichfalls vom Trauma betroffen werden und demgemäß Krankheitserscheinungen darbieten: Hautabschürfung, Schwellung, Bluterguß des Unterhautzellgewebes usw. Sofern es sich um eine indirekte Fraktur handelt, sind diese Weichteilschädigungen weitab von der Stelle des Knochenbruches gelegen und an der Frakturstelle selbst sind die Symptome des Knochenbruches in »reiner Form« festzustellen. So muß bei der Frage eines Knochenbruches durch direkte Gewalteinwirkung sehr wohl beachtet werden, daß die Weichteilquetschung allein Symptome darbieten mag, die von weniger Erfahrenen auf eine Knochenverletzung bezogen werden können (vgl. S. 35).

b) Einteilung der Frakturen nach Bruchmechanismen

Die Knochenbrüche werden gewöhnlich ihrer Entstehung nach in Abrißfrakturen, Biegungs-, Torsions-, Stauchungs- und Abscherfrakturen unterschieden. Voraussetzung des Verständnisses dafür ist der Begriff der Spannung.

Spannungen entstehen in elastischen Körpern. Unter *Elastizität* verstehen wir »das Bestreben von festen Körpern (in unserem Falle des Knochens), nach Aufhören einer zu Deformierung führenden äußeren Einwirkung (die demnach zu einer *Verschiebung* ihrer Teilchen geführt hat), wieder zur ursprünglichen Form (der früheren Lage ihrer Teilchen) zurückzukehren, sofern nicht die Elastizitätsgrenze überschritten wurde« (ZUPPINGER u. CHRISTEN). Wo die einwirkenden Kräfte eine Annäherung der Teilchen erzeugen, sprechen wir von *Druckspannung*. Wo dagegen ein Auseinanderweichen stattfindet, besteht *Zugspannung*. Unter Druckspannung stehen alle Gelenkflächen und alle Röhrenknochen. Unter Zugspannung stehen alle Muskelansätze am Knochen. Eine besondere Form ist die *Schubspannung*, wenn zwei Kräfte gegeneinander, aber aneinander vorbei wirken. Schubspannung erzeugen wir täglich mit der Schere. Danach spricht man auch von *Abscherung* = Schub).

Wenn die Kräfte, welche die genannten Spannungen am Knochen hervorrufen, ausreichend sind, um seine Festigkeitsgrenze zu überwinden, erfolgt eine Zusammenhangstrennung, d. h. ein *Knochenbruch*. Die Zugspannung erzeugt eine Bruchfläche senkrecht zur Zugrichtung, die Schubspannung parallel zur Schubrichtung; die Druckspannung erzeugt durch Aufstauchung sekundäre Zugspannungen und führt so indirekt zur

Fraktur. Ebenso führt jede Biegung und Torsion zu Zugspannungen, die Frakturen bewirken können.

1. Abrißfraktur. Sie ist am leichtesten zu verstehen als einfache Folge direkter Zugspannung, z. B. Abriß des Olekranon durch Trizepszug (Abb. 89); Knochen-Ab- und -Ausrisse an Sehnen- und Bänderansätzen bei Distorsionen; Fraktur des inneren Knöchels und Strecksehnenabriß an der Basis der Fingerendglieder mit kleinen Knochenabsprengungen daselbst (Abb. 110).

Eine Übergangsform zum Biegungsbruch ist der indirekte Kniescheibenbruch (Abb. 128).

2. Biegungsbruch. Die Biegung eines Knochens erzeugt typische Zug- und Druckspannungen (Abb. 2 u. 3). Der erste Einbruch erfolgt an der Stelle stärk-

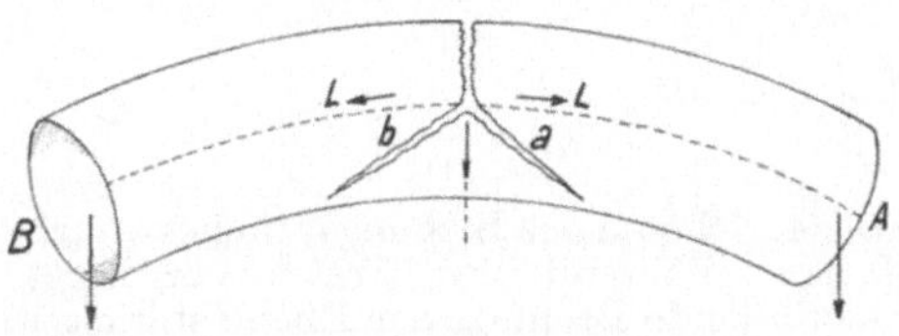

Abb. 2. Schema der Biegungskeilfraktur (nach Matti). Einbruch auf der Kuppe entsprechend der stärksten Zugspannung. L–L Neutrale Schicht. a–b Biegungskeil oder Dreieck

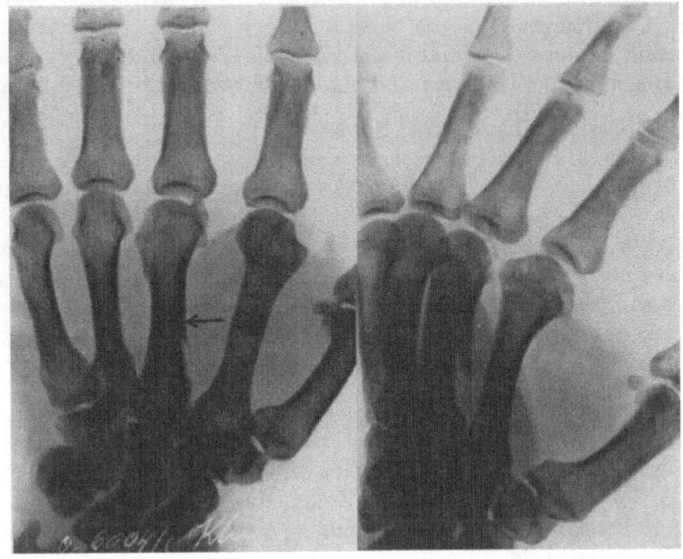

a   b

Abb. 3. Biegungsbruch des 3. Mittelhandknochens; a bei a.p.-Sicht (anterior-posterior) und b halbseitliche Aufnahme

ster Zugspannung auf der Höhe der Konvexität. Sie führt zu einer klassischen Bruchform unter Bildung eines keilförmigen Bruchstückes, dessen Basis der Konkavitätsseite des Knochens zugekehrt ist.

Ein Biegungsbruch kann entstehen durch Stauchung eines gebogenen Stabes, z. B. des Schlüsselbeines (typischer indirekter Schlüsselbeinbruch) oder durch Biegung eines geraden Röhrenknochens (Schlag gegen den Vorderarm, Biegungsbruch des Unterschenkels u. a.) oder durch Abbiegung eines einseitig fixierten Knochens (Abb. 4).

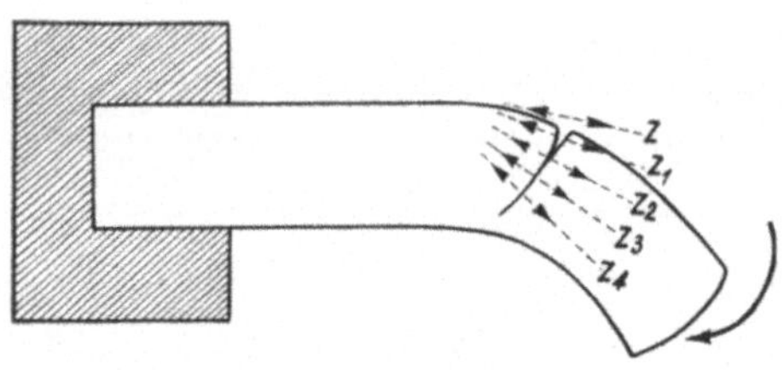

Abb. 4. Schema des Biegungsbruches (nach Matti). Während des Frakturvorganges stattfindende Drehung der Ebene stärkster Zugspannungen bewirkt den Schrägbruch

3. Torsion. Die Torsion (Verdrehung) ist mit dem Biegungsbruch wesensverwandt. Sie führt zu Schrauben- oder Spiralbrüchen. Die torquierenden Kräfte (etwa wie bei der typischen Unterschenkelfraktur, Abb. 136) führen zu Zugspannungen, die schraubenförmig um den Knochen herumziehen, und demgemäß verläuft die Linie der Zusammenhangstrennung. In der Regel ist die Torsion mit Biegung und Stauchung kombiniert.

4. Schub- oder Abscherfraktur. Sie tritt bei schweren direkten Gewalteinwirkungen, z. B. am Unterschenkel, auf. Im Gegensatz zum Biegungsbruch beginnt der erste Knochenriß an der Stelle, wo die Gewalt den Knochen trifft (also an der Konkavitätsseite der späteren Dislokation – viele Querbrüche des Ober- und Unterschenkels u. a. –) und führt häufig, besonders bei unvollständigen Brüchen, dort zu einer Impression. Als zweite Form beobachtet man eine Schubwirkung bei bestimmten Gelenkfrakturen, wenn durch Stoß ein Gelenkkörper eine abscherende Wirkung auf den gegenüberliegenden Knochenteil ausübt (Abb. 76).

5. Kompressionsbruch. Dieses Gegenstück der Zerreißung setzt primär eine Druckspannung voraus, welche an und für sich eine Zusammenhangstrennung nicht bewirkt. Es entstehen aber infolge Umformung des elastischen Knochenkörpers sekundäre Zugspannungen, die zu Einbrüchen führen, z. B. Kompressionsbruch eines Wirbelkörpers (Abb. 62), des Kalkaneus (Abb. 146).

Das Erdglobusschema (in ORATOR-KÖLE: Spezielle Chirurgie) soll die Entstehung der meridian-parallelen Längs-(Stauchungs-)Fissuren und die

Äquator-parallelen-Bie-
gungsbrüche klarmachen.
In Analogie kann es für
Brüche des Schädels, des
Brustkorbes, des Beckens,
der Wirbelkörper und des
Kalkaneus herangezogen
werden.

Im wesentlichen gleiche
Spannungen ergeben sich
bei Längsstauchung eines
Röhrenknochens, die zur
typischen Aussprengung
eines rautenförmigen
Knochenkortikalisstückes
führen kann: Biegungs-
bruchlinien oben und un-
ten sowie Stauchungs-
fissuren zu den Seiten
begrenzen es.

Bei Jugendlichen mit
ihren viel elastischeren
Knochen und der bes-
seren Sicherung durch

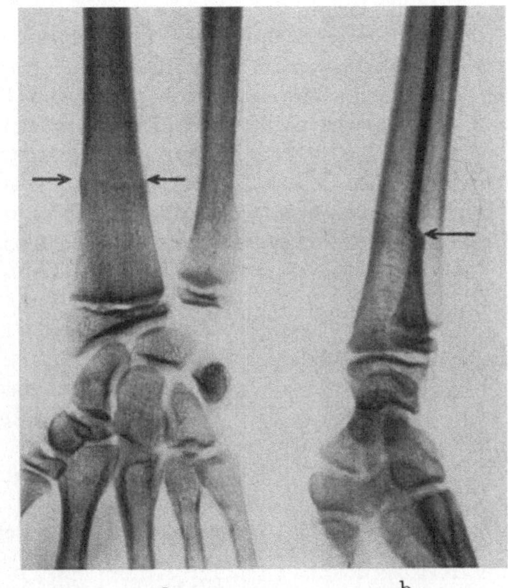

a   b

Abb. 5. Grünholzfraktur der Speiche; a in der
a.p.- und b in der seitlichen Aufnahme

das tragfähige, elastische Periost entstehen auf solche Weise einfache
Aufwulstungen, z. B. in der Nähe der Radiusepiphyse: *Grünholzfraktur*
(Wulstbruch) der jugendlichen Epi- und Metaphysen (Abb. 5).

c) Dynamische Wirkungskräfte

In der Physik unterscheidet man die einfachen (statischen) Schwerewirkungen von den (dynamischen) Wirkungen, die durch die Masse-
beschleunigung bewegter Körper zustande kommen. So kann rein statisch
durch Belastung ein Knochen brechen: Quetschungsbrüche durch lang-
sames Einsinken schwerer Massen. Darübergleiten eines wuchtigen
Wagenrades oder dergl. In der Regel werden Knochenbrüche aber hervor-
gebracht durch *bewegte* Massen, und dann spielen die Gesetze der
Dynamik eine besonders mitbestimmende Rolle. Sowohl durch die
Bewegung von auf uns einwirkenden Massen wie auch durch Bewegungen
unserer Gliedmaßen selbst gegen festen Widerstand werden so, trotz
verhältnismäßig geringer Gewichtsmengen, schwere Knochenbrüche er-

zeugt, weil Gewalt und Wucht des Stoßes oder Aufschlages mitwirken. Zwei wichtige Knochenbruchentstehungsarten seien hervorgehoben:

1. Das Abstützen auf die vorgestreckte Hand beim unerwarteten Sturz eines Menschen: *Abstützmechanismus* (Abb. 6).

2. Die Gewalteinwirkung auf die Knochen des Beines, wenn wir bei der schnellen Vorwärtsbewegung durch irgendeine Ursache, etwa durch Hängenbleiben des Fußes an einem Hindernis, plötzlich und unerwartet fixiert sind und nun der Körper durch eine ruckartige, unkoordinierte Drehbewegung das ganze Bein mit sich nachzureißen sucht: *Drehsturzmechanismus* (Abb. 138). Durch diese zwei Mechanismen kann ein großer Teil der allerhäufigsten Knochenbruchformen zustande kommen.

Die *dynamischen Wirkungen* hängen von der *Wucht* und von der *Geschwindigkeit* des erfolgten Stoßes ab. Bei schneller Einwirkung erfolgt eine Schubfraktur, die bei Verlangsamung in eine typische Biegungsfraktur übergeht. So erklärt sich in vielen Fällen der Verlauf der *typischen Radiusfraktur* (ZUPPINGER). Während beim Aufschlagen der zum Schutz vorgestreckten Hand die Wucht das untere Radiusende mit verhältnismäßig hoher Geschwindigkeit trifft, wird im Sinne der Schubfraktur der Bruchspalt als ein senkrecht zur Oberfläche des unteren Radiusendes verlaufender beginnen. Indem die Stoßwirkung sich durch den Widerstand erschöpft und die Schnelligkeit dadurch verlangsamt wird, geht die Fraktur im Fortschreiten gegen die Dorsal-

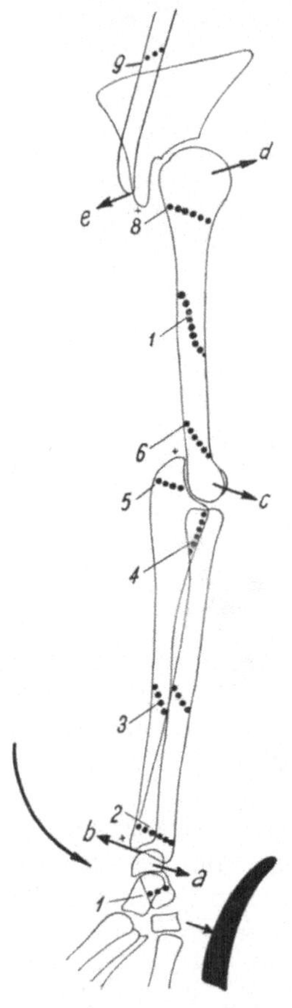

Abb. 6. »Abstützmechanismus« als Ursache von Luxationen und Frakturen des Armes

a = Mondbein-, b = Handgelenk-, c = Ellenbogen-, d = Oberarm-, e = Schlüsselbeinverrenkung. 1 = Navikulare-, 2 = Radius-, 3 = Vorderarm-, 4 = Speichenköpfchen-, 5 = Olekranon-, 6 = suprakondyläre Humerus-, 7 = Humerusschaft-, 8 = Humerushals-, 9 = Klavikularfraktur

seite des unteren Radiusendes in einen Biegungsbruch über, wendet sich
also bogenförmig zentralwärts.

Die Stoßwirkung ist nun – neben der Wucht und der Schnelligkeit –
um so größer, je *umschriebener die Stoßstelle* ist. Das typische Beispiel
dafür ist die sog. *Parierfraktur* der Ulna: das Auftreten eines Stockhiebes gegen den zum Schutz vorgehaltenen Vorderarm.

Extremfälle der Stoßwirkung sind die *Schußfrakturen*.

d) Die typischen Dislokationen

Es erscheint zweckmäßig, sich die verschiedenen typischen Verschiebungen der Knochenbruchstücke schon im Anschluß an die Besprechung
der Frakturentstehung zu merken (Abb. 7).

Man kann – ihrer Ursache nach – grundsätzlich primäre, sekundäre
und tertiäre Bruchstückverschiebungen unterscheiden.

1. Die *Gewalteinwirkung* selbst führt primär zu typischen Verschiebungen: z. B. Abrißfrakturen führen zur Verlängerung, Biegungsbrüche
zur Winkelstellung, Torsionen zur Drehung um die Längsachse usw.

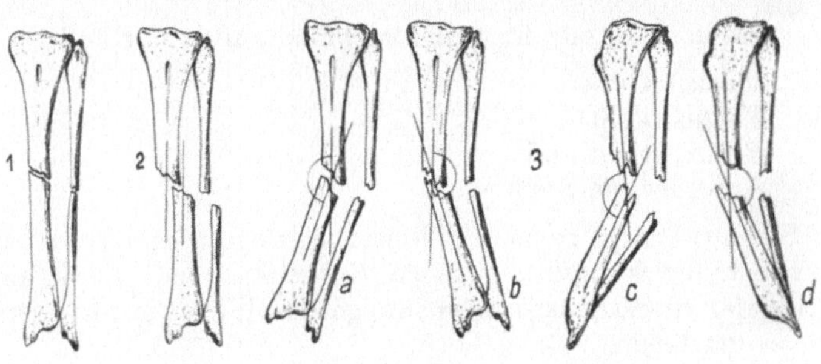

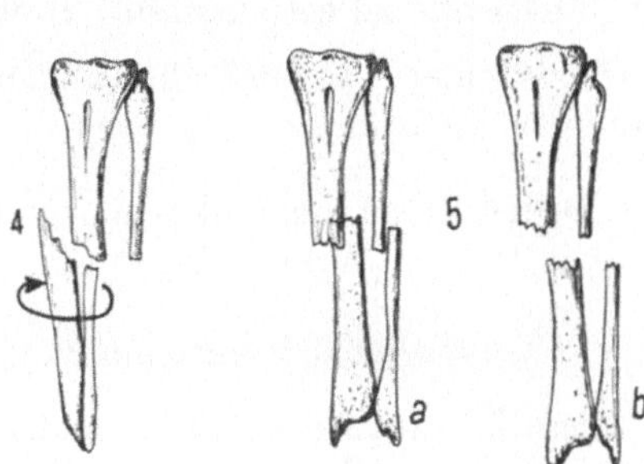

Abb. 7. Typische Dislokationen
1 Sine dislocatione,
2 Dislocatio ad latus,
3 Dislocatio ad axim
   a Varus (»O«)
   b Valgus (»X«)
   c Recurvatio
   d Antecurvatio
4 Dislocatio ad peripheriam
5 Dislocatio ad longitudinem
   a cum contractione
   b cum distractione

2. *Muskelzug und Schwerewirkung* sind die zweite Kräftegruppe, die wiederum typische Verschiebungen zu bewirken vermögen. Beispiel: das »Nach-*vorne-unten-innen*-Rutschen« der ganzen Schulter bei Schlüsselbeinbruch; die Verkürzung bei allen Brüchen langer Röhrenknochen; die Verkürzung und Außenrotation des ganzen Beines beim Schenkelhalsbruch usw.

3. Die sog. *tertiären Dislokationen* treten im Laufe der *Bruchversorgung und Behandlung* auf. Transport, fehlerhafte Lagerung, schlechte Verbände, ungenügender Muskelausgleich kommen dafür in Frage. Diese Verschiebungen sind nur zum kleinen Teil als typisch zu bezeichnen. Erwähnt sei hier die während der Ruhe- oder Gipsverbandbehandlung von Unterschenkelbrüchen auftretende, gefürchtete Rekurvation an der Bruchstelle.

Wir sind gewohnt, vier Hauptarten der Knochenbruchverschiebung zu unterscheiden, vgl. Abb. 7.

I. Dislocatio ad latus – Seitliche Verschiebung

II. Dislocatio ad axim – Winkelige Abknickung

Diese kann in vier Formen stattfinden, und zwar in:

Varus (»O«) –,
Valgus (»X«) –,
Recurvatio – und
Antecurvatio-Stellung.

Sie entsteht in typischer Weise bei allen Biegungsmechanismen und bei Schubwirkungen auf lange Röhrenknochen; sie kann aber auch sekundär durch Ausweichen infolge der Wirkung gesteigerten Muskelzuges entstehen.

III. Dislocatio ad peripheriam – Drehung um die Längsachse

Folge einer Torsionsfraktur oder durch Schwerkraftwirkungen entstandene Rotationsverschiebung.

IV. Dislocatio ad longitudinem

Diese kann in zwei Formen stattfinden:

a) Cum contractione, also mit Verkürzung

Diese ist meist der Ausdruck des Muskelzuges. Logischerweise kann eine solche Verkürzung in der Regel nur stattfinden bei gleichzeitiger seitlicher Verschiebung, mit der einzigen Ausnahme der eingekeilten Fraktur, wobei die beiden Bruchstücke ineinandergestaucht werden. Eine Dislocatio ad longitudinem cum contractione ohne gleichzeitige Dislocatio ad latus ist gleichbedeutend mit einem »eingekeilten Bruch«.

b) Cum distractione, also mit Verlängerung

Sie ist die Wirkung aller Abrißfrakturen und ist vor allem für Kniescheiben- und Olekranonfrakturen die Regel.

2. Der typische Knochenbruch

a) Kennzeichnung und Bedeutung des Knochenbruches

Gemäß der oben gegebenen Begriffsfassung bezeichnen wir, im Gegensatz zu dem weiter unten besprochenen komplizierten (offenen) Bruch, sowie den Abarten und den Sonderformen, als regelrechte, *typische Knochenbrüche* die *geschlossenen, vollständigen und traumatischen Frakturen*. Dabei ist also die Haut über dem Knochenbruch unversehrt und schließt ihn, wie das Frakturhämatom, von allen Gefahren der direkten Infektion durch die Außenwelt ab; weiter ist der betreffende Knochenteil durch den Bruch vollständig geteilt; schließlich erscheint das stattgehabte Unfallereignis durchaus geeignet und ausreichend, um den vorliegenden Knochenbruch zu bewirken.

Die menschlichen Knochen sind das unentbehrliche Traggerüst unseres Körpers. Als Gelenkhebel greifen an ihnen die Muskeln mit ihren Sehnen an, um gewünschte oder erforderliche Bewegungen unserer Glieder zustande zu bringen. Der Bruch eines solchen Hebelarmes bedeutet an sich eine schwere Störung, zumal jede Knochenbruchheilung auch bei regelrechtem Verlauf bis zur Erlangung der erforderlichen Festigkeit – der Knochenstruktur wegen – wesentlich längere Zeit beansprucht als eine Weichteilwunde.

Nun ist aber der Knochenbruch nicht nur ein gebrochener, mehr oder minder verschobener Knochen: Periostzerreißung, Blutaustritt (Frakturhämatom), Blut- und Lymphstauung, Beeinträchtigung benachbarter Gelenke und Muskelschädigung werden jede Fraktur begleiten können. Hinzu kommt die Störung des physiologischen Gleichgewichtes der Muskulatur. In der Gesamtheit bildet dies die sog. *pathologische Einheit der Fraktur* (ZUPPINGER-CHRISTEN). Gerade die Muskelwirkungen eines Knochenbruches sind für die Beurteilung und Behandlung jeder Fraktur von größter Wichtigkeit. Dem anfänglichen Muskelstupor (vgl.

Wundstupor in ORATOR-KÖLE: Allgemeine Chirurgie) folgt sehr bald ein durch die Fraktur – mit ihrer meist gegebenen Verkürzung der Muskelansatzpunkte – ausgelöster pathologischer Hypertonus, der sich bis zum Frakturkrampf steigern kann. Im gesunden Glied wird der physiologische Tonus durch den gegenseitigen Ausgleich der Antagonisten bedingt, wobei gewisse Gelenkstellungen als die Stellung geringster Muskelspannung empfunden werden: *Semiflexion* (Mittelstellung der Anatomen. Schlafstellung der Glieder).

Dieser Gleichgewichtszustand wird durch den Knochenbruch aufgehoben. Eine dauernde Verkürzung kann die Folge sein.

b) Mechanisch-biologische Eigenschaften der Knochen

Entstehung und Sitz der Knochenbrüche hängen neben der Art des stattfindenden Unfallereignisses weitgehend von *Form und Bau der Knochen* ab. Lange, verhältnismäßig schmale, S-förmige Streben wie das Schlüsselbein, Knickungsstellen wie der Übergang vom Schenkelhals zum Femurschaft u. ä. tragen die Erklärung häufiger Frakturen in sich. Der Bau der Knochen entspricht weitgehend der jeweiligen physiologischen Beanspruchung. Bei Röhrenknochen wirkt vor allem Längsdruck: die Form der hohlen Säule. Der innere Schenkelhalssporn (LANGER) ist der Ausdruck der Biegungsbeanspruchung. Die platte Knochenscheibe des Schulterblattes ist reine Muskelansatzfläche u. ä.

Die grundsätzliche Zusammensetzung aus kompakter Randschicht (Kortikalis) und dem zarten Maschenwerk der Spongiosabälkchen, die im Inneren mit flüssigen und halbflüssigen elastischen Elementen (Mark, Fett, Blut) angefüllt sind, folgt den Gesetzen der Festigkeitslehre bei sparsamem Materialverbrauch und geringem Gewicht.

Das Knochengewebe selbst setzt sich zusammen aus der *lebenden Knochengrundsubstanz der leimgebenden Fibrillen*, einer dehnbaren, zugfesten Masse, und *den darin eingelagerten Kalksalzen*, die die Tragfähigkeit bedingen, aber dem Knochen zugleich ein gewisses Maß an Sprödigkeit verleihen. Hinzu kommt das den Knochen umschließende Periost und die daran gelagerten Muskelmassen. Die röntgenspektrographischen Untersuchungen von HENSCHEN zeigten, daß die Kalksalze in Form des Apatit (einem kristallisierten phosphorsauren Kalk mit Spuren Chlor, Fluor und Kalziumhydroxd) vorliegen. Beim jugendlichen Knochen überwiegt das organische Faserdiagramm, beim älteren Knochen tritt dieses zurück und es überwiegen die Apatitlinien. Dieses Überwiegen der organischen Knochenbestandteile beim Kind und Jugendlichen und die größere Sprödigkeit durch Überwiegen der anorganischen Kalksalze der älteren Knochen ist schon seit langem bekannt und wird als Ursache für die größere Häufigkeit von Luxationen bei Jugendlichen und das Überwiegen der Knochenbrüche sowie ihr Auftreten in besonderen Formen im höheren Alter angeführt. Die anatomische Eigentümlichkeit, daß der kindliche, wachsende Knochen ein wesentlich dickeres, festeres Periost besitzt, ergibt für das Kind die eigentümliche Form des subperiostalen Knochenbruches (Grünholzfraktur siehe S. 33 u. Abb. 5). Dem Kindesalter eigen sind auch die *traumatischen Epiphysenlösungen* mit ihren Übergängen zu *»pathologischen« nichttraumatischen Epiphysenlösungen* (Abb. 102).

c) Einteilung der typischen Knochenbrüche

Entsprechend der Form, d. h. dem Verhalten der Bruchlinien im Verhältnis zur Längsachse der Knochen, teilen wir die Knochenbrüche ein in *Querbrüche, Schrägbrüche, Längsbrüche, Spiral-* oder *Schraubenbrüche.* Diese werden auch als *einfache Bruchformen* bezeichnet. Ihnen stehen die *mehrfachen Bruchformen* gegenüber: die vor allem in der Nähe der Gelenke, insbesondere am Kniegelenk und am Ellenbogengelenk sitzenden *T- und Y-Frakturen,* wobei der senkrechte Schenkel meist bis in das Gelenk hineinreicht und dadurch die Gelenkkomplikation, der *»Gelenkbruch«,* zustande kommt. Wird durch zwei oder mehr Bruchlinien, die benachbart liegen, ein Knochenstück herausgetrennt oder eine Reihe von Splittern gebildet, so sprechen wir von *Stückbruch* oder *Splitterbruch.* Sind mehrere Knochen gebrochen, sprechen wir von *mehrfachen Brüchen.* Als Beispiel seien die Brüche beider Knöchel, beider Unterschenkel- und beider Vorderarmknochen erwähnt.

3. Sonderformen der Knochenbrüche

Im Gegensatz zum typischen Knochenbruch können Sonderformen zustande kommen: Einerseits durch Abwandlung der Schwere des Unfallereignisses, andererseits durch im Knochen gelegene Abweichungen von der Norm.

Ist die Wucht oder Form des Traumas von solcher Art, daß beim Knochenbruch auch die deckenden Haut- und Weichteile mit verletzt werden, entsteht die »offene Fraktur«. Ihr stehen jene Fälle gegenüber, bei denen die einwirkende Gewalt für den vollständigen Knochenbruch nicht ausreichte: »unvollständige Knochenbrüche«.

Die Sonderformen liegen in krankhaften Veränderungen des Knochens begründet, so daß oft geringfügige Ereignisse zur Entstehung einer »pathologischen Fraktur« genügen.

a) Die komplizierte Fraktur, der offene Knochenbruch

Obwohl auch andere Komplikationen eines Knochenbruches (Gefäß-, Nerven-, Gelenksbeteiligung u. a.) ernsteste Beachtung verdienen, überwiegt doch die Bedeutung der gleichzeitigen Durchtrennung der bedeckenden Haut- und Weichteile derart, daß in der Nomenklatur der älteren Chirurgen »Fractura complicata« gleich »aperta« gesetzt wurde. Es ist eben die *wichtigste Komplikation* überhaupt. Sie kann auf zwei Arten zustande kommen:

1. Durchspießen eines Knochenbruchstückes von innen nach außen, z. B. bei der spitzzulaufenden Torsionsfraktur des Unterschenkels; bei Luxationsfrakturen des oberen Sprunggelenks nach außen kann am frakturierten inneren Knöchel eine Hautzerreißung erfolgen u. a.

2. Schwere Quetschfrakturen (Auto-, Eisenbahn- und Maschinenverletzungen), wobei eine alles *zermalmende Gewalt* einen Gliedabschnitt aufpflügt, so daß ihr auch die sehr elastische Kutis nicht standzuhalten vermag. Hier sind die Schußbrüche einzureihen. In beiden Fällen besteht eine Verbindung zwischen Knochenbruchstelle und Außenwelt, so daß von »offenen Frakturen« gesprochen wird.

3. Von diesen echten offenen Knochenbrüchen müssen wir solche Frakturen unterscheiden, bei denen wohl eine Hautverletzung vorliegt (Hautabschürfung, allenfalls Platzwunde), diese aber nicht mit der Knochenbruchwunde in direkter Verbindung steht. Da dies aber nicht immer leicht festzustellen ist, ist es besser, von vornherein auch solche Formen, also jeden Knochenbruch mit einer Hautverletzung, als »offene Fraktur« zu betrachten.

Beim offenen Knochenbruch kommt es naturgemäß zum Abfluß des Frakturhämatomes. Der Bluterguß ist aber für die Kallusbildung sehr wichtig, *so daß offene Frakturen meist langsamer fest werden* (BIER). Vor allem aber droht die *Gefahr der Infektion.* Der offene Knochenbruch birgt in sich die Gefahr der lebensbedrohlichen Sepsis, des Beinverlustes infolge einer Infektion oder einer Gangrän, der Osteomyelitis, der Tetanus- und Gasbrandinfektion und der Pseudarthrose. *Diese Gefahren lassen sich in der Regel nur durch rechtzeitige zielbewußte Behandlung bannen.* LISTER konnte 1867 die Überlegenheit seiner Karbolmethode mit nichts besser belegen als mit der Tatsache, daß von zehn offenen Knochenbrüchen keiner tödlich war. Dieser damals unerreichbar scheinende Erfolg bewirkte den Siegeszug des antiseptischen Verfahrens. – Antibiotika und Sulfonamide haben auch an offenen Frakturen ihre Bewährung erfahren.

Folge einer schweren Gewalteinwirkung sind meist auch die *Stück- oder Splitterbrüche*.

b) Unvollständige Knochenbrüche

Wenn bei den komplizierten und offenen Frakturen ein gewaltiges Unfallereignis über den einfachen Knochenbruch hinaus Hautverletzung und andere Komplikationen bringt, ist in anderen Fällen umgekehrt die Kraft zum Durchbrechen des Knochens gar nicht ausreichend und erschöpft sich, ehe es zur vollständigen Zusammenhangstrennung des Knochens kommt.

Vorstufen eines Knochenbruches sind *Knochenquetschung* (Kontusion) und *Knochenprellung*. Dabei kann ein *Bluterguß* am Periost oder im Mark zustande kommen, dessen Heilung meist ohne Zwischenfall verläuft. Bekannt sind die subperiostal gelegenen Kephalhämatome bei Neugeborenen (durch Geburtstraumen verursacht) und die Othämatome (Blutergüsse an den Ohrknorpeln der Boxer).

Die kleinen traumatischen *Blutungen* im Knochenmark und in der Spongiosa nach Quetschung, Prellung oder Erschütterung können restlos abheilen. Manchmal aber kommt es zu reaktiven und resorptiven Veränderungen am Knochen (POMMER). Rarefizierende Ostitis mit sekundären Einbrüchen der Knochenbälkchenstruktur kann die Folge sein. Kümmelsche Krankheit vgl. bei Wirbelfraktur (S. 131). Bei den genannten Krankheitsbildern sind Röntgenveränderungen am Knochen *anfangs* nicht feststellbar. Später kann wohl eine reaktive Reizung des Periostes oder ein sekundärer Knochenumbau erkennbar werden, aber im Frühstadium ist der Knochen intakt.

Unter *Fissur* verstehen wir eine in der Regel mit Schmerzen, mit Funktionsstörung, meist auch mit Anschwellung, seltener mit Blutunterlaufung der Haut einhergehende Unfallfolge, bei der wir im Röntgenbild eben noch einen feinen Knochensprung erkennen können, durch den die Bälkchenstruktur des Knochens unterbrochen wird, etwa von einer Stelle der Kortikalis mehr oder minder weit schräg ins Innere des Knochens reichend, oder als Längsfissur ohne jedwede Verschiebung des Knochens. Die Ausheilung kann mit oder ohne Entwicklung eines periostalen Kallus durch einfachen endostalen Ersatz des Knochens erfolgen.

Unter *Infraktion* verstehen wir einen etwas klaffenden und daher deutlich erkennbaren Knochenriß, der von der Knochenoberfläche mehr

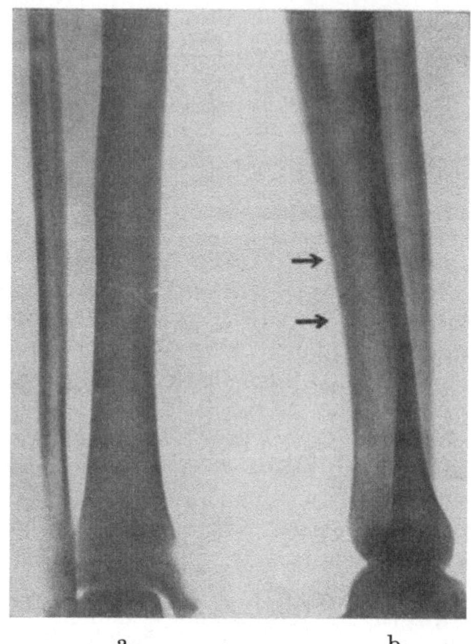

a   b

Abb. 8. Unvollständiger Schienbeinbiegungsbruch; a in der a.p.- und b in der seitlichen Aufnahme

oder minder weit in die Tiefe reicht, gleichfalls in der Regel ohne nennenswerte Dislokation (Abb. 8). Es liegt hier der Gedanke nahe, daß die einwirkende Kraft sich während des Zustandekommens derZusammenhangstrennung erschöpfte, so daß es für das volle Durchbrechen des Knochens an Gewalt mangelte.

Anzureihen an diese unvollständigen Knochenbruchformen ist als nächste Stufe die oben erwähnte *subperiostale Fraktur* bei Kindern (Abb. 5). Dabei ist der Knochen zwar als solcher in Form eines Quer- oder Schrägbruches in der Regel völlig durchtrennt; die beim Kind aber so elastische, gefäßreiche und kräftige Beinhaut bleibt als Periostzylinder erhalten, so daß der Knochen entsprechend der Gewalteinwirkung wohl verbogen oder geknickt erscheint, die Enden der beiden Bruchstücke aber miteinander in direkter endständiger Berührung geblieben sind, was die Behandlung meist erleichtert: *Grünholzfraktur*.

Zusatzweise seien hier die bei Kindern und Jugendlichen vorkommenden *Epiphysenlösungen* und *-frakturen* genannt (Abb. 102; vgl. ferner bei Ellenbogen- und Speichenbruch).

Verwandt sind, aber grundsätzlich anders liegen die Verhältnisse beim *eingekeilten Bruch.* Auch hier ist der Knochen völlig durchgebrochen. Die Gewaltrichtung ist aber derart, daß ein Fragment in das andere hineingestaucht wird und zwar entweder im Sinne einer Impression oder einer Kompression. Durch die Gewalteinwirkung selbst wird also aus dem vollständigen wieder ein unvollständiger Bruch, wenigstens im klinischen Sinne (subkapitaler Oberarmbruch, Oberschenkelhalsbruch).

c) Pathologische und schleichende Fraktur

Bei den typischen Knochenbrüchen steht die Knochenverletzung mit dem Trauma in einem leicht vorstellbaren Schwereverhältnis. *Das Trauma erscheint geeignet und ausreichend, um den betreffenden Knochenbruch zu bewirken.* Es gibt aber verschiedene Knochenveränderungen, die bei verhältnismäßig ganz geringfügigen Traumen, oft sogar ohne ein nennenswertes Trauma, einen Knochenbruch entstehen lassen. Wir sprechen dann von *pathologischer Fraktur* und, sofern ein Trauma in der Vorgeschichte gar nicht zu erheben ist, von einer *Spontanfraktur*. Entzündliche Veränderungen, wie chronische Osteomyelitis oder Tuberkulose, solitäre Knochenzysten (früher Ostitis fibrosa localisata) und vor allem Knochenmetastasen bösartiger Geschwülste (Karzinome der Mamma, der Prostata, Hypernephrome), sind die häufigste Ursache solcher pathologischer Knochenbrüche. Von den diffusen Skeletterkrankungen sei die Osteopathie sowie die Knochenbrüchigkeit der Menschen mit blauen Skleren (Fragilitas ossium) angeführt.

Diesen pathologischen Knochenbruchformen schließt sich das Krankheitsbild der *schleichenden Fraktur* (LEXER) an. Verwandt mit den »Umbauzonen« von LOOSER, tritt im Röntgenbild eine Aufhellung in Erscheinung, von der äußeren Kortikalis quer durch den Knochen hindurchziehend. Der Knochen kann nicht zur Ruhe kommen, und weitere Einbrüche der Kortikalis können zu einer vollständigen Fraktur *(Ermüdungsbruch)* führen. Nach den röntgenspektrographischen Untersuchungen von HENSCHEN kommt es unter starker, lang dauernder und unregelmäßiger Schwingungsbeanspruchung zur Auflockerung im kristalloiden System des Knochenfeinbaues, die zu Rissen und Sprüngen und weiterhin zu vollendeten Frakturen führt. Die histologischen Untersuchungen von Looserschen Umbauzonen ergaben auch nichts anderes als unregelmäßig gebildeten periostalen und endostalen Kallus.

Wir rechnen zu solchen schleichenden oder Ermüdungs-Frakturen bestimmte, seit langem bekannte Mittelfußfrakturen (sog. Marschgeschwulst), ohne Unfallereignis aufgetretene Frakturen im oberen Tibia- und unteren Femurdrittel bei Menschen, die untrainiert plötzlich stärkeren Marschleistungen und Sportübungen zugeführt wurden; die bei Schwerarbeitern zu beobachtenden Frakturen des Kahnbeins und (sehr selten) des Mondbeins.

Verwandt ist auch die sog. *Schipperkrankheit:* Bei für schwere Schipparbeiten ungewohnten Arbeitern treten manchmal ohne ein nennenswertes Unfallereignis während des Schippens Schmerzen zwischen den Schulterblättern auf. Die Röntgenuntersuchung ergibt meist einen Abbruch des Dornfortsatzes des 7. Halswirbels.

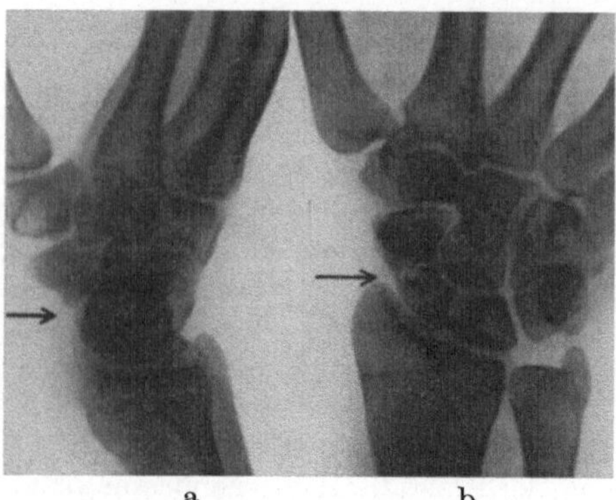

a   b

Abb. 9. Bruch des Kahnbeines; a in der
seitlichen und b in der a.p.-Aufnahme

Eine Sonderstellung nehmen Kahnbeinfrakturen (Abb. 9), Mondbeinnekrosen (Rö.-Abb. in ORATOR-KÖLE: Spezielle Chirurgie) und die Osteochondrosis dissecans ein, sofern sie bei Arbeitern auftreten, die durch längere Zeit mit *Preßluftwerkzeugen* (Bohrhammer in Bergwerken, Straßenbau u. a.) gearbeitet haben. Die meisten dieser arbeitsbedingten Ermüdungsbrüche werden als entschädigungspflichtige Berufskrankheit anerkannt, vgl. Seite 9.

4. Symptome der Knochenbrüche, Untersuchung

Die *Untersuchung* bei Verdacht auf einen Knochenbruch folgt den allgemeinen Regeln der chirurgischen Diagnostik. Ehe der Patient am verletzten Körperteil untersucht wird, erfragt man den Unfallhergang und beachtet den Allgemeinzustand. Erst dann folgt die örtliche Untersuchung: Betrachtung (Inspektion), Betastung (Palpation), Zeigenlassen der Schmerzstellen, ehe man selbst hingreift (BAILEY), aktive und passive Beweglichkeitsprüfung und exakte Messungen – alles im Vergleich mit der unverletzten Seite – sind *das klinische Rüstzeug*. In der Regel kann dadurch die Feststellung (Diagnose) des vorliegenden Knochenbruches mit einer an Sicherheit grenzenden Wahrscheinlichkeit gemacht werden. Die *Röntgenuntersuchung* gibt die Bestätigung und Feinheiten des Knochenbruchverlaufes, die genaue Lage und Stellung der Bruchstücke. Da es sich um räumliche Veränderungen handelt, die Röntgenaufnahme aber nur eine Art Schattenbild in einer bestimmten Projektion darbietet, müssen grundsätzlich *zwei Aufnahmen in zwei zueinander senkrechten Richtungen* gemacht werden. Es ist streng darauf zu achten, daß die Aufnahmen exakt eingestellt sind und sog. *typische Einstellungen* der bestimmten Gliedabschnitte eingehalten werden (a.p. = anterior–posterior, p.a. = posterior–anterior, stl. = seitlich, axial). Schrägaufnahmen sind oft schwer zu beurteilen. Es ist dringend abzuraten, auf

Grund ungenau eingestellter Röntgenaufnahmen oder gar auf eine einzige Aufnahme hin ein Urteil abzugeben. *Im Zweifelsfall Vergleichsaufnahme der unverletzten Seite. Anomalien oft beidseitig.* Aufnahmen in Anästhesie bei verschiedenen Stellungen (Hüftgelenk!). Über »gehaltene« Gelenkaufnahmen vgl. S. 40.

Bei Röntgenaufnahmen von Jugendlichen muß stets an die Epiphysenfugen gedacht werden. Verwechslung mit Frakturen und Absprengungen vermeiden! Vgl. S. 118.

Bei allen Verletzungen, die einen begründeten Verdacht auf einen etwa vorliegenden Knochenbruch ergeben, *soll der Arzt eine Röntgenuntersuchung veranlassen.* Gerichtliche Entscheidungen haben das Unterlassen einer Röntgenuntersuchung in solchen Fällen als mangelnde Sorgfalt dem Arzt zur Last gelegt und ihn für auftretende Schäden haftbar erklärt, insbesondere dann, wenn der Patient selbst eine Röntgenuntersuchung wünschte.

Während die Röntgenaufnahme für die *Diagnose* eines Knochenbruches in der Regel nur als bestätigend zur klinischen Diagnose hinzutritt, sind *Röntgen-Kontrollaufnahmen* a. p. und seitlich, eventuell auch axial *bei der Behandlung der meisten Knochenbrüche heute als unerläßlich zu bezeichnen*, wenn wir befriedigende Ergebnisse der Knochenbruchbehandlung erreichen wollen.

Die *klinische Diagnose* eines Knochenbruchs stützt sich nun theoretisch außer auf die Anamnese auf *drei Wahrscheinlichkeitszeichen:*

Funktionsausfall – Schmerzen – Bluterguß

und auf *drei Gewißheitszeichen:*

Deformität – Abnorme Beweglichkeit – Krepitation.

In der Praxis aber haben Funktionsstörung und Schmerzen sowie Bluterguß und Deformität fließende Übergänge, so daß sich für die Praxis zweckmäßigerweise folgende vier Symptomgruppen aufstellen lassen: a) Unfallhergang, b) Funktionsstörung und Schmerz, c) Deformität und Bluterguß, d) abnorme Beweglichkeit und Krepitation. Manche Knochenbrüche sind symptomarm, z. B. Kahnbeinbruch der Handwurzel, viele Fersenbein- und Wirbelbrüche. Dann ist Röntgen unerläßlich.

a) Unfallhergang

Meist ein für einen Knochenbruch *ausreichendes Unfallereignis.* Ausnahme: die oben besprochene pathologische Fraktur; Klarstellung häufig erst durch die Röntgenaufnahme.

In der Regel hört und spürt der Verletzte bei dem Unfallvorgang einen deutlichen Krach oder Knacks, der manchmal auch für die Nächststehenden vernehmbar ist; momentan schließt sich an das Unfallereignis die Funktionsstörung an. Eine Deformität und abnorme Beweglichkeit wird meist vom Verletzten selbst oder von dem die Erste Hilfe Leistenden festgestellt.

b) Funktionsstörung und Schmerzen

Ausnahmen von Funktionsstörung und Bewegungsschmerzen stellen vielfach in charakteristischer Weise unvollständige Frakturen und eingekeilte Frakturen dar. *In der Regel besteht ein charakteristischer Funktionsausfall des betreffenden Gliedabschnittes, der benachbarten zwei Gelenke, mangelnde Belastungsfähigkeit beim Bein, Störung der Greiffähigkeit beim Arm.* Die Funktionsstörungen müssen für jede bestimmte Bewegung im Sinne der Beugung, Streckung, Seitwärtsbewegung und Drehung exakt ermittelt werden.

Wichtigste Ursache der Funktionsstörung sind die *Bewegungsschmerzen. Sache der Untersuchung ist es nun, die Schmerzen genau hinsichtlich Ort, Art und Ausmaß festzustellen.* Wir untersuchen zuerst die direkten Druckschmerzen, klassische Beispiele dafür sind die Verstauchungen der Hand und des Fußes. Die langsame und vorsichtige Abtastung des Radiusendes bzw. des Knöchelendes mit der Fingerspitze läßt meist eindeutig entscheiden, ob der größere Druckschmerz im Bereiche des Knochens oder im Bereiche des Gelenkseitenbandes empfunden wird und gibt so in der Regel schon die Entscheidung, ob eine Knochenverletzung mit vorliegt oder nicht.

Eine auffallende Schmerzunempfindlichkeit kann bei zentralnervösen Störungen vorliegen (Tabes, Syringomyelie u. a.).

Irreführen kann bei der Prüfung des direkten Knochendruckschmerzes die Schmerzempfindlichkeit der Weichteile und der Beinhaut, wie sie bei der Besprechung der direkten Fraktur erörtert wurde.

Zur Sicherstellung des Knochenbruches ist deshalb grundsätzlich die Prüfung des indirekten Stauchungs-[1]*, Biegungs- und Zugschmerzes*[2] *erforderlich.* Als Beispiele seien angeführt: an Fingern, Zehen, Mittelhand- und Mittelfußbrüchen die Auslösung des Fernschmerzes durch Stauchung, Biegung und Zug der Knochen, Stauchungsschmerz und Stauchungsklopfschmerz der langen Röhrenknochen, der Stauchungsschmerz, wie

---

[1] Achsendruckschmerz
[2] Achsenzugschmerz

er durch quere Pressung von den Seiten und von vorn nach hinten am
Brustkorb und am Becken geprüft wird, die vorsichtige Stauchung der
Wirbelsäule usw. Durch genaue Festlegung des Druck-, Stauchungs-
und Bewegungsschmerzes erfolgt im Einzelfall die Abgrenzung gegen
Weichteilquetschungen, Gelenkverletzungen bzw. Gelenkerguß, gegen
Sehnen- und Sehnenscheidenverletzungen oder Erkrankungen.

c) Deformität, Bluterguß

1. Im eigentlichen Sinne verstehen wir unter Deformität nur die
Verschiebung der Knochenbruchstücke (Dislokation): Verkürzung von
Gliedabschnitten; dabei auftretende Muskelwülste und tastbare Kno-
chenabweichungen (stets verglichen mit der unverletzten Seite und
durch Maße sichergestellt) *sind die klinischen Symptome der Deformität.*
2. Als zweite Grundlage einer »Formverbildung« der Verletzungsstelle
ist der *Bluterguß* zu nennen. Gerade in der Nähe der Gelenke, wo charakteristische, dem Knochenbau eng anmodellierte Konturen das normale Gelenkbild formen, entsteht durch Blutergüsse in der Regel *das
Verstrichensein der Konturen.* Sofern Blutergüsse unter der Haut liegen
oder an den Fingern und Zehen unter den Nägeln, ist durch die kennzeichnende Blauverfärbung, die später ins Grüne, Gelbe und Violette
hinüberwechselt, die Schwellung als Bluterguß leicht festzustellen. Sofern es sich um tiefere, z. B. im Gelenk gelegene Ergüsse handelt, kann
der Blutcharakter des Ergusses durch Punktion gesichert werden.
Obwohl Blutergüsse als solche auch bei jeder Weichteilverletzung auftreten, ist das besondere Ausmaß, die später oft weithin reichende Senkung der blaugrün-gelben Verfärbung unter der Haut für den Knochenbruch äußerst charakteristisch. In vielen Fällen sind sie für Fissuren,
Infraktionen und eingekeilte Brüche, bei denen die sonstigen klinischen
Symptome im Stiche lassen, das verläßlichste Symptom, das dann
durch die Röntgenuntersuchung seine Bestätigung erfährt. Bei dem
großen Blutreichtum der Knochenspongiosa wird im Falle jeder Knochenverletzung eine beträchtliche Quelle für den Bluterguß eröffnet, wie
sie durch Weichteilverletzungen nur selten, z. B. bei älteren Sklerotikern,
in Erscheinung treten. Auch bei Luxationen ist in der Regel der Bluterguß geringfügig, und ein beträchtlicher Bluterguß bei einer Luxation
ist meistens Ausdruck einer Knochenmitverletzung (Absprengung) oder
einer atypischen Luxation (vgl. S. 79), einer sog. Gelenkzerreißung.

d) Abnorme Beweglichkeit und Krepitation

Die Feststellung der abnormen Beweglichkeit ist der eigentliche Kronzeuge in der klinischen Diagnostik der Fraktur. Sie erfordert ein feines Gefühl und ihre Untersuchung muß auf das Mindestmaß eingeschränkt bleiben. Ein längeres Suchen nach der Krepitation muß unterbleiben. Nicht nur, weil die Untersuchung auf abnorme Beweglichkeit und Krepitation dem Verletzten beträchtliche Schmerzen bereitet, sondern auch, weil dabei die Verschiebung der Knochenbruchstücke noch beträchtlich verschlechtert oder durch zu brüske Untersuchung eine Nerven- oder Gefäßverletzung verschlimmert oder überhaupt erst erzeugt werden kann.

Die abnorme Beweglichkeit fehlt bei der eingekeilten Fraktur, bei der unvollständigen Fraktur und – abgesehen von der Biegung – bei der Grünholzfraktur. Sowohl die eingekeilte Fraktur als auch die Grünholzfraktur können durch brüske Prüfung verschlechtert bzw. in eine freie und vollständige Fraktur verwandelt werden.

Die Krepitation fehlt im Falle von Weichteilinterposition zwischen die beiden Knochenbruchstücke; entweder, wenn Periostfetzen, Muskulatur, Sehnen oder Faszien sich dazwischen legen, oder bei starker Verschiebung der Bruchstücke. Für den Erfahrenen kann die fehlende Krepitation bei der Prüfung auf abnorme Beweglichkeit und bei der Einrichtung der Bruchstücke die Vermutung von Weichteilinterpositionen mit hohem Wahrscheinlichkeitsgrade nahelegen. Interposition trotz erfolgter Reposition kann die Anzeige zur operativen Behandlung einer Fraktur geben.

Die klinische Diagnostizierbarkeit versagt oft bei bestimmten Knochen: Navikulare, Lunatum: manchmal am Kalkaneus. Wichtigkeit des Röntgens!!

5. Differentialdiagnose

Die im ersten Abschnitt gekennzeichnete regelrechte (typische) Fraktur ist durch die klinische und röntgenologische Untersuchung abzugrenzen:

a) Gegen die Sonderformen der Frakturen

1. Eingekeilter Knochenbruch. Am häufigsten handelt es sich dabei um Oberarmhals-, Oberschenkelhals- und Schienbeinkopfbrüche. Von den klinischen Zeichen wird das Unfallereignis, der Bluterguß, ein bestimmtes Maß von Funktionsstörung, ein geringes Ausmaß von Deformität und der Stauchungsschmerz in der Regel feststellbar sein. Die Sicherung gibt die Röntgenuntersuchung, brüske Untersuchungen sind grundsätzlich zu vermeiden.

2. Unvollständige Brüche. Sie werden oft neben dem Unfallereignis fast nur durch den Bluterguß gekennzeichnet sein. Sicherstellung durch Röntgenuntersuchung.

3. Grünholzfrakturen sind ebenso wie die Epiphysenfrakturen nur im Kindesalter anzutreffen. Die typischen Knickungen des Vorderarmes bilden die Hauptgruppe der Grünholzfrakturen, die Epiphysenbrüche sind in der Regel erst bei der Röntgenuntersuchung als solche erkennbar (Abb. 5).

b) Gegen Knochen- und Weichteilquetschungen und -prellungen

Das klinische Hauptsymptom ist hier der mangelnde Stauchungs-, Biegungs- und Prellungsschmerz, also das Fehlen des indirekten Bruchschmerzes; der Bluterguß ist gering. Deformität und abnorme Beweglichkeit fehlen natürlich.

c) Gegen Gelenkverrenkungen und Gelenkverstauchungen

Vgl. Abschnitt Gelenkverrenkung, S. 76.

6. Feststellung der Komplikationen

a) Lokale Komplikationen des Knochenbruches

1. Die offene Fraktur. Sie ist die wichtigste Komplikation. Ihre Diagnose ist in der Regel leicht. Oft ragt das durchspießende Knochenbruchstück noch zur Wunde heraus. Das Blut, das aus der Wunde eines offenen Knochenbruches abfließt, ist meist mit Fett-Tröpfchen durchsetzt, die aus dem Fettmark des betreffenden Knochen stammen. Die Feststellung einer Hautwunde gibt auf jeden Fall den dringenden Verdacht auf eine offene Fraktur und erfordert raschestes, zielbewußtes Vorgehen. Der sichere Nachweis, daß es sich bei einer in der Nähe des Knochenbruches gelegenen Hautverletzung wirklich *um eine Wunde handelt, die mit der Knochenbruchstelle in freier Verbindung steht*, ist nicht immer leicht zu führen; im Zweifelsfall ist stets das Schlechtere anzunehmen.

Die *sofortige Feststellung* des offenen Knochenbruches ist oft von lebensrettender Bedeutung, da bei Anwendung der Friedrichschen

Wundbehandlung, in den ersten 6–10 Stunden, in der Regel die Verhältnisse des geschlossenen Knochenbruches erzielt werden können und damit den Hauptgefahren dieser Komplikation begegnet ist. Die Erfolge der Antibiotika- und Sulfonamid-Behandlung können diese Grundregel nicht erschüttern. Die Einrichtung einer offenen, meist verschmutzten Fraktur ist erst bei der Versorgung im Krankenhaus angezeigt, um nichts zu verschleiern. – Die Vorstufe einer Durchspießfraktur (Druck auf die Haut von innen) erfordert rascheste Einrichtung des Bruches.

2. Weichteilinterposition. Das Fehlen einer für den betreffenden Knochenbruch sonst zu fordernden Krepitation und gewisse Hindernisse für die Reposition der Bruchstücke geben in der Regel genügend klinische Hinweise, die gestützt werden können durch das Röntgenbild. Durch die Einrichtung nicht behobener Weichteilinterposition ergibt sich meist die Indikation zur operativen Knochenbruchbehandlung.

3. Mitverletzung benachbarter wichtiger Organe

a) *Gelenkverletzung.* In der Regel wird klinisch dabei ein beträchtlicher Bluterguß des Gelenks auftreten. Bestimmte Knochenbrüche (V- und Y-Brüche: suprakondyläre Humerusfraktur, Schienbeinkopffraktur, Kniescheibenbruch u. v. a.) sind dafür prädisponiert. Exakte Röntgenaufnahmen sind hier von besonderer Wichtigkeit.

Die Gelenkmitbeteiligung, z. B. bei Knöchelbrüchen und Knieverletzungen in Form von Bänderverletzungen – oft schon klinisch als »Talusanschlag« oder »Aufklappbarkeit« des Sprunggelenkes zu erkennen –, wird durch »gehaltene« Gelenk-Röntgenaufnahmen (mit einer Vergleichsaufnahme zur gesunden Seite, Abb. 131) sichergestellt. Lokalanästhesie dabei zweckmäßig!

Ebenso wie offene Frakturen werden die Gelenkmitbeteiligungen stets fachchirurgische Behandlung erfordern. Nur durch exakte Reposition der Fragmente, die, soweit möglich, unblutig, sonst durch operative Maßnahmen zu erzielen ist, kann den Dauerschädigungen und der sekundären Arthrosis deformans vorgebeugt werden.

Auch ohne daß die Bruchspalten direkt in das Gelenk hineinreichen, kann eine Gelenkbeteiligung entweder durch Quetschung oder Bänderzerreißung mit Bluterguß vorkommen.

b) *Gefäßverletzungen.* Sowohl durch ein quetschendes Trauma als auch durch Druck oder Anspießen durch ein Knochenbruchstück kann es zu Gefäßkompressionen und auch zur Gefäßverletzung kommen. Bei jedem Knochenbruch ist der periphere Puls zu prüfen (A. radialis und A. ulnaris an der Hand, A. dorsalis pedis und A. tibialis posterior am Fuß, vgl. ORATOR-KÖLE: Kurze chirurgische Operationslehre). Bei bestimmten Luxationen oder Luxationsfrakturen, z. B. am Knie und am Fuß, tritt in charakteristischer Weise eine Gangrängefahr am Ende der Gliedmaße auf. Wegen Gefäßschädigung kann möglichst rasche Einrichtung, bei Druck eines Knochenbruchstückes auch Dauerextension, dringlich sein.

c) *Nervenschädigung. Frühform:* Durch den Knochenbruch selbst kann es von vornherein zu einer Nervenschädigung kommen (suprakondylärer Oberarmbruch des Kindes!). Es ist deshalb vor allem bei Knochenverletzungen des Armes grundsätzlich zu fordern, daß eine grobe Prüfung der drei Hauptnerven des Armes vorgenommen wird. Oft auch Parästhesien (Kribbeln).

N. radialis: Streckmöglichkeit des Handgelenks, Streckmöglichkeit der Fingergrundglieder. Bei Lähmung typische *Fallhandstellung* und Sensibilitätsstörung am Handrücken.

N. medianus: Möglichkeit, den Daumen gegen den Kleinfinger zu opponieren und bei aufgelegter Hand mit dem Zeigefinger zu kratzen. Bei Lähmung *Schwurhandstellung* und Sensibilitätsstörung am Daumenballen.

N. ulnaris: Möglichkeit, die Finger abzuspreizen und in Steckstellung im Grundglied zu beugen (Knickhandstellung). Bei Lähmung später Übergang zur *Krallenhandstellung*, besonders am 4. und 5. Finger. Ferner Sensibilitätsstörung am Kleinfingerballen.

Die Untersuchung sofort nach dem Unfall schützt den Arzt vor dem Vorwurf, daß durch seine Behandlung erst die Nervenlähmung aufgetreten sei.

Eine solche Schädigung kann tatsächlich stattfinden. Durch brüske Einrichtungsmanöver kann ein Knochenbruchstück einen beim Unfall noch nicht verletzten Nerven sekundär schädigen.

Spätformen: Vgl. »gestörter Heilungsverlauf«, S. 45.

d) Als letztes müssen die im Speziellen Teil und in der »Speziellen Chirurgie« besprochenen *Mitverletzungen* des Gehirns beim Schädelbruch, der Lungen bei Rippenbrüchen, der Blase und der Urethra bei Beckenbruch erwähnt werden. Über die ischämische Muskelkontraktur vgl. S. 49.

b) Allgemeine Komplikationen

1. *Besonders gefährdet sind alte Menschen und Trinker.* Eine Hauptgefahr ist die hypostatische *Pneumonie.* Wir werden immer bei älteren Pa-

tienten, besonders bei Trinkern, an diese Gefahr denken müssen und durch Kampfergaben, Herz- und Kreislaufmittel der Hypostase, allenfalls durch Sulfonamide und Antibiotika den Bronchopneumonien vorzubeugen trachten. Ferner O_2, CO_2 aus dem Beutel, Atemgymnastik, Inhalationen, Expektorantien usw. Der Alkoholiker benötigt besonders nach einem Knochenbruch Rum und Rotwein in entsprechenden Dosen, allenfalls auch als Rektalklysma, bzw. als i.v.-Infusion. Wer nicht daran denkt, kann durch ein *Delirium tremens* überrascht werden. Beginn nach 2–3 Tagen mit Schlaflosigkeit, Unruhe, Bewußtseinsstörungen, Tremor, Pulsanstieg. Oft abruptes Auftreten von Delirien, die in Erschöpfung zum Tode führen können. Sedativa, Alkoholgaben; Herz- und Kreislaufbehandlung!

Schließlich muß, insbesondere bei alten Patienten, die Gefahr des Wundliegens bedacht werden. Der *Dekubitus* als Druckschädigung – beginnend mit Nekrosen im Subkutangewebe und sekundär auf die Haut übergreifend – droht an allen Stellen, wo Knochen unter der Haut liegen: Kreuzbein, Schulterblätter, Hinterhaupt, die Dornfortsatzreihe, Fersen, Ellenbogen, Kniescheiben usw.

2. *Als allgemeine Komplikation auch bei jüngeren Menschen* auftretend müssen wir bei schwerem Trauma den *Schock* anführen. Näheres darüber vgl. ORATOR-KÖLE: Allgemeine Chirurgie. Wärme (Sorge vor Auskühlung bei den Behandlungsmaßnahmen!), Ruhe und Schmerzausschaltung (sorgfältige Lokal- und Leitungsanästhesie bei der Brucheinrichtung!) sind in der Unfallheilkunde die wichtigsten Behandlungsmethoden. Bei schwerem Schock soll jeder Eingriff so lange hinausgeschoben werden, bis der Verletzte aus dem Schockzustand herausgebracht wurde und operationsreif ist. Bluttransfusion!, Hydergin-Panthesin-Infusionen, Eiweiß (Humanalbumin, Aminomel usw.), Elektrolyte, O_2, feuchtes Zelt, Strophanthin, Euphyllin, Analgetika!

Bei schweren Knochenzertrümmerungen von langen Röhrenknochen, die reichlich Fettmark enthalten, droht als besondere Gefahr die *Fettembolie*. Bei Menschen im mittleren Lebensalter kommt es in seltenen Fällen im Anschluß an schwere Quetschungsbrüche zu eigenartigen Kreislauf-, Lungen- und zerebralen Symptomen, die häufig zum Tode führen. Bei der Obduktion wird das dem Pathologen geläufige Bild der Fettembolie an den inneren Organen festgestellt, wie es an Lungen, Nieren, Leber und basalen Gehirnteilen durch einfache Quetschpräparate meist leicht zu zeigen ist. Die klinischen und pathologischen Erfahrungen (PAYR) haben uns zwei Hauptformen der Fettembolie des kleinen und des großen Kreislaufes erkennen gelehrt:

a) *Pulmonale Form.* Hier treten in der Regel sehr bald nach dem Unfall, meistens bei beträchtlich schockierten Verletzten, Lungenerscheinungen auf (Atemnot, Tachypnoe, Zyanose, schaumig-blutiger Auswurf, Puls- und Fieberanstieg, Trachealrasseln). In vielen Fällen tritt unter zunehmender Atemnot und Kreislaufschwäche der Tod ein. Der Pathologe findet vor allem Fettverstopfung zahlreicher Lungenkapillaren. *Die klinische Erfahrung zeigt, daß bei dieser pulmonalen Form meistens ein beträchtlicher Schockzustand mit vorliegt.* Es muß anscheinend ein gewisser Reizzustand der Lungenkapillaren mitspielen, damit es zu dieser massiven Verstopfung mit Fett-Tröpfchen kommt. Der Fettzutritt von der Bruchstelle zum Herzen erfolgt z. T. durch die Venen, z. T. aber auch auf dem Lymphweg (Ductus thoracicus).

b) *Zerebrale Form.* Hierbei treten, oft erst ein, zwei und mehr Tage nach schweren Knochenquetschungen, Gehirnsymptome auf. Somnolenz bis zur völligen Bewußtlosigkeit wie bei einem Koma, Fieber. Reiz- und Lähmungserscheinungen bestimmter Muskelgruppen, Gehirnnerven- und Sehstörungen, tetanische Krämpfe und Hautblutungen bilden in großer Mannigfaltigkeit das – anfangs oft verkannte (Hirnblutung?) – klinische Bild, das in vielen Fällen im schweren Koma bei Kreislaufinsuffizienz (Pulsanstieg und Druckabfall) zum Tode führt. Manchmal kann auch im Augenhintergrund ein Anhaltspunkt für Fettembolie gewonnen werden; der reichliche Fettnachweis im Urin (vor allem der letzten Portion, da das Fett oben schwimmt!! Katheter nicht einfetten!!) kann mit verwertet werden. – GOHRBANDTS Schnelldiagnose[1]: Zu einem Röhrchen mit 5 ccm Blut werden 3–5 Tropfen Nilblausulfat aufgetropft, nach 2 Minuten 5 Tropfen Äther beigefügt: der verdunstete Äther läßt goldgelbrote Flecken an der Glaswand zurück.

Ein Eintritt von etwas Fett aus dem Knochenmark in den Blutkreislauf erfolgt bei sehr vielen Frakturen: der Nachweis von Fett-Tröpfchen im Harn kann bei vielen Frakturen erbracht werden. *Es handelt sich bei der zerebralen Form der Fettembolie eben um eine mächtige Steigerung des physiologischen Fettübertritts in den Kreislauf.* Das Fett gelangt z. T. auf dem Blutweg, z. T. auf dem Lymphweg über den Ductus thoracicus zum rechten Herzen; nach Durchlauf des Lungenkreislaufes zum linken Herzen und von da in den großen Kreislauf, wo es vor allem am Gehirn, an der Niere und an der Leber klinische Erscheinungen verursachen kann. Nur wenn ein offenes Foramen ovale besteht, kann die zerebrale Form der Fettembolie auch als Frühsymptom auftreten.

Da bei Kindern und Jugendlichen ein richtiges Fettmark noch nicht

---

[1] Blutentnahme herzwärts von der Verletzungsstelle!

besteht und jenseits des 60. Lebensjahres sehr häufig eine gallertige Umwandlung des Fettmarkes stattfindet, sind bei Jugendlichen und bei ganz alten Leuten Fettembolien wesentlich seltener. Bei Jugendlichen kann eine längere Ruhigstellung (etwa bei orthopädischen Verbänden u. dgl.) eine frühere Umwandlung in Fettmark und damit auch die Möglichkeit einer Fettembolie nach sich ziehen.

Die *Behandlung* der Fettembolie ist die des Schocks, zusätzlich Intubationsnarkose. *Vorbeugende* Maßnahmen: Möglichst sorgsame Behandlung solcher schwerer Quetschfrakturen und exakte Ruhigstellung. Panthesin-Hydergininfusionen oder PH_{203} i. m., Lipostabil i. v., Kontrolle von Harnsediment (hyaline Zylinder) und Augenhintergrund (Fettembolie in den Retinagefäßen).

7. Normaler Heilungsverlauf

Der Heilungsvorgang eines geschlossenen Knochenbruches erwächst aus dem Frakturhämatom. Die am Periost, am Knochenmark und am Gefäßbindegewebsapparat der Haversschen Knochensysteme wowie an den Gefäßen der benachbarten verletzten Weichteile ebenso wie bei jeder anderen Wunde auftretende Gewebsreizung führt zu einer Zellproliferation in Kapillaren und Bindegewebe. Auch die Fraktur geht mit den Allgemeinreaktionen einer Wunde einher. Der Bedarf an Vitamin C ist erhöht. Auf der Grundlage der gewucherten, periostalen und endostalen Knochenzellen und Knochenfibrillen kommt es zu einer räumlich-geflechtartigen Neubildung von Knochenbälkchen, wie sie uns entwicklungsgeschichtlich als *Knochenneubildung auf bindegewebiger Grundlage* bekannt ist. Eine viel geringere Rolle spielt die Knochenneubildung auf knorpeliger Basis über den Umweg von Knorpelbildung.

Dieser *provisorische bindegewebige Kallus* zeigt einen ganz unregelmäßigen Aufbau des jungen Osteoidgewebes (POMMER). Nach den röntgenspektrographischen Untersuchungen von HENSCHEN sind die halbflüssigen Parakristallite der Fibrillen im Kallusgewebe anfangs noch nicht in bestimmter Richtung orientiert, die regelrechte Orientierung – wohl unter dem Einfluß von Druck- und Zugspannungen – tritt erst allmählich zwischen dem 10. und 17. Tag der Kallusentwicklung auf. Apatitlinien (vgl. S. 28) sind in diesem Stadium kaum erkennbar. Mit zunehmender Kalkeinlagerung wird der anfangs bindegewebig weiche Kallus langsam verfestigt, er ist noch lange Zeit als »mürbe« zu bezeichnen.

Dieser provisorische Kallus wandelt sich durch Verfestigung der kalkhaltigen neugebildeten Knochenbälkchen und dadurch, daß durch inneren Umbau entsprechend der Druck- und Zugspannungen das Kallusgewebe eine zweckmäßige Struktur erhält, langsam zum *definitiven Kallus* um.

Die Ausbildung der definitiven knöchernen Kallusbrücke geht parallel mit der klinisch zu beobachtenden Verfestigung des Knochenbruches: aus dem *abnorm beweglich* wird ein *biegbar,* zuletzt *federt er noch;* endlich ist er *fest = konsolidiert.* Die Zeitdauer der Knochenbruchheilung schwankt je nach allgemeinen und örtlichen Bedingungen, vor allem benötigen naturgemäß Querbrüche stets viel mehr Zeit als Schräg- und Spiralbrüche.

Mit K. H. BAUER, BÖHLER, EHALT u. a. kann man als Mindestzeiten der Knochenbruchheilung folgende Reihe anführen:	Finger	2(–4) Wochen
	Rippen	3 ,,
	Klavikula	4 ,,
	typische Radiusfraktur	3–4 ,,
	Radius, Ulna oder Fibula	5 ,,
	beide Vorderarmknochen	8–12 ,,
	Humerus	6–12 ,,
	Tibia	7 ,,
	Unterschenkel	8–14 ,,
	Knöchelbrüche	6–10–12 ,,
	Femur	2–3 Monate
	Schenkelhals	3–6 ,,

Die Hauptmasse des Kallus wird vom Periost gebildet. Die vom Endost und von den Bruchenden der Kortikalisränder gebildete Kallusmenge tritt an Masse demgegenüber weit zurück. Trotzdem scheint ein wichtiger Einfluß vom Knochenmark auf den hormonalen Heilverlauf und die normale Kallusbildung stattzufinden. BIER spricht von hormonalen Reizen. Bei verzögerter Knochenbruchheilung kann man so lange auf doch noch eintretende Konsolidierung rechnen, als die Markhöhle noch offen ist. Sobald – am Röntgenbild erkennbar – der Markraum gegenüber der Bruchstelle durch soliden Kallus abgeschlossen ist, besteht keine Hoffnung auf stabile Bruchheilung. Wir sprechen in diesem Fall von *Pseudarthrose,* Bildung eines Fehlgelenkes.

8. Gestörter Heilungsverlauf

a) Störungen der Knochenbildung

Als wichtigste Störung der Knochenbildung gilt die *Pseudarthrose* (Abb. 10). Es gibt wohl auch *Allgemeinstörungen,* die einer Pseudarthrose Vorschub leisten können, wie Schwäche, Blutarmut usw. Vor allem sind es jedoch *lokale Bedingungen,* die eine Pseudarthrose verursachen können.

Die Hauptrolle spielt eine *Weichteilinterposition*. Wenn durch eingelagerte Weichteil-, Muskel- oder Sehnenlappen die beiden Knochenenden voneinander geschieden werden, ist rein mechanisch eine Knochenbruchheilung nicht zu erwarten. An dritter Stelle muß hervorgehoben werden, daß bestimmte Knochenabschnitte fast immer eine sehr langsame Kallusbildung aufweisen, z. B. der Schenkelhals, das Navikulare, das obere Drittel des Schienbeins, hohe Abschnitte der Speiche, überhaupt reine Querbrüche, z. B. des Schienbeins, und dies vor allem dann, wenn der zweite den Gliedabschnitt stützende Knochen, im erwähnten Fall *die Fibula, nicht mitverletzt ist* und den nützlichen Druckreiz abfedert.

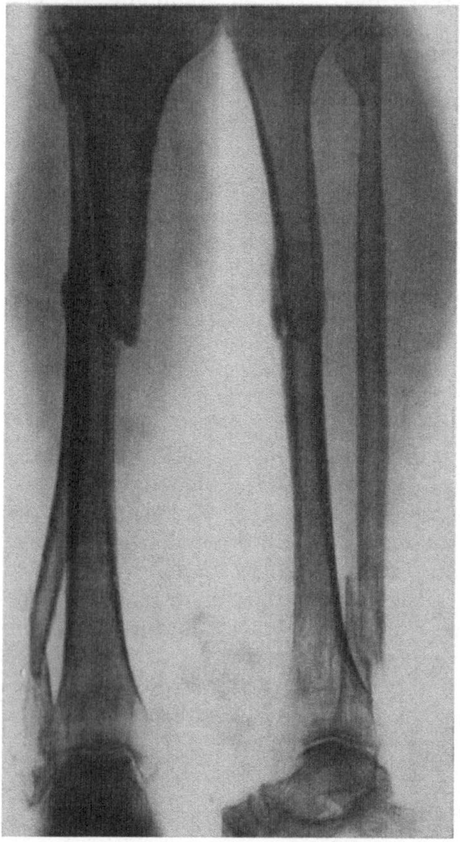

Endlich kommen als Ursachen der Pseudarthrosenentstehung *Maßnahmen unserer Behandlung* in Frage. So wird bei *ungenügender Ruhigstellung* oder durch eine *überstarke Extension* (Böhler) und Wegfall jeden Druckreizes auf die Frakturstelle, endlich auch durch zu häufige Röntgenaufnahmen eine Verzögerung der Knochenbruchheilung sehr wohl eintreten können. Böhler erstrebt nach jedem Schaftbruch eine Verkürzung von 1–10 mm, unter keinem Umstand eine Verlängerung, um dieser Gefahr zu begegnen. Er führt als Folgen zu starker Extension weiter an: Kaltwerden der Glieder, Schwellungen, Muskelschwund, Knochenatrophie.

a   b

Abb. 10. Schienbeinpseudarthrose. Deutliche Atrophie der distalen Skelettanteile (»wie mit dem Bleistift gezeichnet«): Sudecksche Dystrophie; a in der a.p.- und b in der seitlichen Aufnahme

Die *Behandlung* der ausgebildeten oder drohenden Pseudarthrose versucht, Schädigungen zu verhindern, neuen Knochenwachstumsreiz zu setzen und die sich abschließenden Markhöhlen wieder zu eröffnen.

1. *Belastungsreiz der Bruchstelle* bei strengster Ruhigstellung gegen seitliche Verschiebungen, z. B. bei schlechtheilenden Schienbeinbrüchen: festes Gehen im gutsitzenden Gipsverband; das gleiche allenfalls nach Setzen eines Marknagels: KÜNTSCHER vgl. unten.

2. Bei drohender Pseudarthrose und guter Fragmentstellung kommt eine Erneuerung des Frakturhämatoms durch Becksche Bohrungen (1929) in Frage – dabei werden durch 10–20 Bohrkanäle (Drahtdicke 2 mm) von 2–4 Einstichstellen aus neue Querverbindungen der Kortikalisräume geschaffen – oder durch *operative Aufsplitterungsverfahren* (KIRSCHNER, MATTI): Bildung eines sog. »Knochensalates«.

3. Bei ausgebildeten Pseudarthrosen scheinen die *Kompressionsosteosynthesen* – mit Doppeldrahtspannbügel (GREIFENSTEINER) – und *Spanverpflanzungen* am wirksamsten zu sein. Technisch einfach ist das Vorgehen von PHEMISTER (1949): subperiostal wird ein Tibiaspan ohne weitere Fixierung an die Pseudarthrose angelagert (Abb. 11). Zu erwähnen ist ferner der Rohrschlitznagel nach HERZOG; Marknagelung (KÜNTSCHER) nach Vorbehandlung im Distraktor; AO-Methode.

Als trophoneurotische Kalkverarmung ausgedehnter peripherer Gliedabschnitte, oft mit Neigung zu Ödemen verbunden, tritt nach manchen Frakturen an Hand und Fuß die sog. *Sudecksche Dystrophie* auf, die über die gewöhnliche Inaktivitätsatrophie weit hinausgeht und manchmal als Nachkrankheit eines verheilten Bruches auftritt: Auf dem Röntgenbild scheint der Knochen »wie mit dem Bleistift gezeichnet« (Abb. 10). Therapie: Möglichst aktive Bewegungstherapie, Kurzwellen, temporäre Sympathikusausschaltung, Depot-Padutin, Vasculat, Ossopan.

Der Pseudarthrose steht der *Callus luxurians* als das »zu viel« gegenüber. Schädigungen sind dabei möglich durch Nervendruck: Spätformen der *Nervenschädigung*, z. B. N.radialis in der Mitte des Oberarmes, siehe S. 50.

Die zweite Schädigungsmöglichkeit liegt in der Ausbildung eines sog. *Brückenkallus* an den zweiknochigen Gliedabschnitten, d. h. Unter-

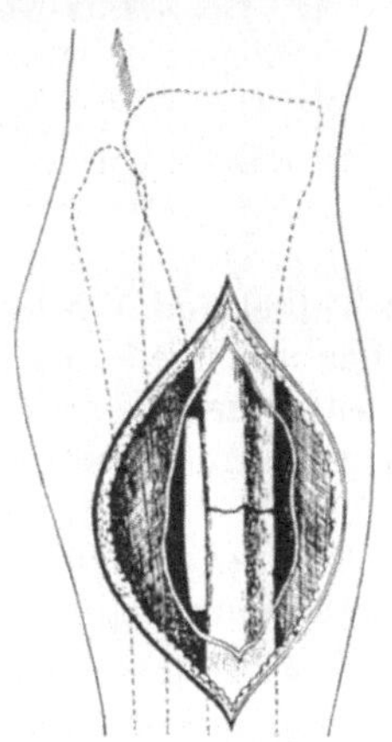

Abb. 11a. Subperiostale Anlagerung eines Tibiaspans an die Pseudarthrose (Phemister)

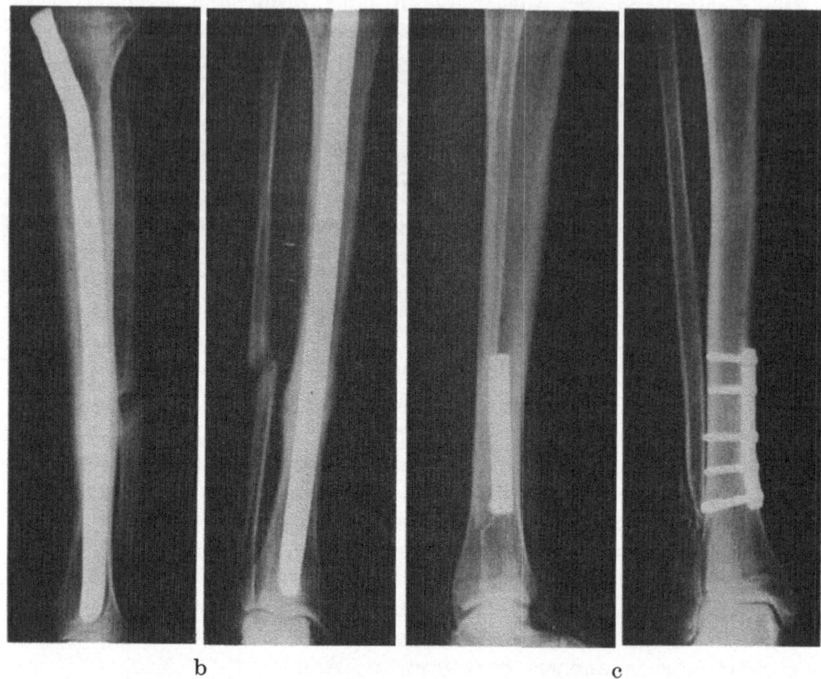

b   c

Abb. 11. b Osteosynthese einer Unterschenkelfraktur mit einem Tibianagel
(AO) c Osteosynthese einer Unterschenkelfraktur mit einer Platte (AO) (Chir.
Univ.-Klinik Graz, Vorstand: Prof. Dr. F. Spath)

schenkel und Vorderarm. Während eine solche brückenförmig die Knochenbruchstelle des Schienbeins und der Fibula überspannende Kallus-
masse am Unterschenkel harmloser ist, stellt ein Brückenkallus am
Vorderarm zwischen Radius und Ulna ein schwerstes Funktionshinder-
nis dar – Aufhebung der Drehungsmöglichkeit.

Als Behandlung kommt gelegentlich bei gut verheilter Ulna eine
Resektion proximal aus dem Radius in Frage.

b) Störungen am Muskel

Die einfache *Muskelatrophie* infolge Nichtgebrauches wird in geringem
Umfang bei vielen Knochenbrüchen auftreten. Vermeidbar erscheint in
der Regel eine schwere Muskeldegeneration. Weiter gehört hierher die ge-

fürchtete sog. *ischämische Muskelkontraktur* (VOLKMANN). Bei suprakondylären Oberarmfrakturen (besonders bei Kindern!) entwickelt sich,
besonders bei einem zu früh angelegten, straff fixierenden Verband, eine
fortschreitende Schädigung der Muskeln des Vorderarmes, die zu einem
scholligen Zerfall der Muskelfasern mit narbiger Umwandlung führt.
Die Hand wird in eine fast unbrauchbare Beugekontraktur aller Finger
gezwängt. Daß für sich allein, wie früher angenommen, der zirkuläre
Gipsverband dafür die Hauptursache sei, ist wohl abzulehnen, schon die
Verletzung selbst kann die Schädigung bringen. Auf jeden Fall muß ein
geschlossener zirkulärer Gipsverband beim frischen Knochenbruch vermieden werden, denn das Hämatom des Knochenbruches wird sich in den
ersten Tagen, ebenso wie das Ödem (seröse Entzündung) in der Ver-
letzungsumgebung, in unberechenbarer Weise steigern können. Dann
wird unweigerlich ein zirkulär starr angelegter Verband für die Extremität
zu eng und kann zu Stauungen, Drucknekrosen und Gangrän des Glied-
maßenendes führen. Es ist möglich, daß auch für die ischämische Muskelkontraktur der Druck des Verbandes eine gewisse Mitursache darstellt,
wenngleich dafür noch andere, uns z. T. unbekannte Momente mitspielen. Frühbehandlung: Faszienspaltung. Meist bleibt ein schwerer Dauerschaden zurück, der z. T. durch Sehnenverlängerung (WITTEK) gebessert
werden kann.

Eine wichtige Muskelschädigung ist die *Myositis ossificans*. Bei bestimmten Schädigungen treten im Muskel Knochenbildungen und Ver-
kalkungen auf, die als dauerndes Bewegungshindernis zurückbleiben.
Der häufigste Sitz einer Myositis ossificans ist der Musculus brachialis.
Bei suprakondylären Frakturen und Ellenbogenverrenkungen wird sehr
leicht durch das obere Bruchstück ein Einriß dieses direkt vor der Beugeseite des Gelenkes vorbeiziehenden Muskels stattfinden können. Diese
Muskelverletzung führt in manchen Fällen zu einer abnormen Verkalkung
und Knochenbildung. Durch frühe, sorgsame, unnötige Zerrungen ver-
meidende Reposition und exakte Ruhigstellung bei strenger Vermeidung
von passiven Bewegungsübungen und Massage kann nach BÖHLER die
Gefahr der Myositis weitgehend eingeschränkt werden. Frühzeitige, mit
Schmerzen verbundene passive Bewegungen und energische Massagen
wirken dabei ähnlich verschlimmernd, wie wir uns die Entstehung der
Myositis ossificans in den Adduktoren bei Reitern (sog. »Reitknochen«)
oder den »Exerzierknochen« im Brustmuskel der Rekruten (durch An-
schlagen des Gewehres) erklären können.

c) Störungen am Gelenk

Es treten *sekundäre Gelenkveränderungen* auf bei mangelnder Rücksicht auf die Gelenke: Langdauernde Ruhigstellung in Extremstellung! Während der Behandlungszeit des Knochenbruches, insbesondere bei alten Leuten in einer schlechten Stellung (am gefürchtetsten die Adduktionskontraktur des Schultergelenkes, die Fixierung des Handgelenkes in der Volarbeugung, die Versteifung der Fingergrundgelenke in der Streckstellung u. v. a.), Behandlung mit Übungen und Quengel-Schienen.

Weiter muß die sekundäre deformierende Arthrose bei abnormer Belastung der Gelenke infolge eines deform ausgeheilten Knochenbruches genannt werden. Oft ist dann eine sekundäre operative Behandlung des deform geheilten Knochenbruches erforderlich, um die abnorme Belastung eines Gelenkes wieder zu beseitigen.

d) Störungen an den Nerven

Die Spätschädigung der Nerven ist eine Hauptform der Nervenmitbeteiligung bei einem Knochenbruch. Sie tritt meist infolge des Druckes der Kallusmassen auf, demnach häufig an bestimmten (anatomisch prädisponierten) Stellen, z.B. beim Bruch in der Mitte des Oberarmes, woselbst der N.radialis in seinem Hauptstamm zu Schaden kommen kann. Die Behandlung erfordert die operative Lösung des Nerven, der meist in Fett oder Muskellappen eingehüllt wird, um ein Rezidiv zu verhindern.

9. Behandlung der Knochenbrüche

a) Erste Hilfe und Transport

Neben der provisorischen Blutstillung und der aseptischen Abdeckung von Wunden bedeutet die provisorische Ruhigstellung (Transportfähigmachen) der Knochenbrüche den Hauptinhalt aller Erste Hilfe-Kurse.
Die Beinhaut der Knochen gehört zu den schmerzempfindlichsten Teilen des gesamten menschlichen Körpers. Die geringste Verschiebung der Knochenbruchstücke erzeugt oft rasende Schmerzen. Deshalb ist schon für den Transport zum Arzt oder Krankenhaus schonendstes Zugreifen und Ruhigstellung des gebrochenen Gliedabschnittes erforderlich. Wenn möglich wird zuerst ein schmerzstillendes Mittel gegeben (Dolantin). *Vermerk am Transportschein!! Nicht bei Schädelhirntraumen!!*

1. Grundregeln (z.T. nach FRANZ):

a) *Es ist unnütz und oft schädlich, den Verletzten zu entkleiden;* auch die Schuhe sollen nicht ausgezogen werden. Die Kleider sind zur Polsterung für die Notfixation gut zu gebrauchen.

b) *Ein verletzter Arm soll an den Rumpf fixiert werden; ein verletztes Bein an das unverletzte.* Die Ruhigstellung eines Knochenbruches ist in der Regel nur unter gleichzeitiger Feststellung der beiden angrenzenden Gelenke zu erreichen (PERCIVAL POTT, englischer Chirurg, 1713–1788). So müssen bei Vorderarmbrüchen Hand und Ellenbogen, bei Oberarmbrüchen Ellenbogen und Schulter in der provisorischen Fixierung mit ruhiggestellt sein. Analog verfährt man an der unteren Extremität (Abb. 12). Stehen Schienen zur Verfügung, können sie als zweckmäßige Ergänzung der Notfixation verwendet werden.

c) Beim Anlegen der Notfixation soll der verletzte Gliedabschnitt – zwecks Vermeidung von Schmerzen *unter Zug und Gegenzug* – in halbwegs regelrechter Stellung gehalten werden. *Niemals darf das periphere Stück allein gehoben oder bewegt werden.*

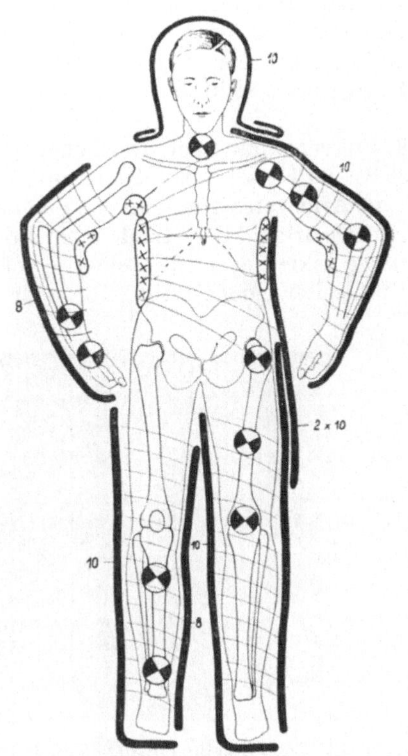

Abb. 12. Schema der Notfixationsverbände; die verwendeten Cramer-Schienen: 8 = 8 × 80 cm und 10 = 10 × 100 cm sind bezeichnet: ⊗ = Stelle der Fraktur, ($\overline{\times\times}$) = erforderliche Kissen (Polsterung!). Die Arme sind nur der Klarheit des Schemas wegen abduziert gezeichnet; in Wirklichkeit im Armtragtuch oder Desault-Verband gelagert

Die sofortige Einrichtung eines Knochenbruches erscheint angezeigt bei Brüchen mit drohender Perforation und bei Druck eines Bruchstückes auf Nerven und Gefäße. Sonst aber werden nur die gröbsten Knickungen und Verdrehungen beseitigt.

d) Im Fall einer Wunde (offene Fraktur) soll die Kleidung daselbst durch Kreuzschnitt mit der Schere aufgeschnitten werden: aseptischer Notverband. Das durchgespießte Knochenende bleibt in seiner Lage. Reposition erst im Krankenhaus.

2. Erstversorgung der Knochenbrüche. Zur Not wird, wenn der Verletzte selbst halbwegs mithilft, ein einzelner Helfer eine Verletzung an Hand oder Arm versorgen können. Für das Bein sind mindestens zwei Helfer unentbehrlich. Bei Hand- oder Vorderarmbrüchen gelingt die *proviso-rische* Fixierung mittels einer gepolsterten Cramer-Schiene (= biegbare Drahtleiterschiene, Abb. 13) oder eines gepolsterten Brettchens. Als

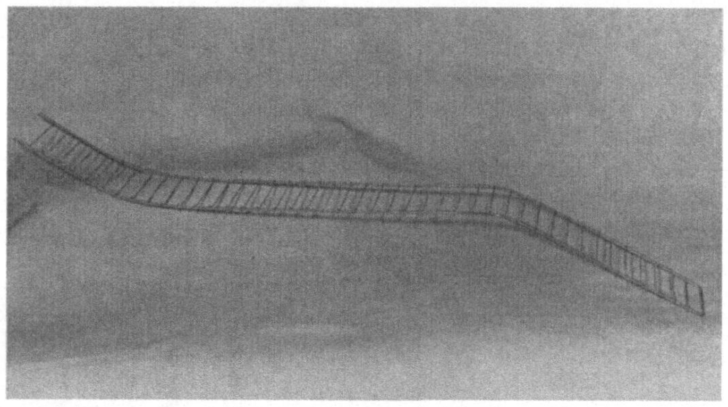

Abb. 13. Cramersche Drahtleiterschiene, die je nach Bedarf zurechtgebogen und gepolstert wird

Improvisation können ein Lineal, Kochlöffel, Holzschienen, Pappendeckel, Teile von Stöcken u. ä. verwendet werden. Bei Oberarmverletzungen wird dieser für den Transport – unter Heranziehung entsprechender Polsterung – mit Binden oder Tüchern an den Rumpf fixiert. Stehen Cramer-Schienen zur Verfügung, werden diese entsprechend gebogen und gepolstert und gewährleisten eine gute Ruhigstellung (Abb. 14).

Schwieriger ist die Ruhigstellung am Bein. *Hier kann bei Fehlen eines gepolsterten Brettes oder Stockes das verletzte Bein durch drei oder vier Tücher an das gesunde geschient werden.* Der Unterschenkel läßt sich ebenso wie der Vorderarm verhältnismäßig leicht improvisiert ruhigstellen. Eine Holzlatte, ein oder zwei Skistöcke geben die Behelfsmittel dafür ab.

Auch wenn ein festes Tuch oder eine Decke von beiden Seiten eingerollt wird, kann durch Lagerung zwischen diese beiden Rollen und Hinzufügung von ein oder zwei Stöcken eine gut gepolsterte Fixierung erreicht werden. Bewährt haben sich Transportschienen für Ober- und Unterschenkelfrakturen (Abb. 15).

3. Transport. Sofern es sich um Verletzungen des Armes handelt, macht der Transport kaum Schwierigkeiten. Auch Verletzungen des Unterschenkels können sitzend oder hockend transportiert werden. Im Notfall Anwendung des Tragsitzes von MÜHLENWENZEL. Ein etwa 40 cm langer dicker Stock, der gepolstert wird, wird an seiner Mitte mit zwei Schulterschlingen versehen, wodurch der Helfer einen auf dem Stock sitzenden Verletzten wie einen Rucksack tragen kann. Handtrage: Zwei Helfer können durch gegenseitiges Erfassen des Handgelenks, so daß drei Hände derart greifend einen Tragsessel bilden und dann eine Hand noch zum Stützen des Oberkörpers frei ist, sehr wohl einen Verletzten eine gute Strecke weit tragen.

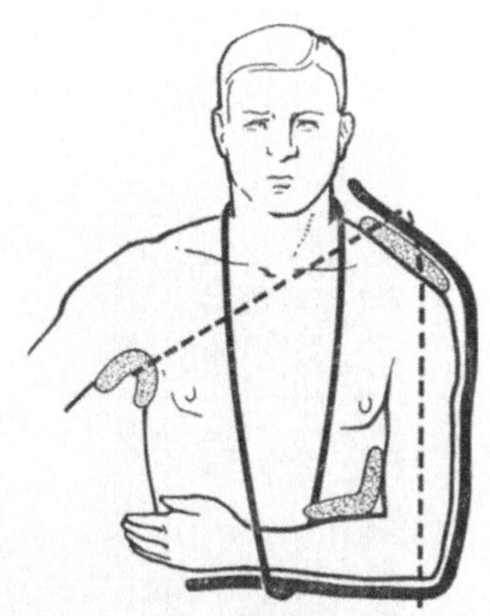

Abb. 14. Notverband mit gepolsterter Cramer-Schiene und »Schulterhalt« bei Oberarmfraktur

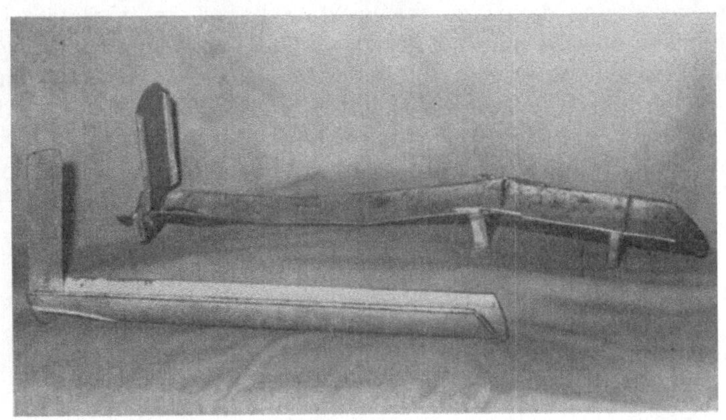

Abb. 15. Transportschienen für Ober- und Unterschenkelfrakturen

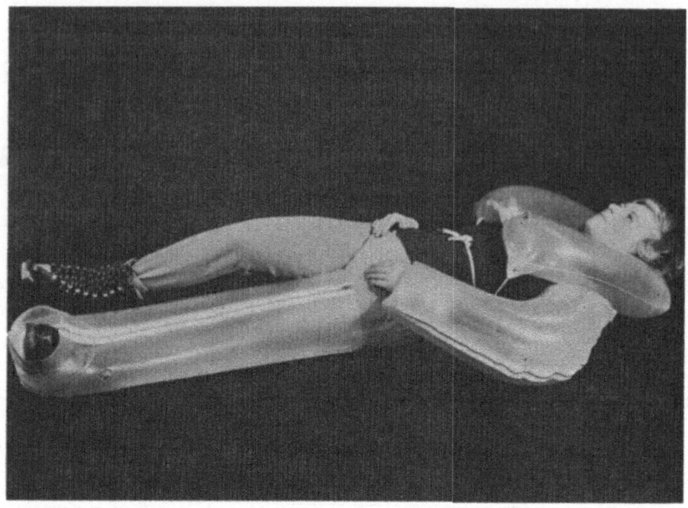

Abb. 16. Aufblasbare Arm- und Beinschienen (Fa. Semperit)

Improvisierte Tragbahren lassen sich aus zwei Skiern, Bergstöcken oder Latten leicht herstellen, wenn man sie durch einen Sack oder durch die Ärmel eines umgedreht zugeknöpften Rockes zieht. Zwei nebeneinandergebundene Fahrräder können eine solche Nottrage, allenfalls auch ein gepolstertes Brett oder eine gepolsterte Tür zur Fahrtrage machen. Für eine kurze Strecke ist es auch sehr gut möglich, eine Oberschenkelverletzung derart zu transportieren, daß der Verletzte in ein großes Laken oder Leinentuch gelegt wird und zwei bis drei Männer die Enden dieses Tuches tragen. Voraussetzung für den Helfer (Sanitäter) ist es auch, daß er imstande ist, unter Hinzuziehung von zwei Laien einen am Boden liegenden Verletzten ohne unnötige Schmerzen aufzuheben und auf eine Trage zu lagern. Als besonders günstig haben sich für den Transport aufblasbare Arm- und Beinschienen gezeigt. (Abb. 16).

b) Ziel der Knochenbruchbehandlung

Das Ziel der Knochenbruchbehandlung besteht in der möglichst vollkommenen anatomischen und funktionellen Wiederherstellung der verletzten Gliedmaße.

1. Die anatomische Heilung verlangt die Wiederherstellung der ursprünglichen Gestalt des Knochengerüstes ohne stärkere Verkürzung, Verdrehung oder Knickung an der Knochenbruchstelle. Dieser Aufforderung nachzukommen, bedarf es der regelrechten Einrichtung des Knochenbruches (= *Reposition*) und weiterhin der dauernden Erhaltung der richtigen Stellung (= *Retention*). Dazu wäre im einzelnen folgendes zu sagen:

a) *Einrichtung des Knochenbruches*

α) *Schmerzausschaltung.* Eine völlige Schmerzausschaltung ist für die regelrechte Einrichtung unerläßlich, weil sonst durch die reflektorische Muskelspannung jede Behandlung unnötig erschwert wird und auch weiterer Schaden gestiftet werden kann. i. v. – Barbiturate (Evipan, Pentothal, Kemital, Epontol) und Muskelrelaxans (Succinylchlorid: Lysthenon); sonst örtliche Betäubung (Abb. 17): unter aseptischen Kautelen wird mit entsprechend langer Nadel das Frakturhämatom von gesunder Haut aus angestochen und 10–20–40 ccm und mehr der 2%igen Novocainlösung

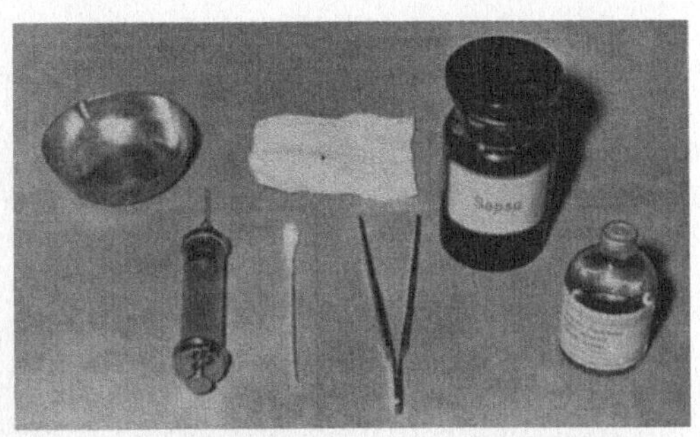

Abb. 17. Instrumentarium für örtliche Betäubung: Sterile Spritze und Nadel, sterile Pinzette, steriles Schälchen für die Lösung, steriles Wattestäbchen, sterile Tupfer, Lokalanästhetikum

eingespritzt. Für eine Radiusfraktur genügen etwa 20 ccm. Für schwere Beinfrakturen bewährt sich die Periduralanästhesie (vgl. ORATOR-KÖLE: Allgemeine Chirurgie).

β) *Muskelentspannung.* Nach erfolgter Schmerzausschaltung ist die nächste Voraussetzung einer Reposition eine weitgehende Anpassung an die physiologischen Gesetze gleichmäßiger Muskelentspannung. Ihr wird durch die Einstellung der Gelenke in Semiflexion – weitgehend gleichzusetzen mit Mittelstellung der Gelenke – Genüge geleistet. Da die Mittelstellung der Gelenke nicht bloß für die Einrichtung, sondern vor allem für die dauernde Erhaltung der guten Knochenbruchstellung von Wert ist, wird sie im einzelnen für die verschiedenen großen Gelenke bei der »Retention« besprochen.

γ) *Einstellung der Gliedachse.* Für viele Knochenbrüche ist zur Erzielung der Reposition die Beachtung der Muskel- und Gelenkmechanik unerläßlich. Insofern wir in der Regel nur das körperferne Bruchstück in seiner Stellung und Lage beeinflussen können, das zentrale, kürzere Bruchstück aber den Gesetzen des an ihm angreifenden Muskelzuges folgt, lautet eine alte Regel der Reposition: *Man muß das periphere Bruchstück dorthin einstellen, wohin das zentrale Fragment zielt.* (Beispiel dafür: Die von CHRISTEN erkannte Entspannungsstellung der Schulter: Der Arm steht rechtwinklig abduziert in mittlerer Rotation, sowie um etwa 30 Grade vor die Frontalebene nach vorn geschoben. Die von BÖHLER erkannte Mittelstellung des Ellenbogens in Beugung und leichter Pronation, um bei ellenbogengelenknahen Frakturen den kräftigen Pronator zu entspannen. Vgl. Oberschenkelfraktur u. a.)

δ) *Reposition.* Nach Eintritt der Schmerzfreiheit, weitgehender Muskelentspannung und achsengerechter Einstellung des körperfernen (peripheren) Knochenbruchstückes erfolgt nun die eigentliche Einrichtung (Abb. 18): *Unter Zug und Gegenzug wird die Verkürzung aufgehoben, durch entsprechenden direkten Druck eine seitliche Verschiebung oder Knickung ausgeglichen.* Der Gegenzug wird am besten über eine

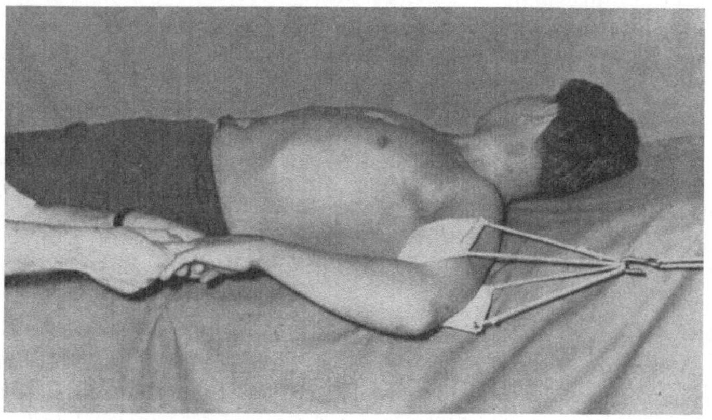

Abb. 18. Einrichtung einer Radiusfraktur unter Zug

zweckmäßig angebrachte Schlaufe ausgeübt, die an einer Türklinke oder einem Wandhaken angebunden ist. Eine störende Verhakung wird durch vorsichtige Hebel- und Biegungsbewegung aufgehoben. Für manche Unterschenkelfrakturen ist die Einrichtung im Schraubenzugapparat von BÖHLER (Abb. 19) erforderlich.

ε) *Röntgenkontrolle.* Die Einrichtung vieler Knochenbrüche wird zweckmäßigerweise durch den Röntgen-Bildverstärker kontrolliert (Abb. 20).

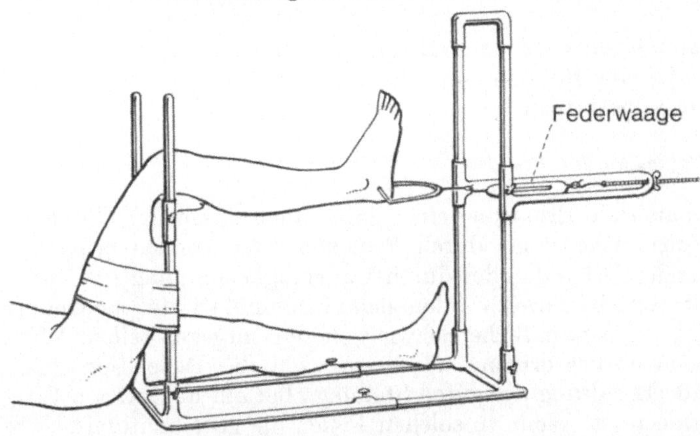

Abb. 19. Einrichtung einer Unterschenkelfraktur im Schraubenzugapparat nach L. Böhler (Zug ca. 12–15 kg)

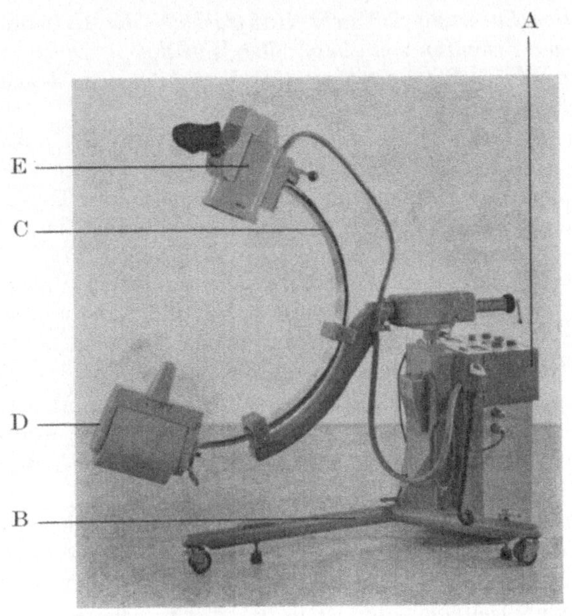

Abb. 20. Bildverstärker-Röntgeneinrichtung (Modell Philips-Müller BV 20 S) zur universellen Durchleuchtung in der chirurgischen Radiologie. A = Schaltpult, B = Stativ, C = Rohrbogen, D = Röntgenstrahler, E = Bildverstärker mit Betrachtungsoptik. Anschlußmöglichkeit an Fernsehgerät (C. H. F. Müller AG, Hamburg)

Zum mindesten muß nach Einrichtung und Anlegen eines fixierenden Verbandes eine Röntgenkontrollaufnahme in zwei Ebenen die gelungene Reposition bestätigen!.

b) *Retention der Fraktur*

Die dauernde Erhaltung einer guten anatomischen Stellung der Knochenbruchstücke kann durch Schienen oder Bindenverbände, durch erhärtende Verbände oder durch Dauerzugbehandlung erreicht werden. Verhältnismäßig selten werden sich einer unblutigen Knochenbrucheinrichtung unüberwindliche Schwierigkeiten entgegenstellen. Weiter gibt es Knochenbruchformen, bei denen wohl die Reposition gelingt, die dauernde Erhaltung der guten Stellung aber auf unblutigem Wege nicht zu erreichen ist. Wenn in solchen Fällen die gute anatomische Stellung für den gesamten Heilplan erforderlich erscheint, stehen uns die Möglichkeiten der operativen Knochenbruchbehandlung zur Verfügung.

Die richtige Lagerung der sechs Hauptgelenke der Extremitäten ist für die Praxis der Retention von allergrößter Wichtigkeit. Dabei gilt als Regel, daß bei der oberen Extremität positive Vorschriften zu beachten, bei der unteren Extremität Fehler zu vermeiden sind.

Handgelenk: Faustschluß und Greiffähigkeit der Hand müssen gewährleistet sein. Abb. 21 u. 22 zeigen richtige und falsche Lagerung der Hand nebeneinander. Das Handgelenk selbst soll in leichter Dorsalflexion stehen. Die Finger sollen halbgebeugt sein, besonders ist darauf zu achten, *daß auch die Grundgelenke der Finger halbgebeugt sind.* Eine Streckversteifung der Fingergrundgelenke kann infolge Verkürzung der Ligg. collateralia eine dauernde Invalidität zur Folge haben. Die richtige Stellung des Handgelenkes kann durch eine einfache dorsal angelegte Gipslonguette (Abb. 98) erzielt werden.

Ellenbogengelenk: Es muß, abgesehen von seltenen Ausnahmen (z. B. einfache Olekranonfrakturen), in Beugestellung fixiert werden, vgl. die Invaliditätssätze für Ellenbogenversteifung, S. 15. Der Vorderarm leicht proniert!

Das *Schultergelenk* wird in Abduktionsstellung fixiert. Jede längere Fixierung des Oberarmes am Rumpfe kann bei älteren Patienten zu der gefürchteten *Adduktionskontraktur* führen: Monatelange Behandlung oder Dauerschaden sind die Folge. Die Abduktionsschiene läßt sich behelfsmäßig aus drei Cramer-Schienen zusammenbauen (Abb. 23). Abb. 24 zeigt eine abnehmbare Abduktionsschiene aus Cramer-Schienen. Sobald es die Verletzung erlaubt, wird der Arm von der Schiene losgebunden und es werden Bewegungsübungen ausgeführt:

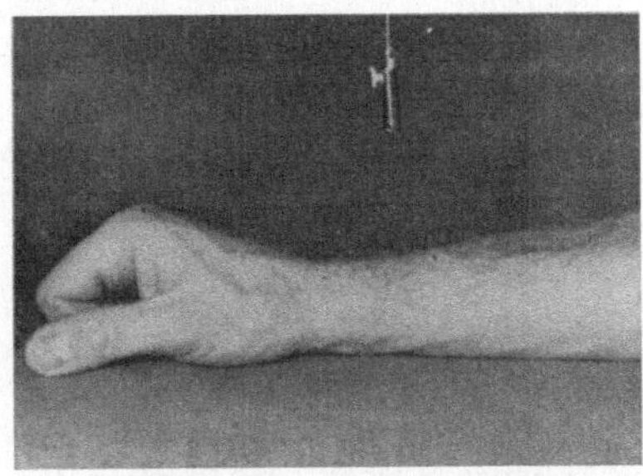

Abb. 21. Richtige Hand- und Fingerstellung zur Vermeidung von Fehlstellungen bei fixierenden Verbänden

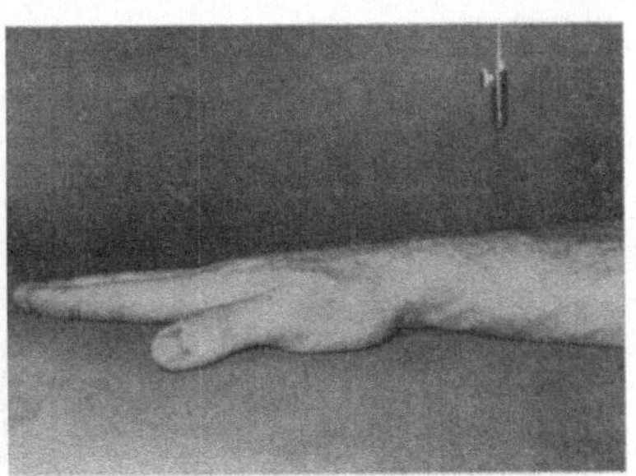

Abb. 22. Falsche Hand- und Fingerstellung bei fixierenden Verbänden

Erst wenn der Verletzte den Arm selbsttätig über die Horizontale zu erheben vermag, darf die Schiene abgenommen werden.

Wenn eine vollkommene Versteifung des Schultergelenks eintritt, so wird dies, sofern die Schulter in Abduktion steht, durch die Bewegung des Schultergürtels weitgehend ausgeglichen, während eine Adduktionsversteifung den Arm praktisch unbrauchbar macht.

Für die Gelenke des Beines gelten folgende Vorschriften:

Die *Hüfte* soll nicht in der Sekundärstellung der Koxarthrose (Flexionshaltung, Adduktion und Aussenrotation des Oberschenkels), sondern in leichter Abduktion und Streckung ruhiggestellt werden.

Das *Knie* darf weder eine Beugekontraktur noch eine Extremstreckung mit der Gefahr der Überstreckung erleiden. Hintere Gipslonguette oder Gipshülse.

Am *Fuß* muß der Spitzfuß vermieden werden. Aufhängung mit einem Mastix-Strumpf.

Von ähnlicher Bedeutung ist bei jeder Ruhigstellung des Beines, daß die *Quadrizepsmuskulatur* durch selbsttätige Bewegungen vor beträcht-

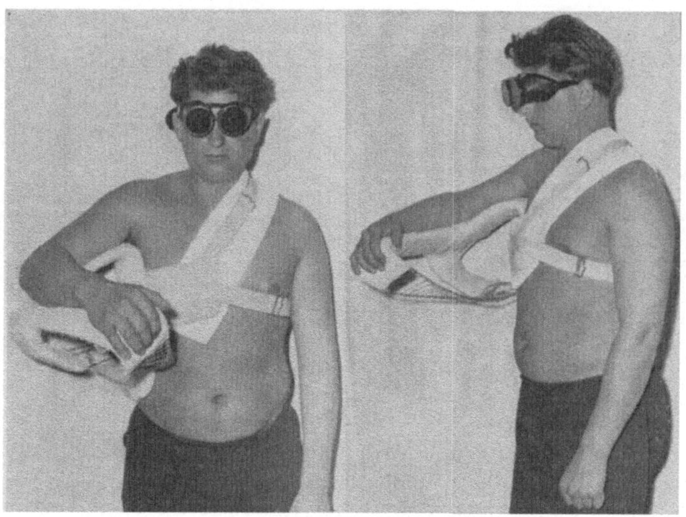

Abb. 24. Abnehmbare Abduktionsschiene aus Cramer-Schienen von vorne
und seitlich

licher Atrophie bewahrt wird und daß die *Kniescheibenbeweglichkeit*
(»Patellaspiel«) erhalten bleibt.

2. Wiederherstellung der Funktion. Die Knochen des menschlichen Körpers sind ihrer Hauptfunktion nach Gelenkshebel, d. h. Muskeln greifen
an den Knochen an, damit die ins Skelett eingefügten Gelenke zweckentsprechend benutzbar werden. Die Wiederherstellung der vollen Gebrauchsfähigkeit der Gelenke, der vollen Funktion der Muskeln und der
sie innervierenden und ernährenden Nerven und Gefäße, d. h. also die
*funktionelle Heilung des Knochenbruches, ist oft von größerer Bedeutung
als die anatomische Heilung.* Vor allem von LUCAS CHAMPONNIÈRE wurde um die Jahrhundertwende die *rein funktionelle Behandlung* der
Knochenbrüche in den Vordergrund gestellt, zum Teil wurde auf anatomische Wiederherstellung völlig verzichtet und durch vorsichtige
Massage, passive und aktive Bewegungsübungen eine möglichst weitgehende funktionelle Wiederherstellung des verletzten Extremitätenabschnittes angestrebt. Wenn auch bei manchen Frakturformen, z. B.
Radiusbrüchen, Ellenbogengelenkbrüchen alter Leute, bei diesem Vorgehen gute Erfolge erzielt wurden, hat sich doch für viele Bruchformen
gezeigt, *daß in der Regel die anatomisch richtige Stellung die Voraussetzung*

einer guten Wiederherstellung der Funktion des betreffenden Gliedabschnittes darstellt. Bei den Schaftbrüchen ist achsengerechte Stellung der Bruchstücke zu fordern, Seitenverschiebungen sind weniger bedeutungsvoll. Bei allen Gelenkbrüchen ist stufenlose Wiederherstellung der Gelenkflächen nötig. So wurde in den letzten Jahrzehnten auf die Wiederherstellung der Funktion und auf funktionelle Nachbehandlung im Sinne der Muskelkräftigung und Wiederherstellung der Gelenkbeweglichkeit allergrößtes Gewicht gelegt, *ohne aber deshalb die anatomische Wiederherstellung zu versäumen* (ZUPPINGER-CHRISTEN, BARDENHEUER, MAGNUS, BÖHLER). Gegen eine übertriebene Anwendung von Massage und passiven Bewegungsübungen hat vor allem BÖHLER Einspruch erhoben. Er legt das Hauptgewicht auf *selbsttätige* Bewegungs- und Muskelübungen. Nach BÖHLER soll man *unter funktioneller Bewegungsbehandlung verstehen: die vollkommene, nie unterbrochene Ruhigstellung der gut eingerichteten Bruchstücke bei gleichzeitiger aktiver Bewegung möglichst vieler oder aller Gelenke unter Vermeidung jeden Schmerzes, um Störungen des Blutkreislaufes, Schwund der Muskeln und Knochen und Versteifung der Gelenke zu vermeiden.* Das möglichst frühe Einsetzen aktiver Muskelbewegungen, die selbsttätige Bewegung des Faustschlusses und des Greifens bei Hand- und Vorderarmverletzungen, das möglichst baldige Herumgehen im gutsitzenden Gehgipsverband stellen den Versuch einer Vereinigung des Strebens nach anatomischer *und* funktioneller Heilung dar.

c) Die einzelnen Maßnahmen der Knochenbruchbehandlung

1. Konservative Knochenbruchbehandlung

a) *Einfache Fixation.* Elastische Binden (Desault, Velpeau-Verband), Stärkebinden und einfache Schienenverbände (z. B. Hackers Triangel, Abb. 25) bei unvollständigen Frakturen, Frakturen ohne Dislokation und Dislokationsneigung, bei eingekeilten Brüchen; Heftpflaster-Dachziegelverband bei Rippenbrüchen.

b) *Erhärtende Verbände.* Der *Gipsverband* wurde 1852 vom holländischen Militärarzt MATTHIJSEN angegeben, durch PIROGOW 1854 als »Gipsklebeverband« in der Kriegschirurgie eingeführt. Gips ist ein wasserhaltiges Kalziumsulfat ($CaSO_4 \times 2H_2O$). In reiner Form ist er farblos, weiß und heißt dann Alabastergips. Bei Erhitzung über 107° gibt er $1\frac{1}{2}$ Teile seines Kristallwassers ab und wird ein trübes grau-weißes Pulver, das stark hygroskopisch ist (Halbhydrat $CaSO_4 \times \frac{1}{2}H_2O$).

Für chirurgische Zwecke wird er durch zweimaliges Brennen (Erhitzen auf 120°) entwässert und dann zu Staub fein gemahlen, sog. »Schnell-

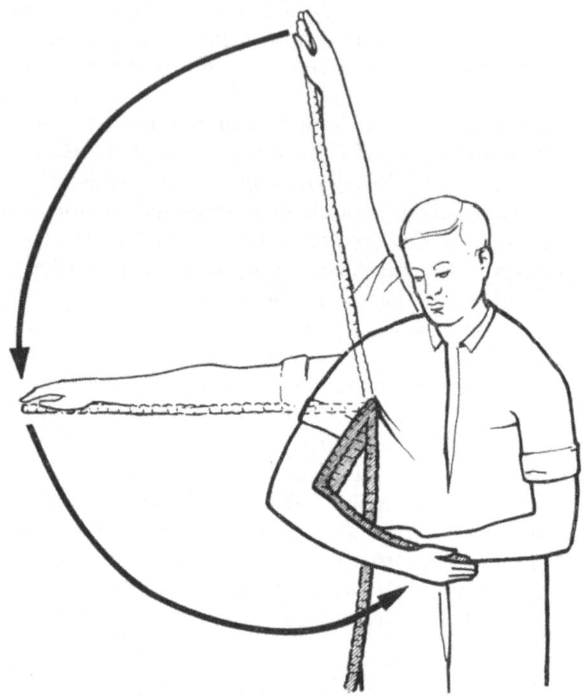

Abb. 25. Herstellen einer Triangel (nach Hacker); die Schiene wird am unverletzten Arm angemessen

bindegips«. Mit Wasser, von dem er mehr als sein eigenes Gewicht aufnimmt, angerührt, vergrößert er sein Volumen, wird heiß und in kurzer Zeit hart.

Demgemäß muß Gips sorgfältig behandelt werden. Er muß trocken und luftdicht aufbewahrt werden, da er aus der Luft jederzeit Wasser anzieht und dadurch für den chirurgischen Gebrauch verdorben wird.

Die Anwendung des Gipses ist in verschiedenen Ländern unterschiedlich. Früher wurde das Gipsmehl auf locker gerollte Mullbinden (am besten 15 oder 20 cm breit, 5 m lang, weitmaschig, 17–20 fädig) aufgestreut; diese Gipsbinden, die streng luftdicht und trocken aufbewahrt werden, sind vor dem Gebrauch in warmes Wasser zu tauchen (»so lange, bis keine Luftblasen mehr aufsteigen«; vgl. Abb. 26). Sie werden in zwei Hauptformen angewandt: Als *zirkulärer Gipsverband* durch

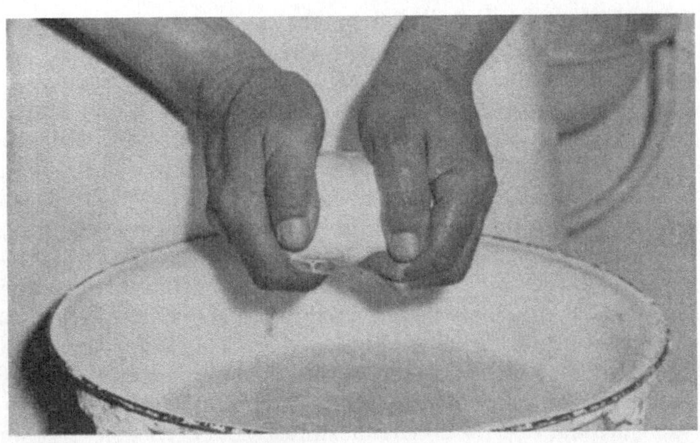

Abb. 26. Eintauchen in Wasser und leichtes Auspressen der Gipsbinde

zweckmäßiges Umwickeln der betreffenden Körperteile, oder als sog. *Gipslonguette*, indem man in entsprechender Länge und Breite die Gipsbinden im Zickzack auf einem Brett übereinanderlegt (Abb. 27) und sie dann dem Gliedabschnitt anpaßt.

In Frankreich wird vielfach aus Gipsmehl und Wasser ein Gipsbrei angefertigt, dieser auf entsprechend große vorbereitete Mull-Lagen aufgetragen und dann dem Körperteil angeformt.

Seit 1931 sind fixierte Gipsbinden (Cellona- oder Cellabasterbinde)

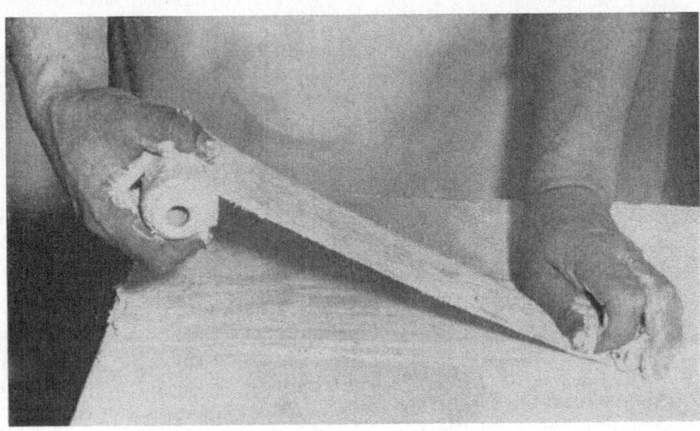

Abb. 27. Das Legen einer Gipslonguette

im Gebrauch, die große Vorteile haben. Mittels einer kolloidalen Substanz, die auch zur Erhärtung des fertigen Verbandes beiträgt, ist der Gips derartig an die Mullbinde gebunden, daß eine puderfreie, nicht mehr streuende Binde vorliegt. Schon mit der trockenen Binde können die benötigten Gipslonguetten gelegt werden. Die Gefahr der Wasseransaugung aus der Luft ist wesentlich geringer, die Binden sind auch in der Papierpackung länger haltbar. Die Cellonabinde bzw. die daraus gefertigte Longuette kann mit kaltem Wasser (»Kaltwassergips«) angefeuchtet werden, die Tauchdauer beträgt etwa 2–4 Sekunden, durch Auspressen der Binde wird die Erhärtungszeit abgekürzt. Sie ist leichter als ein gewöhnlicher Gipsverband, dadurch sparsamer und sehr sauber in der Verwendung. Gleiche Festigkeit wie Schnellgipsbinden, jedoch etwa $\frac{1}{3}$ leichter und bei Nässe die Festigkeit beibehaltend, haben Hartgipsbinden mit Kunstharzbeimischung (Cellamin, Plastramin).

Bei der Anlegung des Gipsverbandes muß stets berücksichtigt werden, daß der Gips beim Trocknen und Festwerden sein Volumen vermindert, weshalb jeder zirkuläre Gipsverband beim Trocknen etwas enger wird. Darum wird der zirkuläre Gipsverband bei frischen Frakturen vor allem von weniger Erfahrenen vermieden und zweckmäßig durch einen Gipslonguettenverband (Doppelschiene oder U-Schiene) ersetzt, die mit Mullbinden umwickelt werden. Auch hierbei muß darauf geachtet werden, daß nicht etwa die Mullbinde zu straff angezogen wird.

Wird der zirkuläre Gipsverband in der Frühbehandlung von Frakturen angewandt, *dann muß er sogleich nach Vollendung der Länge nach aufgeschnitten werden* (vgl. Abb. 28, Gipstisch mit verschiedenen Instrumenten usw.), um so ein elastisches Auseinanderweichen zu ermöglichen, vielleicht sogar in zwei Schalen geteilt, die wieder durch Mullbinden umwickelt werden.

Die Glieder sollen hochgelagert sein, auf mögliche Stauungen muß der Patient, bei Kindern die Angehörigen – vor Zeugen – aufmerksam gemacht wer-

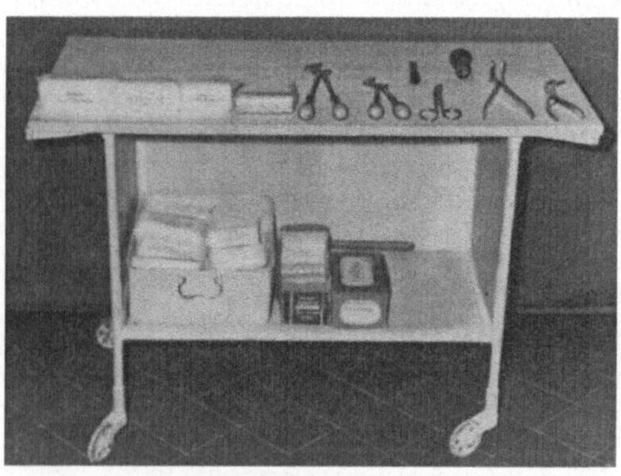

Abb. 28. Gipstisch mit Gipsscheren, Gipsmesser, Rabenschnabel, Lochfräse und Gipsbinden in verschiedener Größe sowie Cellonabinden

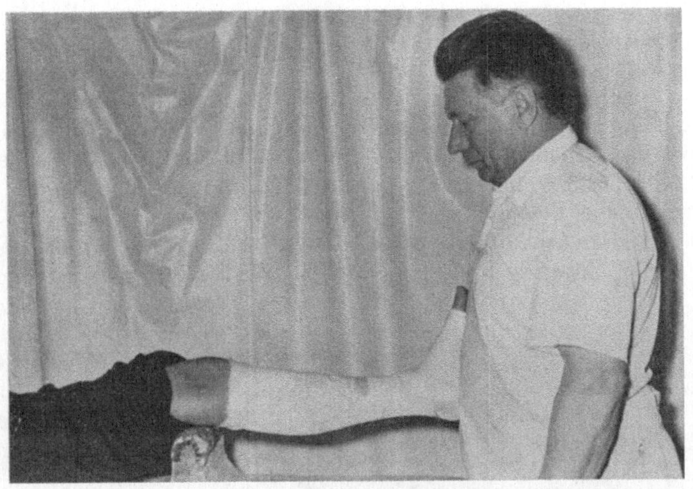

Abb. 29. Anlegen eines Unterschenkelgipsverbandes

den. *Arzt und Pflegepersonal müssen immer die peripheren Gliedabschnitte kontrollieren. Zehen oder Finger aktiv bewegen lassen!*

Die feinere Gipsverbandtechnik kann natürlich nur praktisch gelernt werden (Verbandkurs). Wichtig ist die Frage der *Polsterung*. An bestimmten Stellen, an denen der Knochen direkt unter der Haut gelegen ist, besteht die Gefahr des Dekubitus. Diese Stellen müssen durch Watte, Filz oder andere Kissen vor dem direkten Druck geschützt werden. Solche wichtigen Punkte sind: die Malleolen, die vordere Schienbeinkante, die Patella, die Ellenbogenepikondylen, das Kreuzbein, das Tuber ossis ischii. Wir wenden den Gipsverband an als sog. *ungepolsterten Gipsverband*, z. B. die dorsale Gipslonguette für Vorderarm und Hand (Abb. 98) oder die hintere Gipslonguette für Unterschenkel und Fuß, unter Umständen mit Wattepolster, z. B. bei der U-Longuette für den zirkulären Unterschenkelgips. Dabei werden entsprechend große Polster an den beiden Malleolen fixiert, zwei schmale Wattestreifen zu beiden Seiten der Schienbeinkante und ein zirkulärer in der Höhe des Schienbeinkopfes angelegt und dann der Unterschenkel mit einer Papierbinde umwickelt (Abb. 29). Bei empfindlicher Haut ist es empfehlenswert, einen Trikotschlauch über den ganzen Gliedabschnitt zu ziehen und darauf die nötigen Polster zu fixieren. Die Enden des Trikotschlauches werden über die Enden des fertigen Gipsverbandes gezogen und mit einer Stärkebinde fixiert. Der Gipsverband wird dann an seinen Enden durch Verstreichen oder durch eine Stärkebinde geglättet. Genaue Beschriftung erforderlich!

Für längere Transporte wird der *gepolsterte Gipsverband* verwendet, der auch nach Anlegung der Länge nach gespalten werden kann, damit keine ischämischen Störungen auftreten. Eine genaue Beschriftung mit Tintenstift auf dem noch feuchten Verband (BÖHLER) ist hier unbedingt erforderlich: Einzeichnung der Fraktur, Datum des Unfalltages, Gipsanlegung, Name des Arztes.

Das Abnehmen des Gipsverbandes wird mit besonderen Gipsscheren (langhebelig, doppelt übersetzt) oder Oszillationssägen vorgenommen.

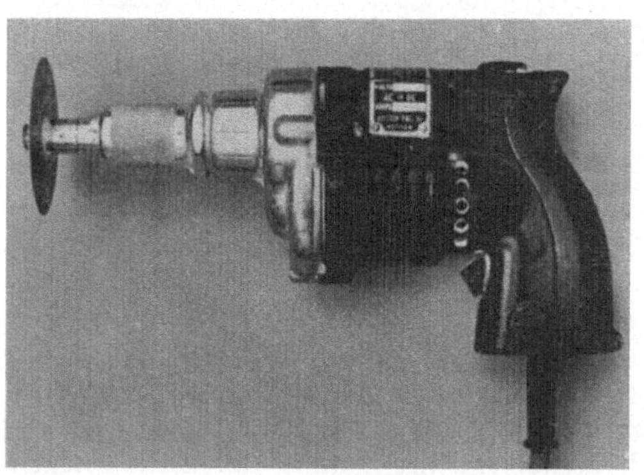

Abb. 30. Elektrische Gipssäge

Zweckmäßig ist die elektrische Gipssäge (Abb. 30) oder der Gipslochfräser von ZEHETGRUBER. Aufbiegen der Gipsränder mit einem Rabenschnabel. Das Aufschneiden des Gipsverbandes kann durch mehrstündiges Auflegen eines in Essig getränkten Tuches erleichtert werden.

Der Gipsverband bietet keinen Schutz gegen die Gefahr der Verkürzung. Dagegen geben die seitlich angelegten Gipslonguetten, die bei Lockerwerden des Verbandes durch eine frische Wickelung der Mullbinden stets adaptiert werden können, beträchtlichen Schutz gegen seitliche Verschiebungen und Winkelstellung. Darum wird der Gipsverband vielfach in Kombination verwendet mit einer gleichzeitig angelegten Extension (z. B. bei proximalen Oberarmbrüchen) oder (z. B. bei offenen Unterschenkelfrakturen) als sog. *Extensionsgipsverband.* In Ausnahmefällen kann die Stellung der Fragmente dadurch im Gipsverband besser erhalten werden, daß nach gelungener Reposition Extensionsdrähte perkutan durch die Bruchstücke getrieben werden, die in den Gipsschienenverband mit eingegipst werden: *Transfixationsgipsverband* (z. B. bei »unstabilen« Vorderarmfrakturen).

Bei der *Nachbehandlung* der Knochenbrüche machen wir vielfach Gebrauch von *Zinkleim.* Dieser wird bei allen Beinverletzungen sehr häufig verwendet, da er Fuß und Unterschenkel stützt, Stauungen vorbeugt und ohne Belästigung auch längere Zeit getragen werden kann. Die Zinkleimmasse kann man selbst herstellen:

Rp.
Zinc. oxyd. crud.   100,0
Gelatin. alb.   150,0
Glycerini   400,0
aqua dest.   350,0
Im Sommer nimmt man weniger Wasser und mehr Gelatine, im Winter umgekehrt

Die entsprechende Menge wird dann jedesmal im Wasserbad verflüssigt und mit einem Pinsel aufgetragen, zuerst direkt auf die Haut, eine Mullbindenlage darüber gewickelt und so schichtweise fortgefahren.

Einfacher gestaltet sich die Anwendung der Zinkleimbinde *Varicex* in feuchter und trockener, starrer und elastischer Ausführung. Die klebende Binde wird angewickelt. Der gewöhnliche Zinkleimverband reicht von der Zehenwurzel bis unter das Knie. Er soll angewandt werden, nachdem das Bein etwa eine halbe Stunde hochgelagert war und muß etwa alle zwei Wochen erneuert werden.

c) *Dauerzugbehandlung.* Knochenbrüche, bei denen die Gefahr einer Verkürzung besteht, werden zweckmäßig im Dauerzug behandelt. Unseres Wissens hat AVICENNA im 11. Jahrhundert das erstemal systematisch einen Dauerzug geübt. VOLKMANN und BARDENHEUER haben dann am Ende des vorigen Jahrhunderts mittels des damals neuen amerikanischen Heftpflasters die Dauerzugbehandlung von Knochenbrüchen in Streckstellung der Gelenke zu großer Vollkommenheit ausgearbeitet. Das heute bei der Dauerzugbehandlung ständig beachtete Prinzip der Semiflexion wurde von ZUPPINGER 1905 in seiner Bedeutung erkannt.

Einen weiteren Fortschritt brachten jene Extensionsverfahren, bei denen der Dauerzug nicht mehr an der Haut angreift, sondern direkt am Knochen, anfangs mittels eines Nagels (CODIVILLA 1903, STEINMANN 1907), später mittels Klammer (SCHMERZ 1915). Eine wesentliche Verbesserung stellte die *Drahtextension*

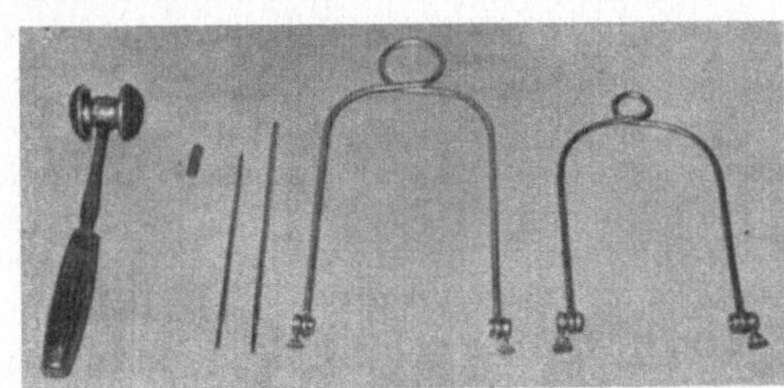

Abb. 31. Instrumentarium zur Extension: Hammer, Schutzkappe für den Nagel, Steinmann-Nägel für Ober- und Unterschenkel und Extensionsbügel

von Klapp (1913) dar. 1927 hat Kirschner die Durchbohrung des Knochens mittels des rotierenden Drahtes (Klaviersaitenstahldraht von 1–1,5 mm Dicke) und einen praktischen Drahtspannbügel angegeben. – Einfacher im praktischen Gebrauch sind die von Böhler modifizierten, dünneren Steinmann-Nägel, an denen mittels drehbarer Bügel die Extension ansetzt (Abb. 31).

Folgende Extensionsmethoden verwenden wir heute:

α) *Heftpflasterextension:* Die Ausbildung der Extensionsbehandlung durch Bardenheuer hatte die Herstellung eines die Haut nicht reizenden Klebepflasters zur Voraussetzung. Es handelt sich um eine auf Schirting, einem straffen Baumwollgewebe, aufgestrichene Pflastermasse, die als Klebemittel Kautschuk (Mischung von Harzöl, Kopaivabalsam und Geigenharz = Kolophonium, gelöst in Petroläther) enthält.

In den letzten Jahren sind sog. *Elastoplaste* in Gebrauch gekommen, bei denen elastischer (gewebter) Trikotstoff statt des gewöhnlichen Baumwollgewebes Träger der Pflastermasse ist. Den Bewegungen und Formveränderungen der Gliedmaßen paßt sich das *Elastoplast* besser an.

Für die eigentlichen Zügel des Heftpflasterstreckverbandes ist aber nach wie vor das unelastische Pflaster erforderlich. Soll an einem Gliedabschnitt, am häufigsten Unterschenkel, Oberarm, Oberschenkel, Vorderarm, ein Heftpflasterverband angelegt werden, so wird die Haut durch Rasieren und Reinigen mit Alkohol und Äther vorbereitet. Eine gesunde Haut ist Voraussetzung. Der Heftpflasterzug soll bei jedem Bruch proximal über die Bruchstelle hinaus bis zum nächsten Gelenk angelegt werden, da für die Heftpflasterextension eine möglichst ausgedehnte Hauthaftung erforderlich ist. Weiter wird durch die über die Bruchstelle proximal hinausreichenden Heftpflasterzügel die Bruchstelle selbst durch den Muskeldruck gleichfalls günstig beeinflußt. Wie bei jedem anderen Verband ist auch beim Heftpflasterverband jede dekubitusgefährdete Stelle (Malleolen, Kondylen) durch Watte oder Filzringe bzw. Filzstreifen zu schützen! Die Zugstreifen werden entweder an zwei Seiten der betreffenden Extremität als 8–10 cm breite Heftpflasterlängszüge angelegt oder in Spiralform – unter Vermeidung jeder Falte – um die Extremität geschlungen. Auf jeden Fall werden spiralförmig noch einige Hilfspflasterstreifen über die Hauptzügel um die Extremität gelegt und das Ganze mit einer Mullbinde umwickelt. Ein Gewicht, allenfalls improvisiert durch ein entsprechend schweres Sandsäckchen, zieht an einer Zugschnur, die über eine Rolle läuft, welche am Bettrand befestigt ist. Um die Heftpflasterzüge an der Stelle, wo die Zugschnur an ihnen befestigt wird, keine Einschnürung auf das Extremitätenende (Dekubitusgefahr!) ausüben zu lassen, wird am Ende des Heftpflasterverbandes ein entsprechend (etwa 10–12 cm) langes Brettchen eingeschoben, das die beiden Heftpflasterzüge auseinanderspreizt und in seiner Mitte eine Durchbohrung besitzt, durch die die Zugschnur durchgesteckt und mit einem kräftigen Knoten gesichert wird.

Der Heftpflasterzugverband wird zuerst nur ganz wenig, erst nach 1–3 Stunden mit dem nötigen Gewicht belastet. Bei Abrutschen muß er erneuert werden, er bedarf also einer dauernden Überwachung. Beim Abnehmen des Heftpflasterverbandes ist das Heftpflaster von seiner Außenseite ganz mit Benzin zu durchtränken, um die Ablösung von der Haut möglichst schmerzfrei zu gestalten.

An Stelle der Heftpflasterextension kann auch verwendet werden: Extension mittels eines Trikotschlauches, der mit Mastisol oder Festan an der Haut angeklebt ist. An Stelle des Spannbrettchens beim Heftpflasterzug benutzt man zweckmäßig einen entsprechend großen starken Drahtring, der in das Ende des Trikotschlauches eingenäht ist. Ähnlich kann eine an der Haut angreifende Extension ausgeführt werden, wenn man in einen *Zinkleimverband* zwischen den tieferen Lagen eine entsprechend starke Leinenbinde einlegt.

β) *Am Knochen angreifende Extension mit Draht* (KIRSCHNER), *Nagel* (STEINMANN) oder *Klammer* (SCHMERZ): sie wird bei Oberschenkelbrüchen durch das untere Ende des Oberschenkelschaftes knapp oberhalb der Kondylen oder durch die Tuberositas tibiae, bei Unterschenkelbrüchen durch den Kalkaneus, und zwar genau im rechten Winkel zur Extremität, eingesetzt, so daß der Zug in der Gliedachse zur Wirkung kommt. Der Nagel wird nach örtlicher Betäubung von Haut und Periost mit dem Hammer durchgeschlagen, der Draht mittels Drillbohrer (elektrisch oder Handbohrer) durchgeführt. Der Draht verlangt einen Drahtspannbügel. Infolge der fixen Verbindung von Draht und Spannbügel muß sich bei Bewegungen der Draht im Knochen drehen. So wirkt der an sich etwas dickere Nagel, der aber wegen seiner Drehbarkeit im Bügel im Knochen unverrückt sitzt, weniger knochenmarkreizend. – In der Regel wird der Nagel bei Oberschenkelbrüchen nach 3–4 Wochen aus der Tub. tibiae entfernt und der weitere Zug am Oberschenkel angesetzt (»umgenagelt«) oder umgekehrt.

Während bei den Brüchen der oberen Extremität die Ruhigstellung mit Gipsschienen- oder Gipsverband, bei manchen Oberarmfrakturen die Extension mit Heftpflaster auf der Abduktionsschiene in der Regel ausreicht, ist für die Ober- und Unterschenkelfrakturen – abgesehen vom Kleinkind – diese am Knochen angreifende Extension die Regel. Weitere

Unterschiede der Methoden ergeben sich danach, ob wir das extendierte Bein auf eine *Schiene* lagern, wobei die von BRAUN, BÖHLER (Abb. 32), v. EISELSBERG, KIRSCHNER u. a. gestalteten Schienen am meisten verwendet werden, oder ob wir mit Tuchschlaufen das extendierte Bein an einem Galgen aufhängen *(Suspension)*, wie es von FLORSCHÜTZ, BÖHLER u. a. angegeben wurde. *Als besonders verwendungsfähig für die verschiedensten Extensionsverfahren erwies sich das mannigfach zusammenstellbare Extensionsbett nach Bukowansky* (Abb. 33).

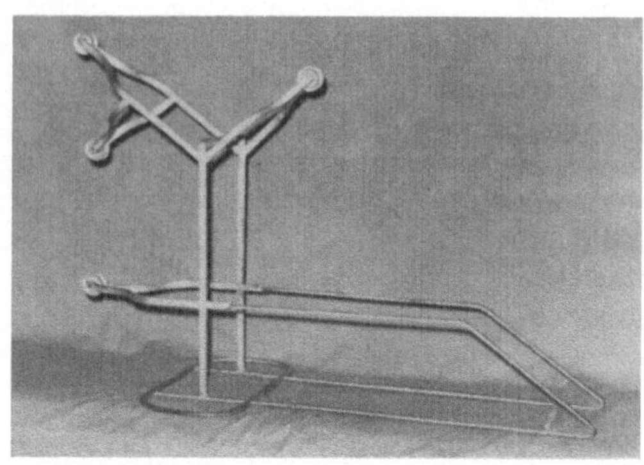

Abb. 32. Ungepolsterte Beinlagerungsschiene nach Böhler für Ober- und Unterschenkelbrüche

2. Operative Knochenbruchbehandlung (Osteosynthese)

Die operative Knochenbruchbehandlung wird bei bestimmten Frakturen angewandt: Olekranonfrakturen (Abb. 90), Schenkelhalsfrakturen (Abb. 116), pertrochantäre Frakturen (Abb. 121), Patellarfrakturen (Abb. 130), Femurquerbrüche, Gelenkbrüche mit Stufenbildung, Brüche mit Interposition usw. Eine operative Behandlung erfordern schließlich die Pseudar-

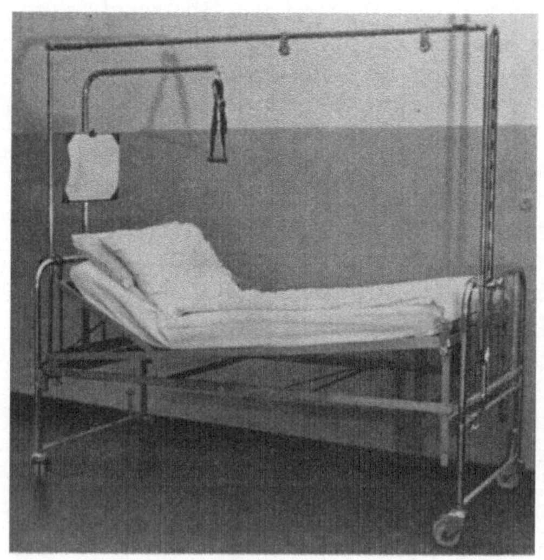

Abb. 33. Extensionsbett mit verschiedenen Möglichkeiten der Extension

throsen und die in schlechter Stellung (mit beträchtlicher Verschiebung) verheilten Brüche.

Die Methoden, die dem Chirurgen zur Verfügung stehen, seien nur aufgezählt:

a) *Blutige Reposition und Verzahnung*

b) *Knochennaht* mittels *Drahtumschlingung*. Oft ungünstige Ergebnisse!

c) *Nagelung und Verschraubung:* Für bestimmte Frakturen sehr zweckmäßig. Wenn beim Kondylenbruch am Kniegelenk oder am Ellenbogengelenk die Gefahr einer Stufenbildung besteht, ist die Erhaltung oder gar die Erzielung einer guten Knochenbruchstellung oft unblutig nicht zu erreichen. In solchen Fällen kann nach operativer Freilegung durch einen oder zwei eingeschlagene Nägel (aus rostfreiem Stahl) das abgesprengte Fragment in richtiger Lage erhalten werden. Bei Sprengung des Tibiakopfes ist eine Doppelkopfschraube zweckmäßig; bei manchen Knöchelbrüchen mit Sprengung der Knöchelgabel die Gegenmutterschraube. Siehe auch unter f).

d) *Spantransplantation:* Anlagerung eines autoplastisch verpflanzten oder der Knochenbank entnommenen Knochenspanes an die freigelegte Frakturstelle, z. B. der periostgedeckte große Knochenspan (»Lexer-Prügel«), der mit Drahtligaturen fixiert wird, oder die subperiostale Spananlagerung nach PHEMISTER (Abb. 11).

BÖHLER empfiehlt Doppelspäne.

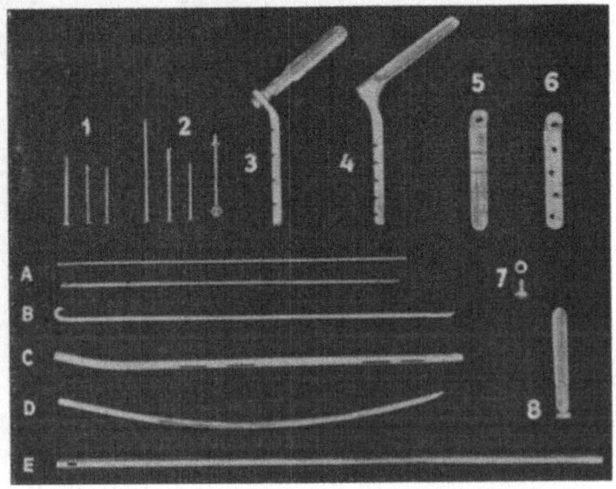

Abb. 34. Gebräuchliche Nägel und Schrauben zur operativen Frakturenbehandlung: 1 Knochennägel. 2 Knochenschrauben. 3 Nagel und Platte (Buchner). 4 Pistolennagel (Moser-Winkelbauer). 5 Schaftplatte (Buchner). 6 Schaftplatte (Böhler). 7 Schraube mit Sprengring zu 5 und 6. 8 Nagel nach Smith-Petersen. A Markdrähte (Kirschner). B Rush-pin. C Rohrschlitznagel (Herzog). D Marknagel (Küntscher) für Unterarm und Unterschenkel. E Marknagel (Küntscher) für Oberschenkel

e) *Marknagelung:*

KÜNTSCHER und RUSH haben die Marknagelung von Frakturen und
Pseudarthrosen der Röhrenknochen ausgearbeitet (Abb. 35, 36, 117a).
Für die Schenkelhalsfraktur ist die extraartikuläre Nagelung mit dem
Dreilamellennagel von SMITH-PETERSEN oder die Verschraubung die

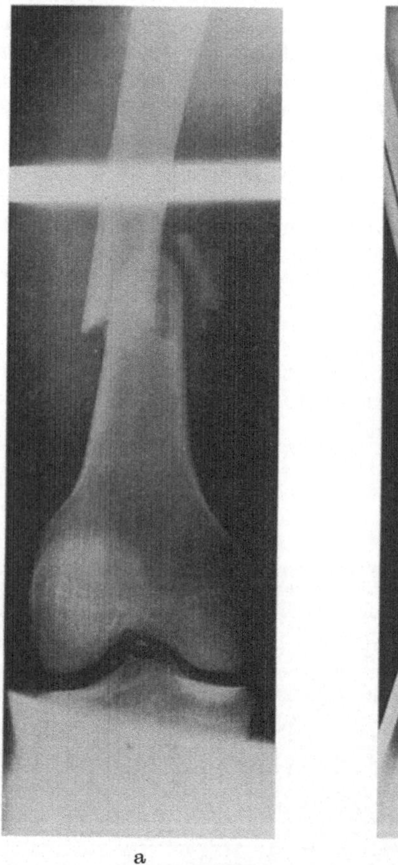
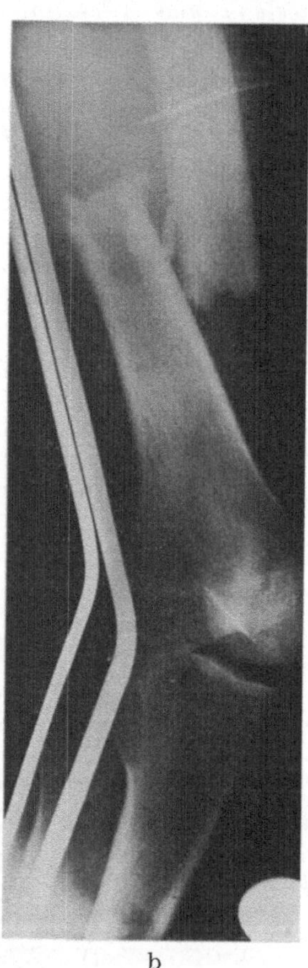

a   b

Abb. 35. Oberschenkelquerbruch rechts mit Verkürzung,
Varus, Rekurvation und Verschiebung nach hinten; a in der
a.p.- und b in der seitlichen Aufnahme

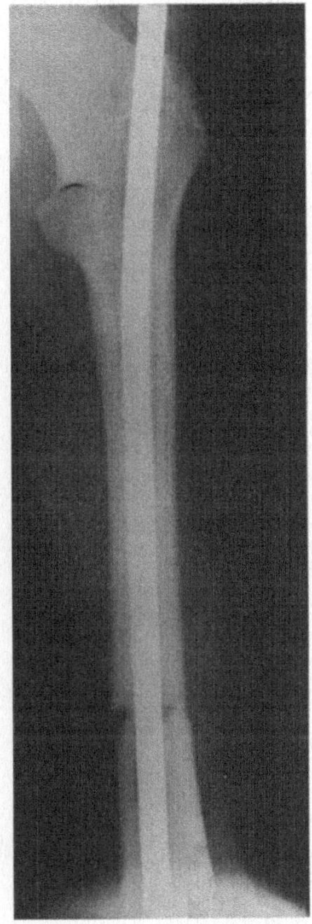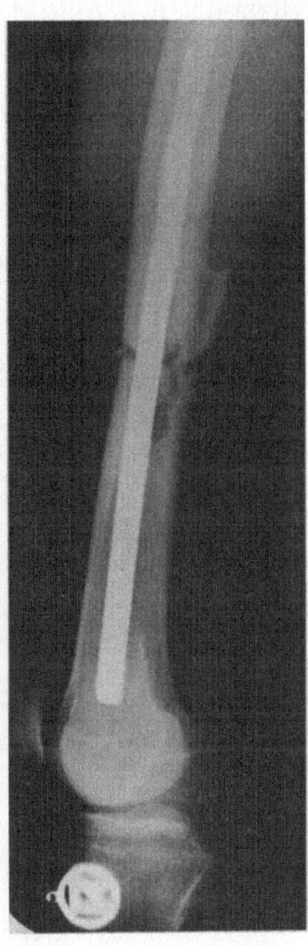

a   b

Abb. 36. Dieselbe Fraktur nach Marknagelung mit dem
Küntscher-Nagel
a in der a.p.- und b in der seitlichen Aufnahme

Methode der Wahl. Die zielende Führungsdrahtverbohrung von JOHANS-
SON war eine wesentliche Verbesserung. Voraussetzung sind kunstgerechte
Reposition und Einstellung der Fraktur am Extensionstisch mittels
Röntgenkontrolle im Bildwandler (Abb. 20, 117) oder mit zwei Röntgen-
geräten. Zur operativen Versorgung von pertrochantären Frakturen sind
Kombinationsnägel in Verwendung (BÖHLER, EHALT, MOSER-WINKEL-

BAUER, BUCHNER u. a., Abb. 34). Dem Dreilamellennagel für den Schenkelhals wird eine Platte angeschraubt, die an der Außenseite des Femurschaftes angelagert (Laschennagel oder Laschenschraube) und durch Schrauben oder Drahtumschlingungen (Cerclagen) fixiert wird (Abb· 121).

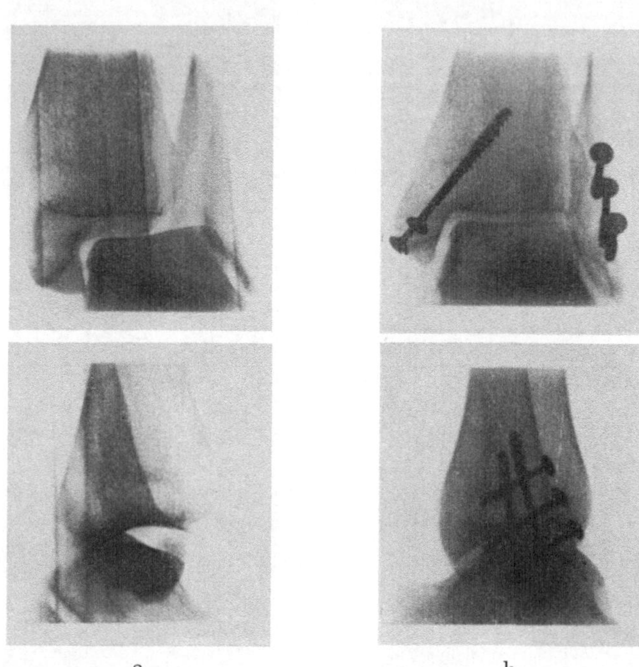

a   b

Abb. 37a) Bruch beider Knöchel mit Teilverrenkung des
Sprungbeines nach außen und hinten
b) Nach Versorgung nach der A O-Methode
(Chir. Univ.-Klinik, Graz, Vorstand: Prof. Dr. F. Spath)

f) *A O-Methode:* Eine Arbeitsgruppe von Schweizer Chirurgen und Orthopäden hat 1958 eine Arbeitsgemeinschaft für Osteosynthesefragen (AO) gebildet und ihre Erfahrungen mit der operativen Frakturenbehandlung beim Erwachsenen veröffentlicht (Abb. 37). Von dieser AO wurde auch ein entsprechendes Instrumentarium entwickelt und hergestellt. Verschiedenste Schrauben, Nägel und Platten stehen zur Verfügung und werden noch durch die Anwendung von Draht (Zuggurtung) ergänzt. Das Hauptprinzip dieser Methode liegt in der Erzielung einer *funktionell* stabilen Osteosynthese, wobei das Hauptaugenmerk auf die möglichst *frühzeitige Mobilisierung* der verletzten Extremität gerichtet ist. Eine *frühzeitigeBelastung* wird hingegen *nicht* angestrebt. Diese Methode, die auf gute Erfolge hinweisen kann, wird nicht von allen Chirurgen angewandt werden können, da es vor allem einer gründlichen Ausbildung mit dem AO-Instrumentarium bedarf. Entsprechende Kurse werden abgehalten. Für den Erfolg einer derart behandelten Fraktur ist außerdem eine exakte Nachbehandlung unbedingt nötig, die auch vom Patienten eine aufgeschlossene und konsequente Mitarbeit verlangt. Andererseits darf nicht verschwiegen werden, daß jede Osteosynthese die Gefahr einer Keimbesiedlung mit sich bringt (Osteomyelitis!). Näheres darüber siehe in der einschlägigen Literatur.

3. Behandlung von Knochenbruchkomplikationen

a) *Behandlung offener Frakturen:* Bei der Behandlung des offenen Knochenbruches ist ein besonders rasches und zweckmäßiges Vorgehen unerläßliche Voraussetzung für den Erfolg. Wenn das Schicksal einer Wunde überhaupt oft schon vom ersten Helfer abhängt, so gilt dies in noch höherem Ausmaß vom offenen Knochenbruch.

Ein provisorischer aseptischer Verband, eine verläßliche Ruhigstellung und ein möglichst schneller Transport zur chirurgischen Abteilung sind dafür die Forderungen. Da es sich oft um schwere Unfallereignisse handelt und häufig Schockzustand besteht, ist die Vermeidung jedes Wärmeverlustes beim Transport und die Schockbekämpfung nach der Einlieferung von großer Wichtigkeit. Je nach dem Allgemeinzustand des Verletzten wird Narkose oder Lokalanästhesie (für die untere Extremität Periduralanästhesie!) eine weitere Belastung des Verletzten ausschalten. Innerhalb der ersten 6–10 Stunden wird das Vorgehen nach FRIEDRICH, der primäre Verschluß und damit die Umwandlung des offenen Knochenbruches in einen geschlossenen Knochenbruch angestrebt, evtl. mit Nagelung oder Drahtung kombiniert.

Die lokale zusätzliche Anwendung von Antibiotika und Nachbehandlung mit diesen haben die Möglichkeit erhaltender Behandlung – wo man früher amputieren mußte – weiter erhöht.

Die mit Äther gereinigte, trockene Umgebung wird in beträchtlichem Umfang mit Sepsotinktur bestrichen. Die Hautwundränder werden, wie bei der Wundbehandlung ausgeführt, umschnitten und ernährungsgestörte Gewebefetzen bis in die Tiefe hinein entfernt, wobei man sich die schon gereinigten oberflächlichen Wundschichten mit sterilen Haken vorsichtig auseinanderziehen läßt. Durch möglichst wenige Ligaturen wird die Blutstillung erreicht. Sofern ein durchgespießtes Knochenbruchstück verschmutzt erscheint, wird es mit der Lüer-Zange weggekniffen. Sind Nerven verletzt, werden sie in der Regel mit feinster Seide genäht. Im übrigen werden aber tiefe Nähte möglichst vermieden. Dann wird mit gut adaptierten Knopfnähten der Hautverschluß vorgenommen. Falls wegen der Gefahr eines Blutergusses eine Drainage für 24 Stunden angezeigt erscheint, wird diese durch eigene, im Sinne guter Abflußbedingungen günstige Stichinzisionen (kleine Hilfsschnitte) vorgenommen. In der Nachbehandlung Sulfonamide und Antibiotika 5–12 Tage lang. – Allenfalls offene Wundbehandlung im gefensterten Gipsverband.

Sind mehr als 8–10 Stunden verstrichen, dann wird auch die Wundausschneidung nach FRIEDRICH vorgenommen, es ist aber oft nicht möglich, in solchen Fällen den primären Wundverschluß durchzuführen. Es werden nach lokaler Säuberung und Umspritzung mit einem Antibiotikum nur einzelne Situationsnähte angelegt, und an abfallenden Stellen wird drainiert: Durchführung einer offenen Wundbehandlung. *Die Ruhigstellung mittels gefensterten Gipsverbandes, wenn nötig kombiniert mit Dauerzug* (wenig Gewicht!), ist als *Voraussetzung* einer ungestörten Wundheilung bei allen offenen Frakturen unerläßlich. Applikation von Tetanol und evtl. Gasbrandserum ist erforderlich!

b) *Behandlung infizierter Frakturen:* Sie deckt sich für die einfachen entzündlichen Komplikationen mit der Behandlung verspätet eingelieferter Knochenbrüche. Die vollkommene Ruhigstellung mittels gefensterter Gips-, allenfalls Gipsbrückenverbände wird in vielen Fällen die Infektion von selbst zum Abklingen kommen lassen. Hohe Dosen von Sulfonamiden und Antibiotika; Tetanol und Gasbrandserum.

Ein aktives Vorgehen ist dagegen so früh wie möglich erforderlich bei Gasbrandinfektion, vgl. S. 113.

B) Gelenkverrenkung (Luxation)

1. Direkte und indirekte Luxation

So wie eine Knochenverletzung am Orte der Gewalteinwirkung selbst oder entfernt von der Gewalteinwirkung an einer schwachen Stelle einer ganzen Knochengliederkette entstehen kann, kann auch die »traumatische Verschiebung zweier ein Gelenk bildender Knochenenden« auf grundsätzlich zwei Arten zustande kommen. Wenn eine umschriebene Gewalt z. B. die Schulter derart trifft, daß sie den Oberarmkopf (nach dem Abschermechanismus) an der Pfanne vorbeischiebt und unter Zerreißung der Gelenkkapsel und Bänder den Kopf aus der Pfanne heraustreten läßt, dann handelt es sich um eine *direkte Luxation*.

Für das Verständnis der *indirekten Luxation* ist der Begriff der Gelenkhemmung Voraussetzung. Alle Gelenke sind je nach den biologischen Bedürfnissen der Gliederbewegung für Bewegungen bestimmten Ausmaßes eingerichtet. Die Form der Gelenkkörper und angrenzenden Knochenteile, die Weite und der anatomische Bau der Kapsel sowie die das Gelenk stützenden Bänder, Sehnen und Muskeln sind diesen biologischen Bedingungen angepaßt. Sobald das übliche Maß der Gelenkbewegung überschritten wird, ergeben sich durch die Bänder, Sehnen, Muskeln und Knochenformen selbst Bewegungshemmungen. Wir sprechen von Bänder-, Knochen-, Muskelhemmungen der Gelenkbewegungen. Da es sich aber bei den in den Gelenken bewegten Knochen um verhältnismäßig lange Hebelarme handelt, ist es physikalisch an den meisten Gelenken möglich, durch Einwirkung auf die langen Hebelarme derartige Kräfteverhältnisse an den Gelenkkörpern zu erreichen, daß diese Gelenkhemmungen traumatisch überwunden werden und unter gleichzeitigen Kapsel- und Bänderverletzungen der Kopf eines Gelenkes aus einer Pfanne herausgeholt wird.

Als typischer Fall einer solchen indirekten Luxation kann die gewaltsame Überstreckung des Ellenbogens gelten (Abb. 88). Dabei stemmt sich (vgl. Abb. 6) die Olekranonspitze in die Oberarmgrube oberhalb der Trochlea. Wegen der ungleichen Hebelarmlänge ist die Kraft, mit der die Trochlea aus der Facies semilunaris ulnae heraus ellenbogenbeugewärts gedrängt wird (sofern nicht der Knochen bricht: suprakondyläre Extensionsfraktur!), so gewaltig, daß unter Kapsel-, Bänder- und Muskelzerreißung die Verrenkung erfolgt. Das Widerlager, im angeführten Beispiel das Olekranon (bei der Schulter der Pfannenrand, allenfalls das Akromion usw.), über dem die Hebelwirkung stattfindet, wird *Hypomochlion* genannt. Als luxiert bezeichnen wir den peripheren Gliedabschnitt. Für die Luxatio humeri und femoris z. B., wobei die Gelenkköpfe aus der Pfanne gehebelt werden, ist dies zutreffend. Bei der Luxatio antebrachii (Ellenbogenverrenkung) ist die Bezeichnung aber nur formal richtig. Tatsächlich luxiert wird dabei die Oberarmtrochlea.

2. Typische = regelrechte Luxation

Durch die bisher besprochene Entstehungsart kommt das zustande, was wir ähnlich wie bei den Knochenbrüchen als regelrechte Gelenkverrenkung – *typische Luxation* – bezeichnen können. Dabei sind die beiden Gelenkflächen völlig voneinander geschieden, d. h. für gewöhnlich der Kopf vollkommen aus der Pfanne getreten. Abgesehen von der Kieferluxation ist in der Regel eine Zerreißung der Gelenkkapsel aufgetreten und der Kopf durch den Riß in der Kapsel hindurchgetreten. Die Bänderverletzung einer typischen Luxation ist aber in bestimmten Grenzen geblieben, und manche kräftige – für bestimmte Gelenke typische – Bänder sind erhalten und zwingen den Gliedmaßenabschnitt in eine bestimmte pathognomonische Stellung. Die typischen Stellungen der Schulter- und Hüftgelenkverrenkung sind klassische Beispiele. Die typische Luxation läßt, abgesehen von geringfügigen Absprengungen, den Knochen selbst unverletzt: demgemäß meist geringfügiger Bluterguß, die bedeckenden Weichteile und die Haut frei von Verletzungen. Die typischen Luxationen weisen wegen der Spannungen bestimmter Bänder und Muskeln sowie wegen der häufigen Einzwängung des Gelenkkopfhalses in den Kapselschlitz eine charakteristische *federnde Fixation* auf (Röntgenbild Abb. 75).

Häufigkeit der Luxationen: mehr als die Hälfte betrifft die Schulter, ein Viertel den Ellenbogen, 9% aller Fälle Hand und Finger; im weiten Abstand folgen Klavikula, Unterkiefer, Hüfte usw.

3. Sonderformen der Luxation

So wie bei den Knochenbrüchen ergeben sich auch bei den Luxationen auf der einen Seite Sonderformen infolge der Verschiedenheit der Gewalteinwirkungen, und auf der anderen Seite Sonderformen infolge pathologisch veränderter Gelenke.

a) Sonderformen
auf Grund der Mannigfaltigkeit von Gewalteinwirkungen

Es ergibt sich hier eine Stufenleiter des Grades der Gewalteinwirkung ähnlich wie bei den Frakturen. Zu den typischen Luxationen gibt es Vorstufen, während durch ungewöhnlich starke Gewalteinwirkungen die unregelmäßigen (atypischen), die Luxationsfrakturen und die offenen Luxationen bedingt sind. Die Vorstufen der Luxationen sind verschieden, je nachdem, ob es sich um direkt am Gelenk ansetzende oder um indirekte, am langen Hebelarm des Röhrenknochens angreifende Gewalteinwirkungen handelt.

Bei der *direkten* Verletzung ist die *Gelenkquetschung* (Kontusion des Gelenkes) zu nennen, wobei das Gelenk selbst Bänder- und Kapseleinrisse, allenfalls geringfügige Knochenverletzungen und einen blutigen Gelenkerguß aufweisen kann, denen sich dann noch die klinischen Erscheinungen der vom Unfallereignis betroffenen gequetschten Weichteile hinzugesellen.

Für die *indirekten* Gewalteinwirkungen ergibt sich folgende Einteilung:

1. Drei Vorstufen

a) *Prellung des Gelenkes* (Kontusion). Dies ist die leichteste Verletzung, wobei schwerere Verletzungsfolgen in der Regel nicht festzustellen sind. Es überwiegen die subjektiven Schmerzsymptome (Druckschmerz, Bewegungsschmerz, Erschütterungsschmerz des Gelenkes).

b) *Zerrung des Gelenkes* (Distorsion). Dabei ist in der Regel ein blutiger Gelenkerguß festzustellen, die Ursache ist in Kapsel- und Bänderverletzungen zu suchen. Kennzeichnend ist neben der Feststellung des *Gelenkergusses*, der sich bei der streng aseptisch ausgeführten Gelenkpunktion als blutig-seröser Erguß oder als reiner Bluterguß erweist, die Feststellung des *Druckschmerzes* in charakteristischer Weise am Gelenk und *an den Gelenkbändern*. Am bekanntesten ist die Distorsion des oberen Sprunggelenkes, siehe S. 208.

c) *Unvollständige Gelenkverrenkung* (Subluxation). Dabei ist über den Zustand der Distorsion hinaus eine Bänder- und Kapselverletzung zustande gekommen, die eine teilweise bleibende Verschiebung der beiden Gelenkkörper gegeneinander mit sich gebracht hat.

2. Drei Übersteigerungen

Bei einer gewaltigen traumatischen Einwirkung kommt es über den Zustand der typischen Luxation hinaus zu folgenden Verletzungsarten:

a) *Unregelmäßige = atypische Luxation (Gelenkzerreißung)*. Dabei sind, wie oben erwähnt, auch jene bei den Luxationen im allgemeinen unverletzten kräftigen Bänder wie das Bertinische Band = Lig. iliofemorale am Hüftgelenk zerrissen, und damit ist die pathognomonische Stellung gewisser Gelenkluxationen aufgehoben. Keine federnde Fixation, sondern abnorme Beweglichkeit wie bei Fraktur (vgl. Abb. 74). Diese atypischen Luxationen gehen gewöhnlich mit einer schweren Weichteilzerreißung einher, die die Prognose solcher Luxationen wegen der Gefahr posttraumatischer Weichteilschrumpfungen, Bindegewebsverkalkung und einer Knochen(kopf)nekrose wesentlich schwerer gestalten.

b) *Luxationsfrakturen.* Wenn kleine Knochenabsprengungen bei den typischen Luxationen nicht selten sind und der gewöhnlichen Behandlung der Luxationen keine nennenswerte Erschwerung darbieten, sind die Luxationsfrakturen stets als schwere Verletzungen zu betrachten, denen das sonst auch vom praktischen Arzt ausgeführte Repositionsmanöver auf keinen Fall zugemutet werden darf. Sie erfordern stets eine fachchirurgische Krankenhausbehandlung. Deshalb ist ihre Erkennung so wichtig.

c) *Offene Gelenkluxationen.* Diese selteneren Verletzungen bringen in noch größerem Ausmaß als die offenen Frakturen die Gefahren der Infektion. Aseptische Notversorgung und sofortiger Transport ins Krankenhaus sind unerläßlich.

b) Sonderformen infolge Veränderungen der Gelenke

So wie bei den Knochenbrüchen bezeichnen wir die durch beträchtliche, ausreichende Gewalteinwirkung zustande gekommenen Gelenkverrenkungen als *traumatische Luxationen.*

Ihnen stehen *pathologische Luxationen* gegenüber, die manchmal nach geringfügigem Trauma, oft aber auch ohne ein solches an schwer veränderten Gelenken zustande kommen; z. B. infolge eines Gelenkergusses oder infolge einer Bänder- und Kapseldehnung, etwa bei gelähmten Gliedabschnitten oder als Endzustand schwerer Gelenkkontrakturen oder nach Zerstörung der Gelenkkörper infolge einer tuberkulösen, einer gonorrhoischen oder tabischen Arthropathie.

Schließlich müssen hier die *habituellen Luxationen* genannt werden. Wenn bei einer traumatischen Luxation teils durch Veränderungen an den Gelenkkörpern, teils durch Dauerschäden, die am Kapsel- und Bandapparat des Gelenkes zurückbleiben, eine anatomische und funktionelle Vorbedingung für eine neue Luxation zurückbleibt, dann kann bei nachfolgenden verhältnismäßig geringfügigen Traumen eine Luxation wiederholt zustande kommen. Begünstigt wird ihre Entstehung durch stets wiederkehrende Gewalteinwirkungen, wie sie in besonderer Weise bei *Epileptikern* gegeben sind. So wird gerade die häufigste, habituelle Luxation der Schulter oft bei Epileptikern beobachtet.

Zusatzweise erwähnen wir bei den Sonderformen der Gelenkverrenkungen die *kongenitalen Luxationen,* von denen die wichtigste die kongenitale Hüftluxation ist, vgl. darüber ORATOR-KÖLE: Spezielle Chirurgie.

4. Krankheitszeichen der regelrechten (typischen) Luxation

Die *Diagnose* der typischen Luxation stützt sich

A) auf die *Vorgeschichte* des stattgefundenen Unfallereignisses. Es handelt sich in der Regel um typische ausreichende Gewalteinwirkungen. In den Fällen von pathologischer oder habitueller Luxation gibt gewöhnlich schon die Vorgeschichte entsprechende Anhaltspunkte.

B) auf die meist *typische Deformität*. Bei deren Analyse lassen sich folgende Hauptpunkte feststellen:

1. Federnde Fixation des Gelenkes *in abnormer Stellung*, typische Fehlstellung der Diaphysenachse (vgl. z. B. Schulterverrenkung, Kieferverrenkung u. a.). Das Federn kommt meist dadurch zustande, daß bei den typischen Luxationen die Hauptbänder erhalten sind und in Gemeinschaft mit den reflektorisch gespannten Muskeln den im Kapselschlitz steckenden Halsteil des verrenkten Knochens in federnder Spannung festhalten.

2. Leere der Pfanne. Dieses Grundsymptom jeder typischen Luxation läßt sich bei vorsichtigem Abtasten vor allem im Vergleich mit der gesunden Seite einwandfrei feststellen. Beispiel: bei der Schulter tastet man – hinter dem Kranken stehend – von der Schulterhöhe herab und fühlt im Gegensatz zu der Kopfresistenz bei Eindrücken des M. deltoides die leere Grube. Beim Ellenbogen tastet man zu beiden Seiten der Trizepssehne in die leere Facies semilunaris der Elle. Bei der Hüfte tastet man unterhalb des Leistenbandes und lateral vom Arterienpuls die leere Grube statt der Kopfresistenz. Vgl. Hüftgelenkpunktion in ORATOR-KÖLE: Kurze chir. Operationslehre.

3. Tastbarkeit des verlagerten Kopfes. Bei der Schulterluxation und bei der Hüftluxation ist dieser gewöhnlich einwandfrei zu tasten. Meist kann man auch die Mitbewegung des verlagerten Kopfes bei vorsichtigen Drehbewegungen des Armes bzw. Beines gut feststellen. Zur Sicherheit bei jeder Luxation Röntgenaufnahme in zwei Ebenen, vor allem werden dabei kleinere, sonst vielleicht übersehene Knochenabsprengungen festgestellt.

C) *auf ein typisches Röntgenbild* (Abb. 75 u. 88).

5. Abgrenzung gegen Sonderformen der Luxation

1. Gegen Distorsion und unvollständige Luxation. Dabei ist die Pfanne nicht leer, der Kopf wird an richtiger Stelle in der Pfanne getastet; die

Diaphysenachse verläuft regelrecht, bei vorsichtigen kleinen Bewegungen ist von der federnden Fixation nichts festzustellen. Sicherstellung durch Röntgenaufnahmen.

2. Luxation mit Knochenabsprengung. An den Stellen von Bänderansätzen kann es zu kleinen Knochenausrissen und -einrissen kommen. Während der Luxation können Abscherungen an der Pfanne, häufiger im Kopfbereich stattfinden. So entsteht am häufigsten der Abriß des Tuberculum majus bei der Schulterluxation. Ein stärkeres Hämatom, umschriebene Druckschmerzhaftigkeit, manchmal auch eine nachweisbare Krepitation sind klinische Hinweise auf solche Knochenabsprengungen. Sichergestellt werden sie durch Röntgenaufnahmen.

3. Luxationsfrakturen. Hier sind es meist direkte oder schwere Gewalteinwirkungen, die solche Verletzungen verursacht haben. Wenn die Leere der Pfanne und bei Tastbarkeit des Kopfes an abnormer Stelle Mitbewegung des Kopfes bei vorsichtigen Drehbewegungen des luxierten Gliedes nicht feststellbar ist oder dabei Krepitation fühlbar wird, dann ist klinisch die Diagnose Luxationsfraktur zu stellen. Ist es aber, wie nicht selten, eine eingekeilte Fraktur, dann fehlt diese abnorme Beweglichkeit! In der Regel deutet ein stärkerer Bluterguß und eine beträchtliche Schwellung bei solchen Luxationen die Knochenbeteiligung an. Erkennung der Luxationsfraktur ist deshalb so wichtig, weil in solchen Fällen die Reposition nicht versucht werden darf. Die Überweisung an den Fachchirurgen ist erforderlich. Bei *Einrichtungsmanövern ohne Röntgenkontrolle kann die Verletzung wesentlich verschlimmert werden.*

Aber auch die Feststellung einer Luxationsbeteiligung der so häufigen Knöchelbrüche ist wichtig (»Talusanschlag«!) und klinisch möglich. Vgl. S. 210.

4. Offene Luxation. Ähnlich wie bei offenem Knochenbruch ist die Diagnose bei offener Luxation meist leicht zu stellen. Aseptische Notversorgung und sofortige Überführung ins Krankenhaus sind für diese glied- und lebensbedrohlichen Verletzungen ebenso wichtig wie bei offenen Frakturen.

6. Behandlung der Luxationen

1. Bei Verdacht auf *Luxationsfraktur keine* Einrenkung versuchen! Ebenso nicht bei *offener Luxation.* Alle Luxationsfrakturen und offenen Luxationen gehören mit aseptischem Notverband *sofort* ins Krankenhaus.

2. *Schmerzausschaltung.* Im Notfall Dolantin; zweckmäßig Barbituratnarkose, kombiniert mit einem Muskelrelaxans (z. B. Lysthenon). Für

jede Einrichtung ist eine wirkliche Muskelentspannung erforderlich, *die nur bei völliger Schmerzausschaltung gelingt.*

3. Die *Einrichtung der Luxation* wird zweckmäßigerweise in folgender Weise vorgenommen:

a) Durch entsprechende Einstellung, die den verschiedenen typischen Luxationen angepaßt sein muß, *soll der Kapselschlitz entspannt werden,* so daß der Kopf nicht darin eingeklemmt werden kann.

b) Es folgen: *vorsichtiger, langsam gesteigerter Zug und leicht kreisende Bewegungen,* um eine Verhakung des Kopfes zu lockern. Bei den häufigen Luxationen der Schulter und der Hüfte wird das Anfassen am Arm bzw. Bein durch rechtwinklige Beugung des Ellenbogens bzw. Knies oft wesentlich erleichtert.

c) *Dann folgen die den einzelnen Formen der Luxationen angepaßten Hebelbewegungen,* meist mit einem zunehmenden Zuge kombiniert, die – oft unter Benutzung des bei der Verrenkung wirksam gewesenen Hypomochlions – den Kopf wieder über den Pfannenrand einschnappen lassen.

4. Als *Nachbehandlung* nach der Einrichtung einer Luxation folgt für einige Tage eine lockere Fixation in günstiger Gelenkstellung; darauf *aktive* Bewegungsübungen, allenfalls Heißluftbäder. Passive Bewegungsübungen und Massage sind überflüssig, bzw. sogar schädlich.

III. Allgemeines über Verletzungen

Die Verletzungshäufigkeit der verschiedenen Körperregionen verteilt sich bei Betriebsunfällen im allgemeinen folgendermaßen: 35% Hände und Finger, 20% Kopf und Rumpf, je 12% Arme (ohne Hand!) und Beine (ohne Fuß!) und 21% Füße und Zehen (vgl. Abb. 38).

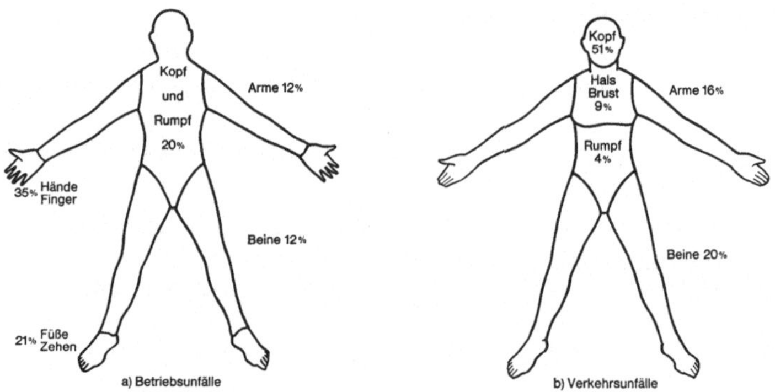

Abb. 38. Verteilung der Verletzungen auf die verschiedenen Körperregionen

A) Die Versorgung der (akzidentellen) Gelegenheitswunden

1. Richtlinien der Wundbehandlung

a) Berücksichtigung des Allgemeinzustandes

Ehe man sich der Versorgung einer Unfallwunde widmet, muß der Allgemeinzustand des Verletzten geprüft werden: Blutverlust? Schock? Schockgefahr? Entsprechende erforderliche Maßnahmen nach den Richtlinien der »Allgemeinen Chirurgie« sind zu treffen. Vgl. dort.

Grundsätzlich erhält jeder Verletzte eine *Tetanus-Prophylaxe*. Besonders tetanusgefährdet sind alle Verletzungen, die mit Erde oder Straßenschmutz zu tun haben sowie alle Verletzungen mit altem Holz. Verletzungen der unteren Extremitäten sind wesentlich mehr gefährdet. Weiteres vergl. bei Tetanus, S. 111.

In der Regel ist bei ernster Verletzten eine *neurovegetative Dämpfung* mit Infusion von Hydergin (4 Amp. = 1,2 mg) und Panthesin (50 ccm 0,3%) u.s.w. angezeigt.

Im übrigen werden Wunden in *örtlicher Betäubung* versorgt; Umspritzung mit ½%igem Novocain (wie es genauer bei den Schädelplatzwunden beschrieben ist, S. 92). Wenn nötig Allgemeinnarkose.

Bei *Schockzustand* des Verletzten wird man unter gleichzeitiger Abschirmung mit Antibiotika und nicht zu massiver Schmerzdämpfung zuwarten, bis sich der Verletzte bei entsprechender Schocktherapie erholt hat, um die neue Belastung durch den Eingriff ohne Gefahr zu überstehen.

b) Beurteilung der Wunde im Hinblick auf ihre Infektionsgefährdung

1. Zeitpunkt des Eintreffens des Verletzten in unsere Behandlung. Durch die grundlegenden Tierexperimente von FRIEDRICH 1898 und vielfache weitere experimentelle und klinische Untersuchungen wissen wir, daß in den allerersten Stunden die fast in jeder Wunde nachweisbaren pathogenen Keime nur als oberflächliche Parasiten zu betrachten sind. Anscheinend passen sie sich in diesem Inkubationsstadium der Wundinfektion an die individuellen Bedingungen beim Verletzten an und können erst danach in die Randnekrose der Wunde vordringen und bei entsprechender Beschaffenheit der Wunde zur Wundinfektion führen.

2. Die Entstehungsart der Wunden. Sie ist für die Bedingungen der Wundheilung und Infektionsgefahr, somit für die ganze Prognose, zugleich auch für die zu ergreifende Behandlung von ausschlaggebender Bedeutung. Hängt doch von der Entstehungsart weitgehend die *Beschaffenheit* der Wunde ab. Die wichtigsten Arten der Wunden nach diesem Gesichtspunkt sind:

Schnitt- und Rißwunden (Vulnus incisivum und Vulnus scissum)
Stich- und Bißwunden (Vulnus punctum und Vulnus morsum)
Rißquetschwunden (Vulnus lacero-contusum), vgl. ORATOR-KÖLE: Allgemeine Chirurgie.

Die meist glatten Schnitt- und Rißwunden mit ihren geringfügigen Randnekrosen geben dem Bakterienwachstum die geringste Möglichkeit und bieten die besten Bedingungen für ein aktiv-chirurgisches Vorgehen nach FRIEDRICH.

Stichwunden sind stets unübersichtlich und sollen exzidiert, aber *nie* primär genäht werden. Bißwunden sind immer infiziert. Am gefährlichsten sind die Rißquetschwunden wegen der ausgedehnten Gewebequetschungen und Ernährungsstörungen der Wundränder.

3. Der betroffene Körperteil. Die Lokalisation der Wunde am Körper des Verletzten ist gleichfalls von allergrößter Wichtigkeit für die Frage der Heilungsbedingungen und der Infektionsgefahr. Wunden im Bereich des Gesichtes und des Schädels haben in der Regel sehr gute Heilungstendenz. Wegen der dabei meist auftretenden beträchtlichen Blutung ist hier die Infektionsgefahr verhältnismäßig gering. Die Wunden der Finger und Hände stehen bezüglich des Heilungsverlaufes und der Infektionsgefahr an zweiter Stelle. Wesentlich gefährdeter durch Wundeiterung sind Fuß und Bein. *Der Verschmutzungsgrad und Bakterienreichtum der Haut nehmen vom Kopf bis zum Fuß zu!* Im Bereiche des Fußes ist es in der Regel zweckmäßiger, nach Wundausschneidung nur lockere Situationsnähte und energische Chemotherapie anzuwenden oder überhaupt nur Sekundärnaht! Strenge Ruhe und Hochlagerung des Beines!!

4. Besondere Gefährdung durch die Umwelt, in der die Verletzungen erfolgten. Es ist bekannt, daß im Kohlenbergbau die Infektionsgefahr der Verletzungen verhältnismäßig gering ist. In ähnlicher Weise sind Verletzungen zu beurteilen, die sich in Maschinenbetrieben ereignen, die viel mit Ruß und Öl zu tun haben.

Wesentlich gefährdeter sind alle Straßenverletzungen. Besondere Gefahren bringen Verletzungen von Gartenarbeitern und landwirtschaftlichen Arbeitern, die mit dem Dung von Haustieren zu tun haben. Bei ihnen besteht die besondere Gefahr der anaeroben Gasbrandinfektion. Hinsichtlich der Tetanusgefahr müssen Verletzungen mit altem Holz, insbesondere Holzsplitterverletzungen, genannt werden. Bei exakten bakteriologischen Untersuchungen von Wunden konnte z. B. VERAART bei Bergwerksverletzungen nur 59% mit pathogenen Keimen behaftet feststellen, von denen 1–3% klinisch mit Wundeiterungen, die übrigen klinisch reaktionslos abliefen.

W. IRMER und Mitarbeiter fanden 1965 am Krankengut der Chirurgischen Klinik Düsseldorf folgendes Erregerspektrum:

Staphylococcus pyogenes aureus	34%	(72%)
Streptococcus	0%	(50%)
Enterococcus	9%	(4%)
Proteus	11%	(12%)
Pyocyaneus	11%	(4%)
Pneumococcus	0%	(2%)

In Klammern die Vergleichszahlen aus dem Jahre 1949.

Besonders gefährlich sind Verletzungen im Krankenhaus.

c) Die Wundbehandlung bei Verletzungen

Für die Behandlung der Unfallwunden standen in den letzten Jahrzehnten zwei Wege zur Verfügung, die durch den Ausbau der Chemotherapie und Antibiotika eine Ergänzung und Vervollständigung erfahren haben.

1. Konservatives Vorgehen. Das in früheren Zeiten überwiegend angewendete konservative Vorgehen führte in der Regel zur Sanatio per secundam intentionem mit allen ihren Nachteilen (vergl. ORATOR-KÖLE: Allg. Chirurgie), nämlich zur Sekundärinfektion der Wunde, entsprechend dem Heilungsverlauf per granulationem zu langwieriger Heilungszeit und, durch beide bedingt, zu sehr häufig schlechten Narben.

Demnach ist es klar, daß das konservative Vorgehen weitgehend eingeschränkt werden soll, um die vielen Vorteile der Primärheilung mit rasch ausgebildeter strichförmiger Narbe möglichst vielen Unfallswunden zuteil werden zu lassen.

Dem konservativen Vorgehen werden zugeführt:

a) Bagatellverletzungen. Desinfektion der Wundumgebung (Jod- oder Sepsotinktur), Aseptorid oder Mastisol-Deckverband. Aristamidgel. Supronal-, Cibazol- oder Nebacetinpuder.

b) Manche Wunden, die wegen der Ausdehnung der Quetschungszone, wegen besonderer Infektionsgefährdung oder, weil sie zu spät eingeliefert werden, nicht aktiv versorgt werden können.

Als Behandlungsmaßnahmen stehen Puderbehandlung (Cibazol, Supronal, Nebacetin, Aktivkohle, Harnstoff, Glykokoll u. a.) oder Aristamidgel im Vordergrund.

2. Aktiv-chirurgische Wundversorgung. *Wundausschneidung (Wundrandexzision nach* FRIEDRICH) bezweckt eine physikalische Keimfreimachung der Wunde, damit eine infektionsfreie Wundheilung, wenn möglich mit Wundnaht: Primärheilung. Bezüglich der theoretischen Grundlagen sei auf ORATOR-KÖLE: Allg. Chirurgie verwiesen.

Die Übertragung der Ergebnisse von Tierversuchen durch FRIEDRICH in die Wundbehandlung der Unfallchirurgie hat gezeigt, *daß es in den ersten 6–8 Stunden gelingt, durch die sorgfältige Wundrandexzision auch bei verschmutzten Wunden soweit eine Wundreinigung zustande zu bringen, daß ein aseptischer Verlauf gewährleistet wird* (Abb. 39).

Nach Desinfektion der Wundumgebung (Jod- oder Sepsotinktur), aseptischer Wundabdeckung und lokaler Umspritzung mit Novocain

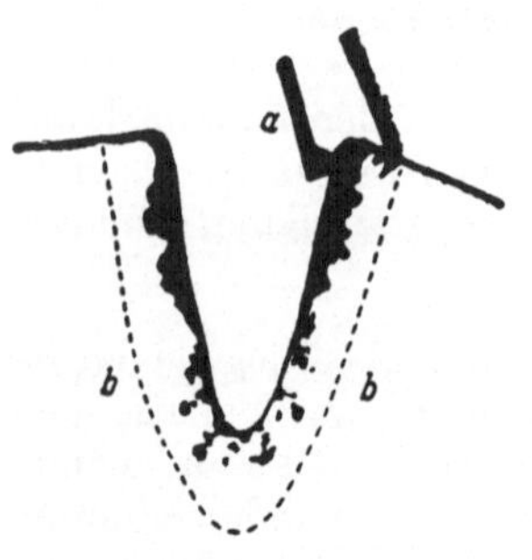

Abb. 39. Wundausschneidung nach FRIEDRICH. a = infizierter Pinzettenarm, b = idealer Anfrischungsschnitt

wird in 1–2 mm Dicke der gesamte Wundrand mit Skalpell oder scharfer Schere ausgeschnitten, um dadurch den infizierten Wundsaum mit den Wundrandnekrosen und der Hauptmasse der Bakterien zu entfernen. Bei regelrechter Ausführung dieser Wundrandexzision innerhalb der ersten 6–8 Stunden gelingt es bei mehr als 95% der Zufallswunden eine primäre Wundheilung zu erzielen. Bei ausgedehnten und buchtigen Wunden wird die Reinigung der Wunde »mit dem Messer« (BÖHLER) schrittweise Schicht für Schicht bis in die Tiefe fortgesetzt, wobei zweckmäßig mehrmals die Instrumente gewechselt werden. Die Hauptwirkung des Friedrichschen Verfahrens liegt darin, daß durch die Wundrandexzision mit Entfernung des gequetschten Gewebes die Hauptmasse der Bakterien entfernt wird und für die Wundheilung glatte, gut ernährte Wundränder zur Verfügung gestellt werden. Der Nährboden für die pathogenen Keime fällt weg.

Unter besonders günstigen organisatorischen Bedingungen kann also in entsprechend eingerichteten Unfallstationen bei frühzeitiger Erfassung der Unfallverletzung in über 97% die Primärheilung erreicht werden. Frühe Einlieferung, sorgsamstes Vorgehen und dauernde Kontrolle sind dafür die Voraussetzung.

Wundrandglättung. Bei sehr ausgedehnten buchtigen Rißquetschwunden ist es nicht möglich, eine vollkommene Wundausschneidung und Exzision der ganzen Wundränder zu erreichen. Da es aber nicht so sehr auf eine vollkommene physikalische Entfernung aller in die Wunde gelangten Bakterien ankommt – die Hauptaufgabe der physikalischen Wundasepsis besteht darin, den größten Teil des gequetschten, in der Ernährung geschädigten Gewebes wegzuschaffen, damit den wuchernden pathogenen Keimen der Nährboden entzogen wird und der Primärheilung gut genährte, möglichst glattrandige Wundflächen zur Verfügung stehen –, machen wir in solchen Fällen die sog. *Wundrandglättung:* Wegnahme der am meisten gequetschten Partien und *Offenhalten der Wunde*, allenfalls bei gutem Verlauf Sekundärnaht; unter günstigen Bedingungen einige lockere Situationsnähte mit möglichst guter Adaptierung der Hautränder ohne jede Spannung. Drainage mit Gummilaschen, Gummihalbdrains oder Gummidrains und Jodoformgazestreifen seitlich der eigentlichen Wunde durch kleine Hilfsinzisionen für 1–2 Tage, um einer Verhaltung oder einem Bluterguß vorzubeugen.

3. Ergänzung der aktiv-chirurgischen Wundversorgung durch Sulfonamide und Antibiotika. Die Weiterentwicklung der Sulfanomide und Antibiotika hat sich auch in der Wundbehandlung eine zusätzliche Bedeutung verschafft, wenn sich auch übertriebene Hoffnungen nicht erfüllten. So ist es nicht gelungen, bei den völlig aseptischen Operationswundheilungen die Zahl der Mißerfolge herabzusetzen. Weder mit Sulfonamiden noch mit Antibiotika ist die Zahl der nicht aseptisch heilenden reinen Operationswunden wesentlich zu beeinflussen. Dagegen sind die Sekundärheilungen bei bedingt aseptischen Operationen nach v. REDWITZ von 11% auf 6,5% herabgesetzt worden.

Auch bei der frühzeitigen operativen Versorgung ernsterer Gelegenheitswunden wird die zusätzliche Anwendung der Antibiotika vorgenommen.

Es sei jedoch besonders darauf hingewiesen, daß unter dem Vorwand des antibiotischen Schutzes die Sorgfalt der aktiv-chirurgischen Wundversorgung nicht vernachlässigt werden darf!!

Die Antibiotika-Sulfonamidbehandlung darf nur als Unterstützung der aktiv-chirurgischen Wundversorgung betrachtet werden. Diese ist nach wie vor die Hauptbehandlung der Unfallwunden. Der zusätzliche Fortschritt der Sulfonamid-Antibiotikaanwendung ist ein dreifacher:

a) In *frischen* Fällen kann an Stellen, an denen man mit den Wundrändern besonders sparsam umgehen soll (z. B. an den Fingern), unter Antibiotika-Sulfonamidschutz tatsächlich gespart werden; nur sichtlich infiziertes und durch Quetschung in seiner Vitalität geschädigtes Gewebe braucht entfernt zu werden.

b) *Die Zeitspanne zum aktiven Vorgehen läßt sich über die 6-Stunden-Grenze hinaus ausdehnen!*

Bei vergleichenden Tierversuchsreihen in der Klinik WACHSMUTH in Würzburg hat HOLLE mit Mitarbeitern zeigen können, daß die aktive Wundversorgung bis zur fast doppelten Zeit von 10 Stunden mit Erfolg ausgedehnt werden kann. Gerade diese Tatsache der Ausdehnung der 6-Stunden-Grenze zu einer 10-Stunden-Grenze und darüber hinaus hat eine grundsätzliche Bedeutung, da dadurch wesentlich mehr Unfallwunden noch der aktiven Wundversorgung zugeführt werden können *(aufgeschobene Dringlichkeit)*.

c) *Sogar infizierte Wunden werden unter sorgfältiger Antibiotika- und Sulfonamidbehandlung oft in wenigen Stunden reif für eine Sekundärnaht.*

Einzelheiten der Antibiotika- und Sulfonamidwirkung sind in ORATOR-KÖLE: Allgemeine Chirurgie nachzulesen.

BÜRKLE DE LA CAMP empfiehlt bei infektgefährdeten Wunden neben dem aktiv-chirurgischen Vorgehen Supronal in hohen Dosen.

Eine kombinierte Behandlung, besonders auch mit anderen Antibiotika, wird um so mehr in Betracht kommen, da von allen Kliniken, die in ausgedehntem Maße Penicillin anwendeten, die Feststellung registriert wird, daß die Zahl der penicillinresistenten Staphylokokkenstämme zunimmt. Bei Einführung der Penicillinbehandlungen waren überall mehr als 90% aller Staphylokokkenstämme penicillinempfindlich. Nach einigen Jahren der Penicillinanwendung ist meist nur noch die Hälfte der Staphylokokkenstämme penicillinempfindlich. An manchen angelsächsischen Kliniken wurde festgestellt, daß gerade im Nasen-Rachenraum der Ärzte und des Pflegepersonals der Kliniken penicillinresistente Staphylokokkenstämme häufig festzustellen waren, während solche normalerweise im Nasenraum fehlten. Es scheint also an den Kliniken, die viel mit Penicillin behandeln, durch Ausleseprozesse eine Ansammlung penicillinresistenter Staphylokokken bewirkt zu werden, und gerade der Nasen-Rachenraum des Pflegepersonals scheint in dieser Hinsicht als Infektionsquelle von Bedeutung (Wichtigkeit des Mundschutzes (Maske) im Operationssaal!) zu sein.

d) Die Unfallwunden

Im Überblick lassen sich also für die Behandlung der »akzidentellen« Unfallswunden folgende Hauptlinien ziehen:

1. Bagatellverletzungen werden jodiert und steril abgedeckt, Tetanus-prophylaxe!

2. Alle frischen akzidentellen Wunden sollen der »Sanatio per primam intentionem« zugeführt werden. Die aktive operative Wundversorgung (FRIEDRICH) mit angeschlossener Wundnaht gibt die Voraussetzungen zur Primärheilung. Innerhalb der ersten 6–8 Stunden geben so 95% der Zufallswunden ein gutes Ergebnis. Tetanus-Prophylaxe!

Die Zahl dieser Fälle läßt sich, vor allem nach Ausdehnung über die 6–8-Stundengrenze hinaus, wesentlich erweitern durch den Einbau der Antibiotika- und Sulfonamidbehandlung, die peroral und parenteral, einander ergänzend und überschneidend, anzuwenden ist.

3. Es bleiben dann nur verhältnismäßig wenige frische Wunden, die wegen besonders ausgedehnter Quetschungen, besonderer Infektionsgefährdung (z. B. Biß- und Stichwunden) oder wegen äußerer Umstände der aktiv-chirurgischen Wundversorgung nicht zugeführt werden können

und bei gleichzeitiger Antibiotika-Sulfonamidanwendung nach Wundrandglättung konservativ behandelt werden. Tetanus-Prophylaxe!

Zur besseren Narbenbildung ist später eine Sekundärnaht oder Plastik (Reverdin oder Spalthautlappen) am Platze.

1. Schnittwunden des Gesichtes. Bei den Schnittwunden des Gesichtes liegen die Verhältnisse deshalb verhältnismäßig günstig, weil solche Verletzte in der Regel schon wegen ihrer starken Blutung unmittelbar nach dem Unfall zum Arzt kommen. Rechnen wir hinzu, daß wegen der ausgezeichneten Gefäßversorgung der Gesichtshaut bei frühzeitiger Wundversorgung die Infektionsgefahr hier gering ist, so ist es erklärlich, daß Gesichtswunden im allgemeinen einen guten Heilverlauf nehmen. Bei frischen Gesichtswunden kann oft von einer völligen Wundrandausschneidung Abstand genommen werden. Es genügt die sog. *Wundrandglättung*, wobei nur geschädigte, gequetschte Wundränder, deren Ernährung zweifelhaft scheint, exzidiert werden. Spritzende Gefäße werden mit feinem Katgut unterbunden. Dann wird mit locker sitzenden Knopfnähten die Hautwunde verschlossen. Bei kleineren Wunden genügt vielfach das Setzen einiger Wundklammern (MICHEL, HERFF). Großes Gewicht ist auf exakte Adaptierung der Wundränder zu legen, da das Aussehen der Narbe sehr davon abhängt. Verwendung von feinem Zwirn oder Seide. Katgut quillt meist und verursacht unnötig große Stichkanäle, welche die Narbe häßlich machen.

Das gute Adaptieren ist insbesondere sehr genau zu beachten bei allen Wunden, die das Lippenrot, die Lider, die Augenbrauen, die Nasenlöcher oder die Ohrläppchen mitverletzen. Hier muß z. B. mit feiner Seide inneres und äußeres Ende des Lippenrots genau aneinander adaptiert werden, ähnlich beim Nasenloch und beim Ohrläppchen, da oft geringfügige Verschiebungen dieser Teile eine dauernde Verunstaltung bedingen. Eine etwa gleichzeitig vorliegende Schleimhautverletzung wird durch lockere Katgutknopfnähte versorgt.

Die Behandlung dieser Wunden ohne Verband, die sog. »offene Wundbehandlung«, hat sich sehr bewährt.

2. Schädelplatzwunden. Sofern Schädelplatzwunden die Haut nur unvollständig trennen und es zu keinem eigentlichen Klaffen der Wundränder kommt, wird nach Jodierung die einfache Versorgung etwa mit Puder genügen, wenn nicht eine stärkere Blutung einige oberflächliche Situationsnähte oder Klammern empfiehlt. Zwecks genauer Feststellung der Wunde muß das Haar der Wundumgebung zuerst mit der Schere geschnitten und dann mit dem Rasiermesser ausrasiert werden.

Sofern die Schädelwunde ausgiebig klafft, ist in den ersten 6–10 Stunden die primäre Wundnaht anzustreben. Sie kann auch später noch ausgeführt werden, wenn die Wunde stark geblutet hat und nicht sonderlich verschmutzt ist. Bei den Schädelplatzwunden wird sich in der Regel die klassische Wundrandexzision nach FRIEDRICH gut ausführen lassen. Nach Ausrasieren exakte Desinfektion der Wundränder mit Jod- oder Sepsotinktur. Nunmehr wird mit einer feinen Kanüle von einer Hautquaddel ausgehend, schrittweise ringsum der ganze Wundrand mit ½%iger Novocainlösung infiltriert: in typischer Weise, d. h. stetig, muß beim Vorschieben der Nadel das Anästhetikum eingespritzt werden, *so daß die Nadelspitze das Infiltrat vor sich hertreibt*, dadurch Nerven und Gefäße beiseite gedrängt werden und das Flüssigkeitsinfiltrat in der lockeren Bindegewebsschicht des Subkutangewebes sich vorschiebt.

Nach nochmaliger Desinfektion und Hautabdeckung werden mit Hakenpinzette und Skalpell 1–2 mm des Wundrandes ausgeschnitten und der Schnittrand dadurch in eine glatte, guternährte, praktisch aseptische Wundfläche umgewandelt. Schwer gequetschte Hautpartien werden – wenn möglich – mitentfernt. Dann wird die Wunde mit zwei sterilen Hauthaken vorsichtig auseinandergezogen, so daß ein guter Einblick in die Wundtiefe und etwa vorhandene Wundtaschen möglich ist. Sofern zerfetzte Teile von Muskeln, Faszien und Periost vorhanden sind, werden diese gleichfalls exzidiert. Selten müssen einzelne stärker blutende Gefäße mit feinem Katgut unterbunden werden. Allenfalls Sulfonamide oder Antibiotika parenteral.

Dann folgt eine nicht zu enge Knopfnahtreihe der Haut, welche die Hautränder exakt adaptiert.

Die aktive Versorgung der Schädelplatzwunden ist schon deshalb erforderlich, weil wir nur dadurch sonst leicht übersehbare Periostzerreißungen und Knochenfissuren, sogar geringe Knochenimpressionen, sofort zur Ansicht bringen können.

Sofern eine Schädelplatzwunde mit ausgedehnteren Weichteilquetschungen einhergeht, kann manchmal der primäre Verschluß nicht möglich sein. Dann wird der nekroseverdächtige Teil möglichst ausgeschnitten und die Wundnaht ausgeführt, soweit diese möglich ist, unter Umständen unter Verwendung einer Verschiebelappenplastik; im übrigen wird die Wunde konservativ so versorgt, wie wir es bei zu spät in unsere Behandlung kommenden Verletzungen tun.

3. Schnittwunden der Hand- und der Handgelenkgegend. Diese Wunden haben für den praktischen Arzt die allergrößte Bedeutung. Die besten und schnellsten Heilungsaussichten geben jene Fälle, die innerhalb der 6–8-Stunden-Grenze dem Friedrichschen Verfahren unterworfen werden.

Exakte Desinfektion mit Sepsotinktur, örtliche oder Leitungsanästhesie, sparsamste Wundrandausschneidung und exakter Hautverschluß sind anzustreben. Voraussetzung der primären Heilung ist neben der guten Adaptation das Vermeiden irgendwelcher Spannungen der Hautränder, da dadurch begreiflicherweise Wundrandnekrosen zustande kommen, und eine exakte Ruhigstellung. Sparsamste Wundrandexzision ist deshalb erforderlich. In Ausnahmefällen können Hilfsschnitte seitlich der Wunde hinzugefügt werden. Sofern die Haut nicht ausreicht, um die entsprechende Wunde oder den entsprechenden Stumpf zu decken, bleiben folgende Möglichkeiten:

Plastischer Verschluß der Defekte: Übertragung kleinerer Hautläppchen auf die Wunde nach HALSTED (Halsted-Reverdin) oder Dermatomlappen. Bei größeren Defekten Lappenplastiken, indem aus der Brusthaut oder Bauchhaut ein entsprechend geformter Lappen gebildet und an den Wunddefekt angenäht wird, wobei die Hand etwa drei Wochen durch Verbände an den Rumpf fixiert sein muß. Unter schrittweiser Durchtrennung des Lappenstiels wird die Ernährung des Lappens von der Handwunde aus erzwungen. Bei älteren Defekten kann von der Henkelstielplastik (Rollappen) Gebrauch gemacht werden.

Sofern bei glattrandigen Wunden Sehnen mitverletzt sind, werden diese primär versorgt.

4. Fingerquetschungen. Im Gegensatz zu den Schnittwunden der Finger und Hand ist das aktive chirurgische Vorgehen bei den Fingerquetschwunden meist nicht anwendbar. Wollte man alles gequetschte, vielleicht minderernährte Gewebe exzidieren, um gesunden Hautrand für den primären Wundschluß zu erlangen, so würde die Haut, wenn sie überhaupt durch Nähte zu verschließen wäre, derart unter Spannung gesetzt, daß dadurch neue Wundrandnekrosen entstünden. Bei Fingerquetschungen erscheint es deshalb zweckmäßig, nach exakter Desinfektion der Wundumgebung mit Sepsotinktur eine sorgfältige lokale und allgemeine Antibiotika- und Sulfonamidbehandlung durchzuführen. Von großer Wichtigkeit ist dabei die völlige Ruhigstellung und zweckmäßige Lagerung der Hand und der Finger, so wie es in Abb. 21 genau angegeben ist. Eine primäre Sehnennaht ist bei Quetschwunden umstritten; es wird der jeweilige Befund entscheiden, ob eine primäre oder erst sekundäre Sehnennaht angezeigt ist. Nach Reinigung von Defekten auf die granulierende Wunde Reverdinläppchen oder Spalthautlappen.

5. Stanzverletzungen der Finger (Abb. 40–42). Die Stanzverletzungen der Finger ergeben in den meisten Fällen glatte Wundränder. Da aber ähnlich wie bei Kreissägeverletzungen Haut und Knochen meist in einer Ebene abgesetzt sind, liegen Verhältnisse vor wie bei dem einzeitigen Zirkelschnitt mit allen seinen ungünstigen Stumpfverhältnissen. Versorgung

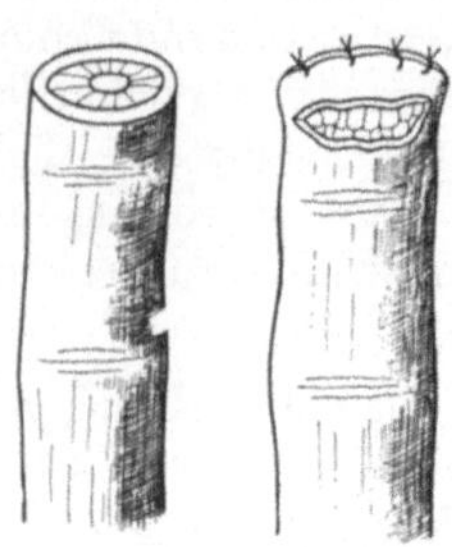

Abb. 40. Brückenlappenstumpfplastik nach Klapp

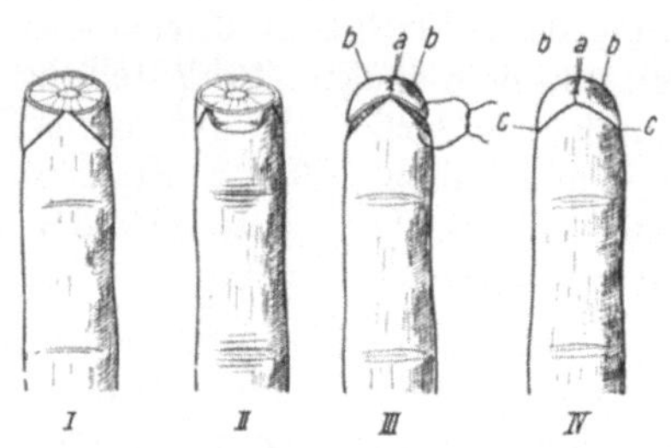

Abb. 41. Operationsmethode nach Lahey. Unterminieren der Lappen b und Verschieben über den Knochenstumpf mit Verschluß des Hautdefektes durch Knopfnähte bei a und c

plastisch (Brückenlappen nach KLAPP, Abb. 40) oder unter Kürzung des Fingergliedes, so daß der Hautrand ohne Spannung darüber verschlossen werden kann. Da wir beim Daumen mit jedem Zentimeter Gliedlänge geizen, wird die Entscheidung im Einzelfall individuell zu treffen sein.

Die Fingerkuppenplastik nach BUNNELL nimmt kleine gestielte Lappen aus der Hohlhand; die Operationsmethode von LAHEY zeigt Abb. 41.

Oft ist es bei Finger- oder Handverletzungen notwendig, einen Fingerring zu entfernen. Gelingt es wegen Schwellung nicht, ihn durch Einseifen des Fingers abzustreifen, wendet man die Einwickelungsmethode an, wie die Abb. 42 andeutet. Mit dünnem Bindfaden (Spagat) oder ganz dicker Seide wird der Finger, an der Fingerkuppe beginnend, Tour an Tour eng

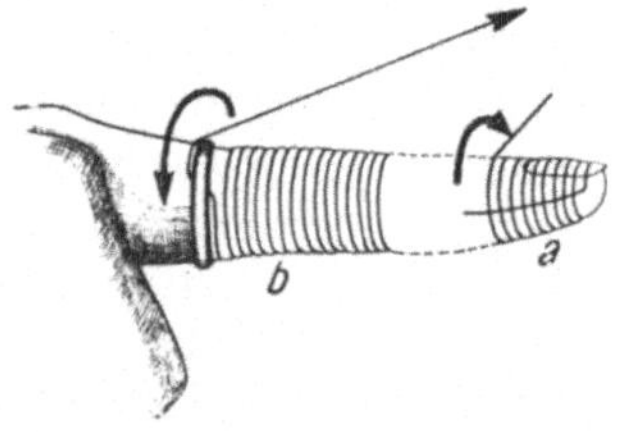

Abb 42. Ringentfernung vom Finger mittels Spagatschnureinwicklung, a: nach rechts Einwicklung, b: nach links Abwicklung

gelegt, bis zum Ring eingewickelt. Dadurch wird Blut und Ödem aus dem Finger proximal verdrängt. Dann wird das Fadenende mittels einer Pinzette durch den Ring geschoben. Durch Anspannen des Fadens, wie links in der Abb. 42 gezeigt, wird nun der Ring langsam heruntergestreift.

6. Traumatische Amputation (Abb. 43 u. 44). Bei schweren Zerquetschungen besteht die Gefahr ausgedehnter Gewebsgangrän, die für die Infektion einen vorzüglichen Nährboden abgibt. Wegen der damit verbundenen Bedrohung der ganzen Extremität ist manchmal die sofortige Amputation angezeigt.

Bei der *Hand* müssen wir mit jedem Zentimeter geizen. Bezüglich der Wertigkeit der einzelnen Teile sei auf die Schemata von BÖHLER-KRÖMER und ZUR VERTH verwiesen, die – beim Handarbeiter – sehr wertvolle Anhaltspunkte für unser Vorgehen liefern (Abb. 43).

ligiert, Nerven möglichst proximal durchtrennt, allenfalls 96%iger Alkohol zur Vermeidung eines Amputationsneuroms in das Nervenende gespritzt. Der Knochen wird mit einer kleinen Lüer-Zange abgerundet und

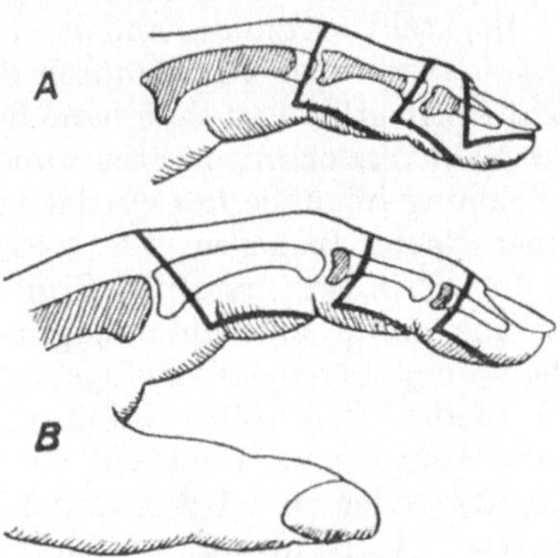

Abb. 44. Schnittführung A: bei langen, B: bei kurzen Stümpfen

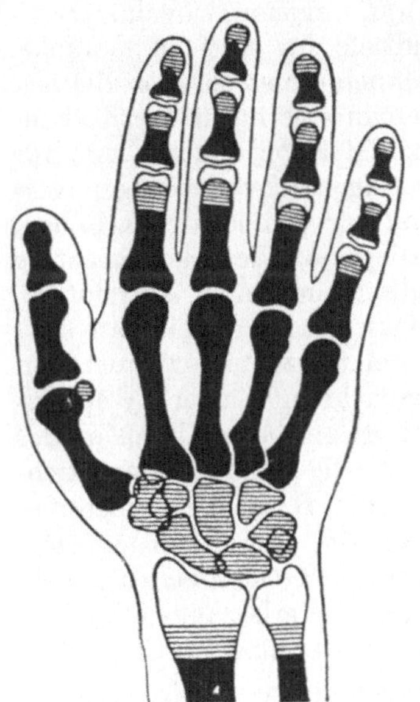

Abb. 43. Amputationsschema für Handarbeiter von Krömer für Finger- und Handabsetzungen. Schwarz: wertvoll, schraffiert: minder wertvoll, weiß: unwichtig

Technisches Vorgehen: Blutleere, Lokalanästhesie oder Allgemeinnarkose. Die Bedeckung der Amputationsstümpfe soll möglichst von der Beugeseite genommen werden, um gute Greifflächen zu erzielen und die Narbe abseits von der Greiffläche zu lagern. Vgl. Abb. 44 und ORATOR-KÖLE: Kurze chirurgische Operationslehre. Gefäße werden ligiert, Nerven möglichst proximal durchtrennt, allenfalls 96% Alkohol zur Vermeidung eines Amputationsneuroms in das Nervenende gespritzt. Der Knochen wird mit einer kleinen Lüer-Zange abgerundet und geglättet, ein volarer Hautlappen wird mit wenigen Hautnähten fixiert und strengste Ruhigstellung, auch Suspension der Extremität, eingehalten. Bei Infektionsverdacht bleibt die Wunde offen.

Bei *Zehenquetschungen* wird ebenso vorgegangen.

7. Stichverletzungen. Die Stichverletzung, Vulnus punctum, wird mit Recht als eigene Wundart gezählt. Sie ist gekennzeichnet durch die in ihrem Verhältnis zur äußeren Öffnung weit überwiegende Tiefenausdehnung. Da eine Stichwunde demnach schlecht zu übersehen ist und bei der Leichtigkeit oberflächlicher Verklebung eine wesentlich größere Gefahr der Wundinfektion wegen der Tiefenausdehnung besteht, *soll eine Stichverletzung grundsätzlich nicht genäht werden.* Wenn sie innerhalb der 6–8-Stunden-Grenze in Behandlung kommt, wird, sofern es sich nicht um eine Bagatellverletzung handelt, die Wundrandexzision – ovalär erweiternd – ausgeführt und dadurch die Wundtiefe zur Ansicht gebracht. Lokal Antibiotika und Sulfonamide. Wir können um so eher auf die primäre Naht verzichten, als Stichwunden wegen ihrer geringen Oberflächenausdehnung im Falle des Ausbleibens einer Infektion ohnehin mit nur kleiner Narbe ausheilen. Bei Nadel- oder Nagelstichverletzungen versuchen wir in den ersten 24 Stunden, wenn wir den Eindruck haben, daß eine grobe Verschmutzung nicht vorliegt, die rein konservative Behandlung: strengste Ruhigstellung; Sulfonamide und Antibiotika, heiße Bäder. Wir wollen durch diese Ruhigstellung und zeitweise Hyperämisierung einer Infektion vorbeugen. Bei trotzdem fortdauernden Schmerzen oder bei lokalen Entzündungserscheinungen oder Lymphangitis bzw. Lymphadenitis ist sofortige Spaltung, am besten Exzision des ganzen Stichkanales bis in die Tiefe angezeigt. Die gefährlichsten Stichverletzungen sind solche von Metzgern, die sich z. B. beim Zerteilen von größeren Fleischstücken in den Oberschenkel oder die Hüftbeuge stechen können; manchmal komplizierte Bauch- und Gefäßverletzungen, auch infektgefährdet! Bei Metzgern kommen auch Verletzungen mit dem Schlagbolzen des »Schlachtschußapparates« vor (oft Suizidwaffe).

Hackverletzungen sind eine andere typische Verletzungsart: entweder beim Holzhacken, in der Regel an Finger oder Handrücken der linken Hand. Häufig dabei Strecksehnenverletzungen. Als Berufsverletzung auch bei Holzknechten, die mit gespreizten Beinen über dem Stamm stehen und mit dem Beil Äste oder Rinde abhacken, dabei fehlschlagen und meist die Kniegegend treffen. Vergleiche bei Gelenkverletzungen!!

8. Bißwunden. Die Bißwunde, Vulnus morsum, ist in allen Fällen als infizierte Stichwunde zu betrachten. Der Biß großer Tiere, z. B. eines Pferdes, ist wegen der schweren Quetschwirkung und häufiger Nervenverletzung (schlechte Prognose!) zu fürchten. Stets Tetanus und Gasbrandgefahr! Die Bißwunde wird je nach Schwere konservativ oder aktiv-chirurgisch versorgt; auf jeden Fall Antibiotika- und Sulfonamidbehandlung. Tetanusprophylaxe. Strenge Ruhigstellung. Krankenhaus!

Giftschlangenbisse führen oft zu Ödem, Lymphangitis und Lymphadenitis; sie können Hämolyse und neurotoxische Symptome hervorrufen.

Therapie: Abbinden des Gliedes, Wundexzision, Umspritzen der Wunde mit 1%igem Novocain-Adrenalin (Resorptionsverzögerung). Polyvalentes Schlangenserum. Infusionen. Vergleiche ORATOR-KÖLE: Allgemeine Chirurgie.

Eine Sonderstellung nehmen *Wut-(Lyssa-)verdächtige Tiere* ein. Tollwütige Hunde legen weite Strecken zurück, in einer Nacht über 100 km. Füchse, Kettenhunde, Katzen, Rinder, Pferde, Schafe und Ziegen können infiziert werden. Die Tiere sind vom 8. Tag der Ansteckung (Biß) an infektiös, während Krankheitserscheinungen erst nach 2–8 Wochen auftreten. Insbesondere ist auch der Speichel sehr infektiös, ebenso der Kadaver verendeter Tiere. Kleine Hautabschürfungen, rissige Hände oder Schleimhäute sind außer den Bißwunden Eintrittspforten der Infektion.

Dem prodromalen Stadium melancholicum folgt mit zunehmender Reizbarkeit das Erregungsstadium = »rasende Wut«. Die Tiere sind abgemagert, struppig, heiser, von unstillbarem Beiß- und Wandertrieb; durch Schlingkrämpfe bedingte Wasserscheu. Nach 2–3 Tagen tritt unter Erschöpfung und Lähmung der Tod ein.

1883 hat LOUIS PASTEUR die *Tollwutschutzimpfung* ausgearbeitet. Heute verwenden wir den Wutschutzimpfstoff nach HEMPT: Aufschwemmung von Virus fixe (Kaninchenpassage) mit Phenolzusatz. Es werden 3 (bei Bespeichelung) bis 6 (bei Biß) Injektionen an aufeinanderfolgenden Tagen subkutan, seitlich am Unterbauch gegeben. Kinder über 2 Jahre die gleiche, jüngere Kinder die halbe Dosis.

Der wutverdächtige Hund ist auf jeden Fall tierärztlich zu untersuchen, allenfalls der Schädel des getöteten Tieres an eine Prosektur einzusenden.

9. Fremdkörper, Splitterverletzungen. Vielfach sind bei Stichwunden Fremdkörper (abgebrochene Teile) des die Stichwunde erzeugenden Instrumentes in der Wunde zurückgeblieben.

Die wichtigsten Splitterverletzungen sind:

Metallsplitter. Kleinere Splitter, insbesondere wenn sie in heißem Zustand in die Wunde gedrungen sind, können unbedenklich einheilen. Manchmal ist das Eindringen eines beträchtlichen Metallsplitters dem Verletzten gar nicht bewußt geworden. Größere Eisenteile werden besser entfernt. Oft ist zur Entfernung von Eisenteilen die Anwendung eines Elektromagneten wertvoll. Die Entfernung kleiner Splitter, z. B. abgebrochener Nadeln, ist möglichst unter Röntgenkontrolle vorzunehmen.

Leichtmetallsplitter (Dural, Elektron u. a.). Aluminium- oder Magnesiumlegierungen sind als ernstere Verletzungen aufzufassen. Diese Leichtmetalle haben nicht wie die Schwermetalle bakterienhemmende Wirkung: gewöhnliche Eitererreger können sich gut darauf halten; sie haben eine besonders zerklüftete, mit vielen Widerhäkchen versehene Oberfläche; sie scheiden im Gewebe H-Ionen ab und wirken dadurch gewebeschädigend; feine Metallteilchen stoßen sich leicht ab. Die Entzündung geht oft auch nach Entfernung des Hauptsplitters weiter. – Leichtmetallsplitter müssen also immer entfernt und die Wunden offen behandelt werden.

Zum leichteren Aufsuchen von Metallsplittern entwickelte die Firma Siemens ein Hochfrequenzgerät, das auf akustischem Weg die Annäherung einer Suchsonde an den Metallfremdkörper durch Höherwerden eines Summertones erkennen läßt. Die Reichweite beträgt 6 cm.

Glassplitter müssen möglichst entfernt werden, sind aber oft röntgenologisch nicht erkennbar.

Holzsplitter, ebenso auch Teile von Kleidung, Wergpfropfen bei Nahschüssen von Schrotladungen, müssen entfernt werden. Einmal heilen solche Fremdkörper nicht ein, sondern führen zur eitrigen Infektion der Wunde, bis sie durch die Eiterung abgestoßen werden. Darüber hinaus droht bei allen Holz- oder Kleiderfremdkörpern die Gefahr der Gasbrand- und Tetanusinfektion. Die Wundausschneidung wird eine solche Wunde breit freilegen und die Aufsuchung und Entfernung der Fremdkörper ermöglichen. Sorgfältige Desinfektion der ganzen Wunde mit Sepsotinktur, kein primärer Wundverschluß. Tetanusprophylaxe, unter Umständen Gasbrandserum! Sulfonamide und Antibiotika.

Eine Sonderform stellt schließlich die *Tintenstiftverletzung*[1] dar (ERDHEIM). Es handelt sich dabei um einen toxischen Farbstoff, der eine Einheilung der abgebrochenen Stiftspitze im Gewebe unmöglich macht,

---

[1] Dem Tintenstift ist ein basischer Anilinfarbstoff (Methylviolett) beigemengt, um die Schrift kopieren zu können.

vielmehr zu einer fortschreitenden Nekrose führt. Die verschiedensten Infektionen können sich in der Tiefe solcher Stichwunden an diesen Nekrosevorgang anschließen. Jede Tintenstiftverletzung muß deshalb möglichst früh radikal ausgeschnitten werden, so daß alle Gewebeteile, die von dem Farbstoff imprägniert sind, mitentfernt werden, denn auch kleine Reste des giftigen Farbstoffes können zum weiteren Fortschreiten der Gewebsnekrose Anlaß geben. Die Wunde muß offen bleiben.

2. Häufige Mitverletzungen bei Wunden

a) Sehnenverletzungen

Bei allen tiefen Schnitt- und Hiebwunden, aber auch bei Quetschwunden der Finger, der Hand und des Vorderarmes, seltener bei Wunden des Unterschenkels, ist eine Sehnenverletzung möglich. Sofern es sich um frische, glattrandige Wunden handelt, wird die primäre Sehnennaht ausgeführt, insbesondere bei Strecksehnen der Finger. Bei Quetschungen und offenen Frakturen ist die Infektionsgefahr zu groß. Bei Durchtrennung beider Beugesehnen im Bereich der Finger ist eine Naht meist erfolglos (Böhler). Bei Strecksehnennaht 80%, Beugesehnennaht 40% gute Resultate. Letzterer Fall legt nahe, erst eine glatte Hautwundheilung anzustreben, der später unter streng aseptischen Verhältnissen eine »sekundäre« Sehnennaht oder Sehnenplastik folgt. Man bezeichnet den *Beugesehnenbereich der Fingergrundglieder als »Niemandsland«*. Hohlhand und Vorderarm sind schon günstiger.

Die Feststellung der Sehnenverletzung ist im allgemeinen leicht, wenn man die einzelnen Bewegungen der Finger beim Verletzten nachprüft. Das Aufsuchen des meist zurückgeschlüpften proximalen Endes einer durchtrennten Sehne wird durch Muskelrelaxantien wesentlich erleichtert.

Muß ein Hilfsschnitt angelegt werden, wird er nicht einfach von der Wunde nach oben geführt, sondern getrennt als Längs- oder Querschnitt eine Strecke höher oben.

Die Sehnennaht erfolgt nach den in Orator-Köle: Kurze chirurgische Operationslehre beschriebenen Richtlinien. Da die Sehne fast ausschließlich aus gestreckten, mit der Längsrichtung parallel verlaufenden Fasern besteht, muß sie derart gefaßt werden, daß die Fadenschlinge das Sehnengewebe entweder spiralförmig oder in der queren Richtung erfaßt, denn in der Längsrichtung würde der Faden ohne jeden Halt glatt durchgleiten. Sehnennaht nach Lange, Frisch u. a. Sehr geeignet ist feiner rostfreier Stahldraht. Bei der Methode von Bunnell (1944) – Abb. 45 – wird der doppelt eingefädelte Draht durch Zickzacknaht am proximalen

Sehnenstumpf fixiert, dann durch das distale Sehnenende herausgeleitet, distal durch die Haut ausgestochen und über einen Metallknopf geknotet. Zur leichten späteren Entfernung des Hauptdrahtes wird ein Ausziehdraht »D« um das proximale Ende des Hauptdrahtes gelegt und proximalwärts durch die Haut ausgestochen und lose über einem Knopf geknotet. Nach drei Wochen wird bei »C« abgeschnitten, dann der Hauptdraht mittels des Auszieh-

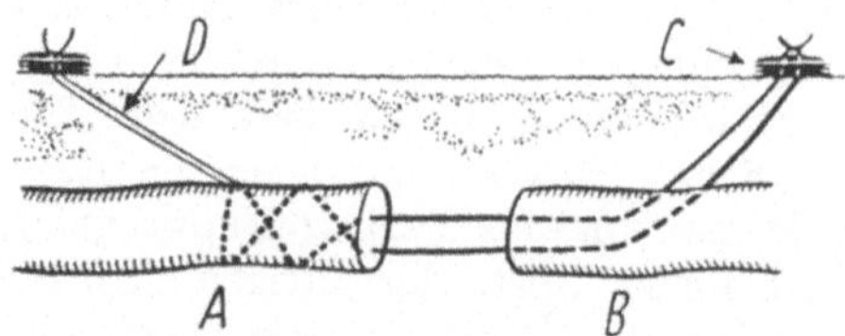

Abb. 45. Sehnennaht mittels rostfreien Stahldrahtes nach Bunnell. Der Hauptdraht wird durch »A« nach dem distalen Sehnenende »B« durchgeführt und distalwärts durch die Haut über einem Knopf »C« geknotet. Der Ausziehdraht »D« erlaubt das Entfernen der Drähte nach vorheriger Durchtrennung beim Knoten »C« nach drei Wochen

drahtes »D« proximalwärts durchgezogen. Ruhigstellung in mittlerer Gelenkstellung für etwa zwei Wochen, dann kontrollierte Bewegungsübungen. Eine Modifikation der Drahtnaht nach LENGEMANN zeigt Abb. 46. Beim Abriß der Strecksehne an der Basis der Fingerglieder ist stets konservative Behandlung (Ruhigstellung in Überstrekkung) angezeigt(Abb. 111). Eine nicht seltene Verletzung ist der Selbstmörder-

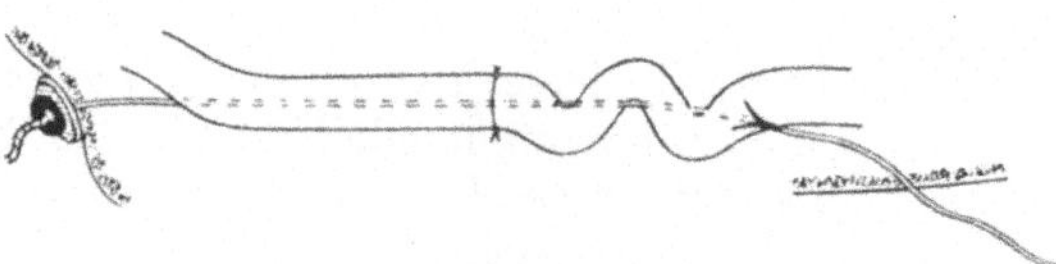

Abb. 46. Drahtnaht von Lengemann

schnitt am Vorderarm, wobei neben Venen vor allem sämtliche Beugesehnen durchtrennt werden. Ähnliche Verletzungen kommen bei Glasscherbenverletzungen zustande.

b) Nervenverletzungen

Sofern bei einer Wunde eine Nervenverletzung festgestellt wird, soll auf jeden Fall mit feinster Seide das Perineurium genäht werden. Das ist insbesondere wichtig bei Fingerverletzungen. Sensibilität der Greifflächen! Beim Unterbinden von Gefäßen dürfen die Nervenäste nicht mitgefaßt werden.

c) Gefäßverletzungen

Bei kleineren Arterien erfolgt die Unterbindung des proximalen und distalen Gefäßendes in der Wunde am Orte der Not. Verletzungen großer

Arterien erfordern Gefäßnaht im Krankenhaus. Sie werden provisorisch für den Transport mit der Esmarch-Binde versorgt. Zeitpunkt des Anlegens angeben! Blutungen aus Venenverletzungen werden, abgesehen von einzelnen großen Venen, die unterbunden werden, durch Abdrehen gestillt. Eine typische gefährliche Gefäßverletzung sehen wir bei Metzgern, die beim Zerteilen mit dem Messer ausgleiten und sich in den Oberschenkel stechen. Verletzung oder Durchtrennung der Femoralgefäße ist dabei möglich.

Die Esmarchsche Blutleere soll nicht länger als 1½–2 Stunden, und zwar nur bei arteriellen Blutungen, Anwendung finden. – Bluttransfusion!

d) Gelenkverletzungen

Die Erkennung einer Gelenkbeteiligung ist bei Schnitt- und Hiebwunden im allgemeinen leicht, bei Stichwunden oft sehr schwierig. Typisch sind Stichverletzungen an den Fingergelenken oder die bei den Holzknechten und Zimmerleuten beobachtete, oft unscheinbare Hackverletzung des Knies (WITTEK). Man denke an die Kapseltaschen!

Wenn irgend möglich, ist bei Verdacht einer Gelenkverletzung die Wunde in der 6–8-Stunden-Grenze zu exzidieren und der fragliche Zusammenhang mit dem Gelenk sicherzustellen. Miteröffnete Schleimbeutel werden entfernt. Antibiotika und Sulfonamide! Bei größeren Gelenken wird die Kapsel mit Pehafilknopfnähten genäht, bei Verletzungen kleinerer Gelenke wird nur die Haut exakt genäht. Entsprechend lange Ruhigstellung im Gipsverband!

3. Nicht mechanisch entstandene Verletzungen

a) Thermische Verletzungen

Wir unterscheiden zwischen *lokalen* Reaktionen bei örtlich umschriebenen Verbrennungen und *Allgemeinerscheinungen* (»Verbrennungskrankheit«) bei großer Ausdehnung der verbrannten Partien.

1. Örtliche Verbrennung

I. Grad, Erythem, Rötung, Schwellung, Ödem.

Therapie: Nebacetin-Spray, o. ä.

II. Grad, Nekrose der Epidermis, Brandblase

Therapie: Nach Reinigung der Umgebung Auflegen einer netzartigen, mit einem Antibiotikum durchtränkten Gaze.

III. Grad, Brandnekrose, trockener, weißlichgrauer Grund oder schwarzer Schorf, Koagulationsnekrose der Epidermis und des Koriums.

Therapie: Steriler Verband bis zur Demarkation und Abstoßung der Nekrosen, dann Fermenttherapie zum raschen Lösen des Schorfes oder auch Gel-Behandlung. Möglichst bald Hauttransplantation.

Eine tiefgreifende drittgradige Verbrennung wird als IV. Grad abgegrenzt: Durch starke Hitzewirkung *tiefe Nekrosen mit Verkohlung*.

2. Verbrennungskrankheit

Ausgedehnte Verbrennungen (über 10–15%) gehen mit Schädigung des Kreislauf- und endokrinen Systems, des autonomen und hepatorenalen Systems einher. Von entscheidender Bedeutung für die Behandlung ist die Ausdehnung und der Grad der Verbrennung. Die Ausdehnung wird nach der *Neuner-Regel* von WALLACE berechnet:

Kopf 9%, Hals 1%, Arme je 9%, Rumpfvorderseite 18%, Rumpfrückseite 18%, Beine je 18%.

Wir unterscheiden:

den primären Verbrennungsschock (neurogene Faktoren: Schmerz, Angst) und

den sekundären Verbrennungsschock (eigentlicher Verbrennungsschock).

Die Ursachen liegen im Plasmaaustritt (20–50% der zirkulierenden Flüssigkeit), in der Erythrozytenzerstörung, im Verlust an Elektrolyten mit Verarmung an NaCl und $NaHCO^3$ und in toxischen Faktoren durch Resorption von Zerfallsprodukten.

Allgemeinbehandlung

1. *Infusionstherapie* nach der Formel von EVANS: Für die ersten 24 Stunden: 1 ccm pro kg Körpergewicht pro Prozent verbrannter Körperoberfläche, z. B. 70 kg schwerer Patient, 30% Verbrennungen: $1 \times 70 \times 30 = 2100$ ccm. Diese Menge betrifft kolloidale Lösungen *und* Elektrolytlösungen. In den nächsten 24 Stunden wird die Hälfte der errechneten Menge gegeben.

2. *Oral:* Haldanesche Lösung (3,0 g NaCl und 1,5 g $NaHCO_3$ auf 1 Liter Wasser).

3. *Ernährung* bis 48 Stunden vorwiegend Tee und Traubenzuckerlösung, dann langsam aufbauende Kost; ab der 1. Woche eiweißreiche Zulagen.

4. *Herz- und Kreislauftherapie*, reichlich Vitamine.

5. *O_2-Beatmung.*

6. *Antibiotika,* vorwiegend Breitbandantibiotika.

7. *Schmerzstillung:* Dolantin, Polamidon.

8. Tetanus-Antitoxin unter Antihistaminschutz, besser aktive Tetanus-schutzimpfung.

9. Nebennierenrindenhormone (2×25 mg Solu-Dacortin tgl.), evtl. auch ACTH.

Lokalbehandlung

1. *Konservativ:* Sterile Puderkompressionsverbände, bei ausgedehnten Verbrennungen *keine* Salbe. Verbrannte Hautflächen vorher mit warmer 1%iger Cetavlonlösung reinigen. Die Verbände bleiben 8–10 Tage liegen, dann ein Vollbad in 1%igem Gewasept, anschließend sofortige Haut-transplantation oder Vorbereitung zur Plastik mit Fermentabbau, jetzt auch antibiotische Salben oder offene Freiluftbehandlung.

2. *Chirurgisch:*

a) Bei nicht zu großem Bezirk *primäre chirurgische* Versorgung inner-halb der 48-Stunden-Grenze mit Exzision des nekrotischen Hautbezirkes und sofortige Deckung durch Transplantation.

b) *Sekundäre chirurgische* Versorgung, meist zwischen 5. und 10. Tag mit Exzision der Nekrosen bis ins Gesunde und Deckung des Defektes (Thiersch- oder Spalthautlappen [Dermatom]). Bei großen Verbren-nungen plastische Deckung: vor allem Gesicht, Gelenke, Hals, Hände und Füße.

Durch diese kombinierte Therapie ist die Mortalität auch schwerer Verbrennungen erheblich gesunken.

b) Kälteschäden

Allgemeine Unterkühlung

Müdigkeit, Schlafsucht, Bewußtseinsverlust.

Therapie: Schnelle Wiedererwärmung durch heißes Bad von 34° C, das innerhalb von 10 Minuten auf 40–42° C gebracht werden kann. Gleichzeitig Infusionen von Blut oder Plasma und Dexamethason.

Lokale Erfrierung:

Wir unterscheiden:

1. Grad: *Congelatio erythematosa* (Hautrötung)

2. Grad: *Congelatio bullosa* (Blasenbildung)

3. Grad: *Congelatio gangraenosa* (Nekrosen der Haut, Schorfbildung).

Therapie: Steriler Puderkompressionsverband, Horizontallagerung der betroffenen Extremität, *vorsichtige langsame Wärmezufuhr,* durchblutungsfördernde Medikamente (Hydergin, Azetylcholin, Ronicol cmp. u. a.) Stellatum- bzw. Paravertebralanästhesie, Tetanus-Antitoxin, Antibiotika. Abwarten der Demarkierung, dann Amputation. Wichtig: Betroffene Körperteile *nicht* mit Schnee abreiben! Dadurch wird der O_2-Bedarf erhöht; er kann jedoch durch den bestehenden Gefäßspasmus nicht gedeckt werden, dadurch Verschlechterung der Durchblutung.

Frostbeulen (Perniones): An Zehen, Fingern und über der Schienbeinkante können sich Frostbeulen entwickeln.

Spätschäden: Neuritiden, Pigmentierung der erfrorenen Abschnitte, Sudecksche Knochendystrophie, Endangiitis obliterans-ähnliche Gefäßstörungen.

c) Chemische Verletzungen

Dazu gehören Verätzungen von Haut und Schleimhäuten durch Chemikalien, z. B. Verspritzen von Ätzkalk, Lauge, Teer, N-Lost, konzentrierte Jodtinktur, Karbol, durch Trinken von Salz-, Schwefel-, Salpetersäure oder Natronlauge, durch Inhalation von Kampfstoffen oder durch Tintenstiftverletzungen.

Therapie: Chemische Gegenmittel, z. B. bei alkalischen Verätzungen Säureanwendung (1% Essigsäure, notfalls Zitronensaft oder Essig), bei Säureverätzungen Na. bicarb., Alkohol, Soda.

d) Der elektrische Unfall

Eine Sonderform der Verbrennung stellt der elektrische Unfall dar. Einerseits ist die durch elektrische Energie bedingte örtliche Schädigung durch bestimmte Eigentümlichkeiten ausgezeichnet, vor allem aber ist der lebensbedrohliche Allgemeinschaden dafür charakteristisch. Gegen schwächere Spannungen des elektrischen Stromes bietet die Hornhautschicht der Epidermis erheblichen Widerstand, eine Art Isolator, der nur bei Spannungen von 150–400 Volt durchbrochen wird. Die Höhe des Widerstandswertes hängt von der Zeitdauer der Berührung, der Größe der Berührungsfläche, dem Aufpreßdruck der Elektroden (äußere Umstände), weiter von der Feuchtigkeit der Haut und der Hauttemperatur wesentlich ab. Neben diesem vor allem in der Haut gelegenen *Leitungswiderstand* hängt die Stromschädigung ferner von der sog. individuellen Toleranz und dem Zustand der *Aufmerksamkeit:* der »Strombereitschaft« ab (Jellinek). An der Stromeintrittsstelle findet sich meist eine

Strommarke: eine eingetrocknete Blase, Braunverfärbung oder Schorfbildung, die oft bei tödlichen Verletzungen geringfügig sein kann. An
der Stromleitung im Körper beteiligen sich vor allem Muskelsubstanz
und Gefäße. Der Knochen und die Gelenke besitzen einen hohen Widerstand. Unter dem Einfluß des elektrischen Stromes kommt es *zu aseptischen Nekrosen,* auch zu Knochenveränderungen und zu Schädigungen
an den Gefäßen, die zu wandständigen Thromben und Spätnekrosen
führen können. Die elektrische Schädigung hat trotz ihrer langwierigen
Dauer große Heilungstendenz. *Ihre Behandlung soll deshalb eine weitgehend konservative sein* (JELLINEK).

Die Allgemeinschädigung des elektrischen Stromes ist in vielen Fällen
nur ein Scheintod. Im Vordergrund steht der Atemstillstand, weshalb
die künstliche Atmung nach elektrischem Unfall (ebenso Blitzschlag!) oft
stundenlang durchgeführt werden muß. Herzschädigungen sind meist
irreversibel.

Für die *Erste Hilfe* bei elektrischen Unfällen gelten die Richtlinien,
daß bei wirklichen Hochspannungsschäden nur der elektrotechnische
Fachmann Hilfe leisten kann. Bei den häuslichen Unfällen in Wohnung
oder Werkstatt (220 Volt) kann jeder Helfer, wenn er sich durch trockenes
Papier, ein trockenes Tuch oder trockenes Brett (Knien auf einem Holz-
sessel!) vor einer Erdung sichert, ohne Gefahr das Unfallopfer aus dem
Stromkreis herausbringen, am besten durch Zerren an dessen Kleidern.
Wenn man durch Abschalten oder Herausziehen des Steckers den Stromkreis unterbricht, muß bedacht werden, daß das Opfer nicht zu Fall
kommt.

Allgemeine Therapie: Atemspende, bei Herzstillstand Adrenalin in-
trakardial, Herzmassage, bei Kammerflimmern Novocain 1%ig intrakar-
dial. O_2-Zufuhr, Lobelin und Schockbekämpfung (Humanalbumin). Antibiotika, anticholinergische Behandlung mit Akineton, Artane, Sand-
osten. Pneumonieprophylaxe.

Lokale Therapie: Steriler Verband, Abwarten der Demarkierung, Achtung auf Nachblutung bei Abstoßen der Nekrosen! Später plastische
Deckung des Defektes.

e) Nukleare Schäden

Wir unterscheiden akute und chronische nukleare Schäden.

1. Akute Schäden:

a) *Mechanische (Druckstoßverletzungen).* Die Druckstoßwelle einer
atomaren Explosion setzt schwerste innere Verletzungen: Lungenzer-

reißungen mit Dyspnoe, Zyanose und Schock; Organrisse, Abriß großer Gefäße nahe dem Herzen usw. Eintritt des Todes sofort oder innerhalb weniger Stunden.

Therapie: Absolute Ruhe, Schutz vor Kälte, O_2-Atmung, Schockbehandlung, Antibiotika.

Besonders gefährlich Glassplitterverletzungen: Radioaktivierung des Glases wegen seines hohen Natriumgehaltes möglich!

b) *Verbrennungen durch Hitzewirkung* machen den Hauptanteil der Verletzungen aus (vom einfachen Sonnenbrand bis zur Verkohlung).

Therapie: Siehe bei Verbrennungen, S. 102.

c) Die unmittelbare äußere Strahlung durch *Radioaktivität,* z. B. Asche, verursacht eine schwere akute Dermatitis. Die Initialstrahlung selbst reicht wegen der starken Absorption der Gamma- und Neutronenstrahlung in der Luft kaum über einen Radius von 2 km hinaus.

2. Chronische Schäden:

a) *Externe Gammastrahlung.*

b) *Inkorporation von Radioisotopen* auf dermalem, respiratorischem und alimentärem Weg (β- und γ-Strahlen).

Es kommt zu *Schädigungen des hämopoetischen Systems* (Leukopenie, Thrombopenie, Panmyelophthise), zu *Leber- und Milzschädigung, Ikterus, Hypospermie und Aspermie* (TSUZUKI). Den *Strahlenschäden besonders ausgesetzt* sind die *Keimzellen,* deren Protoplasma als Träger der Erbfaktoren eine so feine Struktur besitzt, daß die geringsten Ionenverschiebungen genügen, um schwerwiegende *biologische Folgen* mit sich zu bringen. Das weibliche Keimplasma hat sich im Experiment den Strahlen gegenüber als besonders sensibel erwiesen.

Lokale Therapie: Entfernung der radioaktiven Substanzen von der Haut, völliges Abschneiden der Haare.

Allgemeine Therapie: Absolute Ruhe, gute Ernährung, Transfusion von Blut und Plasma, Glukose; Antibiotika, Schmerzstillung. Rasche *Eliminierung der in den Körper gelangten radioaktiven Substanzen,* bevor sie resorbiert und abgelagert werden: In den ersten Stunden Brechmittel, Abführmittel, Einnahme von Barium-Röntgen-Kontrastbrei (Resorptionsherabsetzung infolge Absorption an das Barium). Kalzium in hohen Dosen! Bei Kalziumüberschuß ist die Resorption des Strontium um die Hälfte herabgesetzt.

Schutz gegen Inhalation von radioaktivem Staub bieten *Schutzmasken* mit modernen Hochleistungsfiltern.

Im großen gesehen sind *sämtliche Gegenmaßnahmen (prophylaktisch-biologischer Strahlenschutz* mit Cystein, Cysteamin usw. müßte bereits vor dem eigentlichen Strahleninsult durchgeführt werden, um diese *Strahlenblocker* mit ihren entgiftenden Eigenschaften wirksam werden zu lassen) *unbefriedigend.*

Von *besonderer Wichtigkeit* ist bei derartigen nuklearen Katastrophen *die Lösung organisatorischer Fragen* (Bergung und Sichtung der Verletzten, Erstversorgung der Brandverletzten, Transport bei Massierung von Verletzten, Arzt- und Pflegepersonaleinsatz, Bereitstellung von Arzneimitteln und Sanitätsmaterial, Durchschleusung durch radioaktiv verseuchtes Gebiet; verseuchte Lebensmittel und Trinkwasser!).

B) Grundlagen der Verbandlehre

Als ausführliche Darstellung der Verbandlehre werden dem Interessierten die Werke von BÖHLER, JAEGER, HOFFA-GRASHEY, HOFMEISTER-JÜNGLING u. a. empfohlen.

Der aseptische Wundverband, der im allgemeinen aus einem Tupfer oder einem entsprechend zusammengelegten Stück Gaze (gitterartiges weitmaschiges Baumwollgewebe) gemacht und durch Watte, Zellstoff oder ähnliches gepolstert wird, muß an der Hautoberfläche fixiert werden. Dies gelingt entweder durch *Ankleben* mit Heftpflaster, Elastoplast, einem Gazeschleier, der durch Mastisol oder Arasol an der Haut ringsum angeklebt wird, oder durch irgendeine Form von Verband.

Für den Notfall nehmen wir, weil überall vorrätig, *Tücherverbände:* Taschentuch, Handtuch, Mundtuch, Teile eines Bettlakens, sofern nicht Dreiecktücher vorrätig sind. Zweckmäßig sind die Esmarchschen Dreiecktücher, auf denen die wichtigsten Tücherverbände abgebildet sind.

Die ausgedehnteste Verwendung finden aber *Bindenverbände*; sie sind in Rollenform aufgewickelte Streifen, entweder aus Gaze oder aus festem Baumwollgewebe, sog. Cambric- oder Organdinbinden. Auch Trikot- und Flanellbinden finden Verwendung.

An einem Zylinder oder an einer Kugel kann man übenderweise durch einfache Rundtouren und Schraubentouren (dolabra = Hobelspan, serpens = Schlangentour) einen gut sitzenden Verband herstellen. Die Teile des menschlichen Körpers sind aber entweder unregelmäßig sphärisch oder stromlinienförmig zulaufend.

Um bei den sich verjüngenden Gliedabschnitten eine gut sitzende Bindeneinwicklung vornehmen zu können, müssen Umschlagtouren aus-

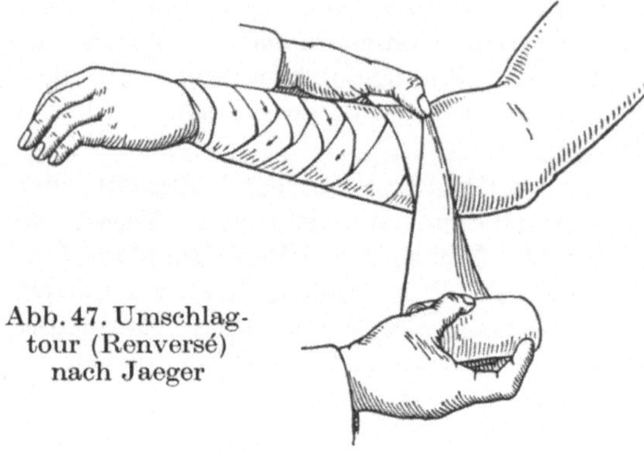

Abb. 47. Umschlag-
tour (Renversé)
nach Jaeger

geführt werden (vgl. Abb. 47), früher »Renversé« genannt.

Am schwierigsten läßt sich der Bindenverband an den beweglichen Teilen, den Gelenken, sowie an der ungleichmäßigen Rundung des Schädels anbringen. Hier muß an Stelle der Rundtour, die – schräg angelegt – abgleiten würde, die *»Achtertour«* verwendet werden.

Die zwei wichtigsten Formen der Achtertouren sind der *Fächerverband* (Testudo: z. B. für den Ellenbogen, vgl. Abb. 48, ähnlich für das Knie) und der *Kornährenverband* (Spica, z. B. Spica humeri für die Schulter, vgl. Abb. 49).

Dieses Achtertourprinzip wird auch beim Gesicht und Schädel, z. B. als Kinnschleuder, Nasenschleuder, bei Halsverbänden und als Mitra Hippocratis verwendet.

Für die Anwickelung des Armes an den Rumpf findet die Achtertour Verwendung als Velpeauscher Verband und Desaultscher Verband. Beide legt man nach dem Merkwort: A(chsel)-Sch(ulter)-E(llenbogen) = Asche an. Der Velpeausche Verband, als *Fixierung nach Einrichtung der Schulterluxation* manchmal verwendet, beginnt über der Brust mit einer Tour, die an der Vorderseite von der kranken zur gesunden Schulter läuft. Der Desault-Verband beginnt sinngemäß umgekehrt mit Zirkeltouren um den Brustkorb, die von der gesunden zur kranken Seite gehen und das Schulterkissen und darüber den Oberarm am Rumpf fixieren (Abb. 50). Dann umfassen die Bindentouren den Ober-

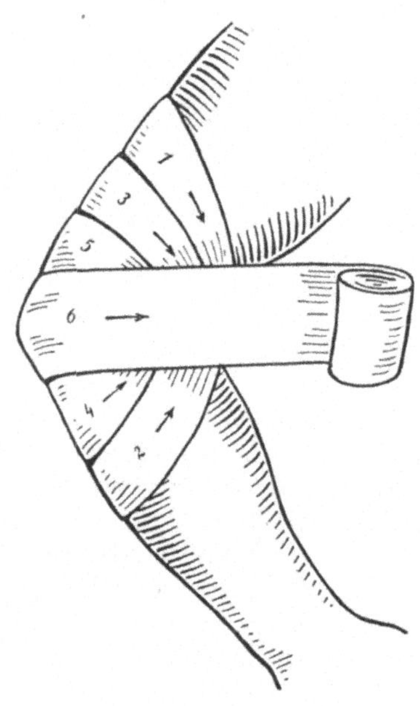

Abb. 48. Fächerverband: Testudo
cubiti inversa nach Jaeger

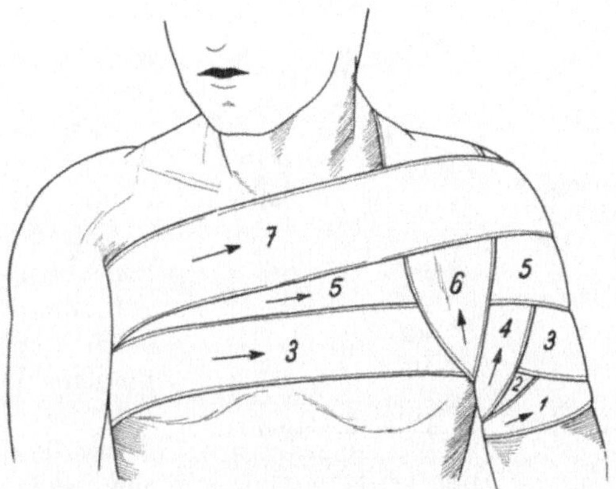

Abb. 49. Kornährenverband: Spica humeri
ascendens nach Jaeger

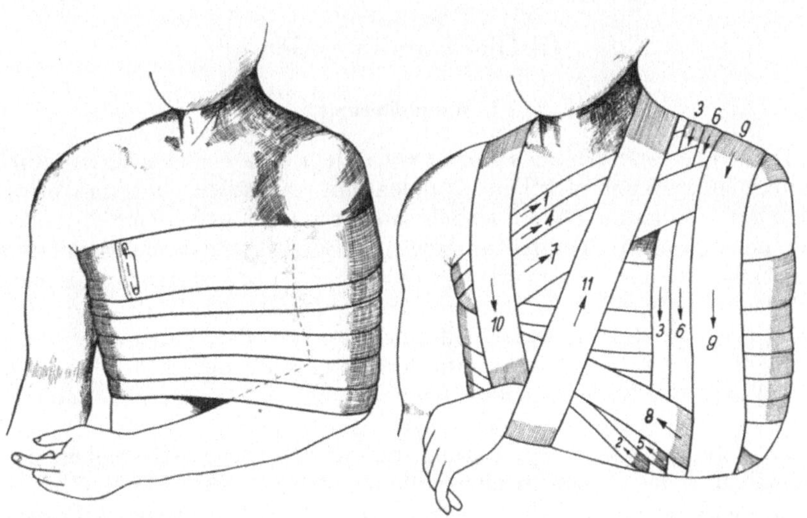

Abb. 50. Desault, 1. Teil mit Fixation des Oberarmes am Rumpf

Abb. 51. Desault, 2. Teil und Handschlinge

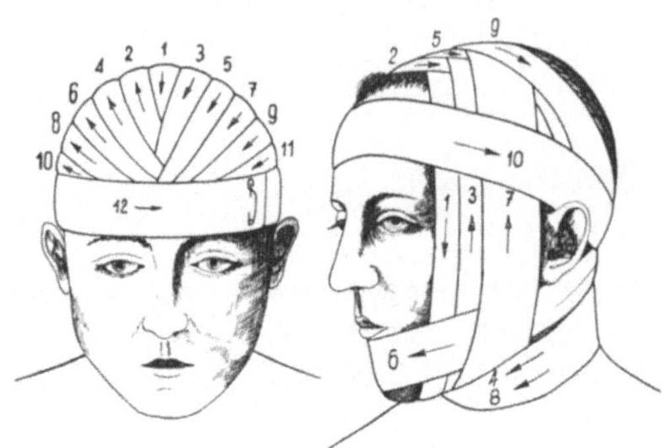

Abb. 52. Mitra Hippo-
cratis

Abb. 53. Capistrum
duplex

arm abwechselnd von vorne und von hinten und fixieren ihn so schlingenförmig am Kreuzungspunkt der Achtertour in der gesunden Achsel (Abb. 51).

Von den Kopfverbänden seien in Erinnerung gebracht die Mitra Hippocratis (Abb. 52), das Capistrum duplex (Abb. 53) und die Funda maxillae. Besonders bewährt haben sich auch Schlauchgazebinden, in erster Linie für Kopf- und Fingerverbände (Stülpa Rauscher, Tubegauz Scholl).

Bezüglich der Schienen-, Gips- und Dauerzugverbände sei auf den Abschnitt über die Knochenbruchbehandlung, S. 61 ff., verwiesen.

C) Die Wundinfektion

1. Wundeiterung

Die Größe einer Wunde allein ist noch nicht entscheidend für das Auftreten einer Wundinfektion. Wunden mit zerfetzten, unterminierten Rändern, die kaum bluten, sind besonders infektionsverdächtig. Außer der chirurgischen Therapie vorbeugende Anwendung von Antibiotika und Sulfonamiden. In den ersten Tagen einer Wunde ist physiologischerweise eine geringe Temperatur- und Pulssteigerung der Ausdruck der bei jeder Wunde stattfindenden Allgemeinreaktion des Verletzten. Jede, auch die kleinste Verletzung erfordert gerade um den 2.–4. Tag nach der Wundentstehung genaueste Beobachtung, wobei wir die Verletzung nach drei Gesichtspunkten beurteilen:

a) Örtliche Beobachtung: Rötung, Schwellung, Schmerzhaftigkeit der Wunde und das Auftreten eines anfangs serösen, sehr bald weißlichen Eiters sind die gewöhnlichen Zeichen. Im Falle einer schweren Infektion können diese Zeichen schon nach einigen Stunden beobachtet werden. In der Regel dauert es aber auch bei von vornherein infizierten Wunden

12–30 Stunden, bis wir die örtlichen Zeichen der Entzündung feststellen können. Handelt es sich um Wunden, die wir in den ersten Stunden primär versorgt haben, so wird eine trotzdem auftretende Infektion oft erst nach 2–3 Tagen deutlich werden. Wichtiger Anhaltspunkt ist immer ein heftiger Wundschmerz, der trotz exakter Ruhigstellung der Wundumgebung anhält.

b) Regionäre Beobachtung: Die Beobachtung der anschließenden Lymphbahnen und Lymphknoten ist von großer Wichtigkeit. Oft ist eine Druckempfindlichkeit oder eine tastbare Vergrößerung der Lymphknoten (Lymphadenitis) früher festzustellen als die Entzündung an der Wunde selbst. Stets achte man auch darauf, ob sich nicht eine leichte Thrombophlebitis an die Wunde anschließt.

c) *Allgemeine Beobachtung:* Von gleicher Bedeutung wie die örtliche und die regionäre Beobachtung ist die allgemeine Beobachtung, die festzustellen hat: Fieber, Puls, Zunge, Allgemeinaussehen, Schlaf, Appetit, Kopfschmerz, Müdigkeit.

Über die Behandlung siehe ORATOR-KÖLE: Allgemeine Chirurgie. Über Finger- und Handeiterungen siehe ORATOR-KÖLE: Spezielle Chirurgie.

2. Wundstarrkrampf

Beim Zustandekommen des Wundstarrkrampfes spielen günstige anaerobe Bedingungen die Hauptrolle. Kleine, kaum blutende Schrunden, vor allem am Fuß und Bein, tiefbuchtige Schußverletzungen, die Erde, Kleider- oder Stoffteilchen einschließen, geplatzte Frostblasen, Schweißrhagaden zwischen den Zehen, ernährungsgestörte Wundränder und auch Verbrennungswunden sind bevorzugte Stätten der Tetanusinfektion. Die Infektion erfolgt meist mit der Verletzung durch mitgerissene Staub-, Erde-, Holz- und Kleiderpartikelchen. Besonders günstig für eine Tetanusinfektion ist es, wenn Fremdkörper wie Stoff, Erde, Holz oder ähnliches in der Wunde zurückbleiben. Die Wunde selbst bietet nichts Auffälliges, im Gegenteil, sie ist oft im Ausheilungsstadium, wenn der Tetanus ausbricht.

Die Tetanustoxine wandern in Richtung des Zentralnervensystems, vor allem in den die Nerven begleitenden Lymphbahnen. Während dieser Zeit entwickeln sich langsam die *Prodromalsymptome:* ziehende Schmerzen und Steifigkeit in dem verwundeten Glied, einzelne ungewollte Zuckungen in den Muskelgruppen in der Umgebung der Wunde, Steigerung der Sehnenreflexe, Schmerzen um die seitlichen Brustkorbpartien (Ansatzpunkte des Zwerchfells!), Schluckbeschwerden, Lichtscheu, Er-

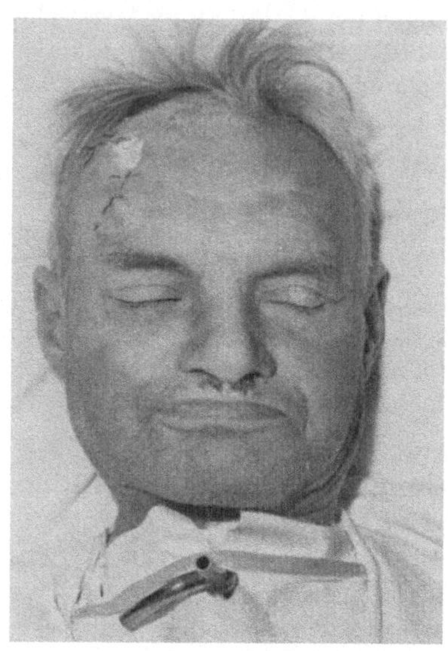

Abb. 54. Risus sardonicus bei Wundstarrkrampf, Wunde an der rechten Stirnseite als Eintrittspforte, Zustand nach Tracheotomie mit Trachealkanüle

müdbarkeit beim Kauen. Besonders auf die *gesteigerten Sehnenreflexe* muß hingewiesen werden.

Beim Übergang zum *manifesten Tetanus* tritt die *Kieferklemme* ein, zu deren Beginn die gesteigerte Masseterspannung als Frühsymptom festgestellt wird. Dann schließt sich die *Nackensteifigkeit* an, der sich eine leichte *Starre* der Rückenmuskulatur hinzugesellt. Maskenartiges Aussehen des Gesichtes steigert sich zum *Risus sardonicus* (Abb. 54). Im weiteren Verlauf treten zum tonischen Krampf *klonische Zuckungen*, anfallsweise auftretend, die der Patient bei klarem Bewußtsein und Schlaflosigkeit durchmacht. Temperatursteigerungen sind völlig uncharakteristisch.

Im allgemeinen ist der Tetanus um so gefährlicher, je rascher er sich entwickelt.

Wir unterscheiden beim allgemeinen Tetanus drei Gruppen:

Gruppe I: *Leicht*, Masseterenkrampf, Risus sardonicus, Schluckbeschwerden.

Gruppe II: *Mittelschwer*, Opisthotonus, generalisierte Krämpfe, brettharte Bauchdecken, maximale Hypertonie der Muskulatur.

Gruppe III: *Schwer*, heftige tonisch-klonische Krämpfe, Schlingkrämpfe (Pharynxmuskulatur), Zwerchfellkrämpfe (Asphyxie).

Die *Therapie* des Tetanus umfaßt folgende sechs Punkte:

1. *Behandlung der Wunde als Eintrittspforte: Exakte* Wundexzision (bakteriolog. Untersuchung und Tierversuch), Spülung mit H_2O_2, die *Wunde* bleibt *offen!* Lokal Antibiotika!

2. *Antitoxintherapie:* Während der Narkose für die Wundexzision je 40 000–50 000 I.E. i.v. und i.m. (vorher Kutantest, ob Pferde- oder Rinderserum!). In den nächsten 3–4 Tagen tgl. je 20 000–40 000 I.E. i.v. und i.m. Gleichzeitig aktive Immunisierung mit 0,5 ccm Tetanol subkutan. Außerdem Immunisierung mit menschlichem Serum (Tetabulin) möglich.

3. *Dämpfende Maßnahmen gegen die Krampfbereitschaft:* Lytische Mischungen, z. B. Alodan-Phenergan-Panthesin-Hydergin, dann Megaphen, Largactil usw. Dazwischen Luminal. Schwere Krämpfe werden durch Reorganin oder Myocain kupiert. Im Anfall Pentothal i.v.; bei schwersten Fällen i.v.-Kurare-Dauerinfusion bei oberflächlicher Narkose und künstlicher Beatmung.

Ältere Maßnahmen: 3stündl. Zyklus mit Chloralhydrat rektal 2–3 g, Morphium 0,01–0,02 u. Magn. sulf. 15 % etwa 20–30 ccm rektal.

4. *Verhütung und Bekämpfung von Komplikationen:* Überwachung des Kreislaufes, der Darmfunktion, der Harnblase; Kontrolle von Ein- und Ausfuhr, Elektrolythaushalt, Reststickstoff, Blutzucker; Antibiotika; Freihaltung der Atemwege: Primäre Tracheotomie bei Fällen der Gruppe II und III, sekundäre Tracheotomie bei Verschlechterung der Gruppe I.

5. *Sicherung der Ernährung:* Nach Möglichkeit auf natürlichem Wege, sonst i.v. und rektal. Zufuhr von Elektrolytlösungen, Lävulose, Plasma und Blut.

6. *Allgemeine Pflege:* Unterbringung in einem verdunkelten Zimmer, Fernhalten von Lärm und krampfauslösenden Reizen, beste pflegerische Betreuung.

Weiteres über Tetanus sowie über Tetanusprophylaxe siehe ORATOR-KÖLE: Allgemeine Chirurgie.

3. Gasbrand

Im Gegensatz zum Tetanus sind die anaeroben Gasbrandinfektionen neben den tiefgreifenden toxischen Veränderungen, die das Leben gefährden, durch schwere lokale Erscheinungen gekennzeichnet.

Die *Diagnose* der Gasbrandinfektion stützt sich auf folgende Punkte: unter heftigen Schmerzen und einer auffallenden Kreislaufverschlechterung (»Umschlag« des Allgemeinbefindens) schwillt die Wundumgebung an, die Haut in der Wundumgebung ist oft auffallend blaß, gespannt und glänzend, häufig braunrot oder bläulich verfärbt. Man unterscheidet danach eine »braune« und eine »blaue« Form des Gasbrandes. Ein Hauptsymptom bei diesen Schwellungen und Hautverfärbungen ist nun der Nachweis des *tastbaren Gasknisterns* unter der Haut. Beim Perkutieren der Wundumgebung ergibt sich im Vergleich mit der gesunden Extremität ein deutlich tympanitischer Beiklang (Schachtelton). Sofern die Wunde klafft, kann die Schwellung des subkutanen Fettgewebes und ihre Durchtränkung mit gelbgrünem oder bräunlichem Ödem festgestellt werden. Die Muskulatur ist trocken (»es blutet nicht«, auch nicht beim

Durchschneiden). Die Farbe ist wechselnd; schmutzig graubraun oder hämorrhagisch durchsetzt, manchmal matsch-zerfließend, stinkend.

In der Regel sitzt der Gasbrand bei ausgedehnten, buchtenreichen Verletzungen (im Krieg durch Granatsplitter) »subfaszial« (PAYR). Sein Herd ist das Muskelgewebe als solches. Deshalb *hauptgefährdet*: Oberschenkel, Hüfte, Schulter! In Fällen, die bakteriologisch nicht mischinfiziert sind, entsteht eine nicht eitrige Muskelgangrän (FRANZ). Die Schnelligkeit des Fortschreitens bedingt ihre Gefährlichkeit. In solchen Fällen wird oft die ausgiebigste Spaltung nicht ausreichen und sogar eine verstümmelnde Operation zu spät kommen. Bei der Behandlung steht die vorbeugende, rechtzeitige und kunstgerechte chirurgische Versorgung der Wunden, also die *operative Prophylaxe* im Vordergrund. Die Anwendung der Sauerstoffeinblasung ins erkrankte Gewebe ist unsicher und nicht ungefährlich. Im Gegensatz zum Tetanus kann beim Gasbrand die Serum*prophylaxe* und noch mehr die Serum*therapie* (hohe Dosen! täglich 50 ml intravenös, insgesamt 400 ml) nur als unterstützende Maßnahme genannt werden. Neben den Bakterientoxinen spielen ja Muskelzerfallsgifte eine große Rolle! Periston und Bluttransfusionen! Hinzu treten Sulfonamide und Antibiotika. Besonders gefährdet sind für Gasbrand solche Gliedabschnitte, die infolge Gefäßverletzung oder Drosselung in ihrer arteriellen Versorgung eingeschränkt sind. Gefahr der Esmarch-Binde! Nach den letzten Zusammenstellungen von v. REDWITZ kommt Gasbrand bei 0,03% aller Verletzungen zur Entwicklung. Bei Schußverletzungen wird die Häufigkeit des Gasbrandes mit 0,4–1% angenommen.

Weiteres über den Gasbrand sowie über sonstige Wundkomplikationen siehe ORATOR-KÖLE: Allgemeine Chirurgie.

SPEZIELLER TEIL

Allgemeines

Wenn in dieser vor allem für das Studium gedachten Unfallheilkunde wegen der großen Mannigfaltigkeit der Verletzungen und, um das Verständnis möglichst zu fördern, der »Allgemeine Teil« eine in vielen Punkten eingehendere Darlegung erforderte, soll in diesem »Speziellen Teil« ein möglichst knapper Überblick nach umschriebenen regionären Gesichtspunkten gegeben werden. Für manche Frakturformen muß auf die entsprechenden Abschnitte in ORATOR-KÖLE: Spezielle Chirurgie verwiesen werden.

Jedes einzelne Verletzungsbild wird nach vier Gesichtspunkten besprochen:

Ae. = Ätiologie: Ursache, Entstehungsmechanismen, anatomische Arten und Hautkomplikationen.

Sy. = Symptome: klinisches Krankheitsbild einschließlich röntgenologischer Kennzeichen.

Dd. = Differentialdiagnose: weist auf die wichtigsten Abgrenzungen hin.

Th. = Therapie: zeigt einige zweckmäßige Behandlungsmaßnahmen. *Sofern sie vom praktischen Arzt ausgeübt werden kann, erfolgt Beschreibung. Bei den Behandlungsmaßnahmen, die nur vom Fachchirurgen ausgeführt werden sollen, wird auf die Hauptgesichtspunkte hingewiesen.* Über die Notversorgung und den Transport dieser Fälle ist im Allgemeinen Teil das Notwendigste angeführt. Bei den Knochenbruchformen ist diese Trennung der Behandlungsmaßnahmen zwischen Allgemeinpraktiker und Fachchirurgen aufgezeigt.

Angaben über die Grade der Minderung der Erwerbsfähigkeit (MdE) bei zurückbleibenden Schäden sind angeführt, sofern nicht die Rentensätze von S. 14 ff. anwendbar sind.

Die *Röntgendiagnostik* tritt gegenüber den klinischen Krankheitszeichen mit Absicht zurück, da in der Allgemeinpraxis die Beurteilung des Röntgenbildes ja doch meistens dem Fachchirurgen zufällt. Hier sei nochmals besonders darauf hingewiesen, daß bei *Beurteilung gelenknaher Frakturen von Jugendlichen stets an die Epiphysenfugen* gedacht werden muß. Der Unerfahrene kann völlig oder noch z. T. offene Epiphysenfugen mit Bruchlinien, Infraktionen und Knochenabsprengungen verwechseln[1]. Oft erst durch die Röntgenuntersuchung aufzuklären sind viele Gelenkbrüche (z. B. Ellenbogen, Knie!), Kahnbeinbrüche, manche Fersenbein- und Wirbelbrüche. Grundsätzlich Aufnahmen in *zwei* zueinander senkrechten Ebenen!!

Einige Gerichtsentscheidungen haben das Unterlassen einer Röntgenuntersuchung im Fraktur- oder Luxations-Verdachtsfalle dem Arzt als Fahrlässigkeit zur Last gelegt.

Bezüglich des Auftretens der Knochenkerne und des Schlusses der Epiphysenfugen sei daran erinnert, daß die Knochenkerne an Schulter, Hand und Kniegelenk am frühesten auftreten und die entsprechenden Epiphysenfugen sich am spätesten schließen. Es sind dies die stärksten Zentren des Extremitätenlängenwachstums (zugleich die Stellen des häufigsten Auftretens der spontanen metaphysär gelegenen Osteomyelitis und der Knochensarkome).

I. Verletzungen von Kopf, Hals, Rumpf

1. Schädel

Bezüglich der Lehre vom Schädeltrauma und seinen wichtigsten Komplikationen sei auf den ersten Abschnitt Orator-Köle: Spezielle Chirurgie verwiesen. Dort werden die praktisch wichtigsten Gesichtspunkte hervorgehoben.

a) Weichteilverletzungen
vgl. Allgem. Teil, S. 91.

b) Offene Schädelbrüche

Ae.: Schädelprellung, Schädelquetschung durch Anstoß, Aufschlag, Hinstürzen oder Herabfallen von Gegenständen.

Sy.: Die Schwere der Verletzung läßt sich anfangs oft gar nicht übersehen. Genaue Wundinspektion und frühe operativ-chirurgische Versorgung sind unumgänglich notwendig. Röntgen.

---

[1] Schrifttum: EHALT, W.: Unfallchirurgie im Röntgenbild, Wien 1950. GRASEY, R. und R. BIRKNER: Röntgentafeln des Skeletts. 10. Aufl., München-Berlin 1964. JANKER, R.: Röntgenaufnahmetechnik, Teil 1, Allgemeine Grundlagen und Einstellungen. 7. Aufl., München 1966.

Th.: *Jeder offene Schädelbruch bedarf der fachchirurgischen Behandlung im Krankenhaus.* Nach Wundrandexzision wird unter aseptischen Kautelen die Tiefe der Wunde freigelegt, Periostverletzungen und Fissuren kommen zur Ansicht. Oft sind in Knochensprüngen, die ja im Augenblick des Unfallereignisses als Berstungsfissuren evtl. einige Millimeter breit klaffen, Haare und andere Fremdkörper eingeklemmt. Falls eine ausgesprochene Schädelimpression vorgefunden wird, ist die Hebung der Fragmente bei offenem Schädelbruch angezeigt; macht sie Schwierigkeiten, wird zur Seite der Impression mit einem kleinen Hohlmeißel oder Trepan eine Hilfslücke gebohrt und von da aus das Imprimat gehoben. Meist ist die Lamina interna wesentlich mehr gesplittert. Möglichst ist die Dura zur Ansicht zu bringen; falls sie blau durchschimmert (subdurale Blutung), ist sie zu eröffnen und das Hämatom zu entleeren (Drain). Knochensplitter werden möglichst erhalten, um keine unnötigen Knochendefekte entstehen zu lassen. Keine tiefen Nähte, nur die notwendigsten feinen Ligaturen. Hautnaht, Sulfonamide, Antibiotika.

Zum Transport ins Krankenhaus wird die offene Schädelverletzung mit einem aseptischen Verband versorgt, wobei nur grobe, leicht zu entfernende Fremdkörper und Verunreinigungen entfernt werden sollen.

Bei Schädelschüssen im Frühstadium aktiv-chirurgisches Vorgehen. Insbesondere bei allen Streif-Rinnenschüssen und bei solchen Durch-

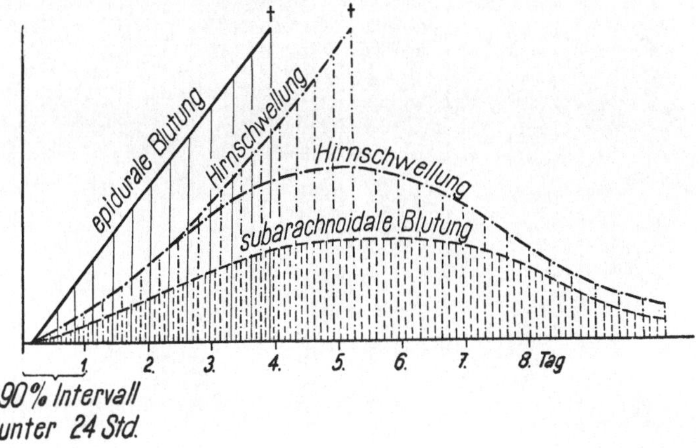

Abb. 55. Schematische Wiedergabe der verschiedenen Ursachen der unmittelbaren posttraumatischen Hirndrucksteigerung in ihrem zeitlich verschiedenen Auftreten und Ablauf (z. T. nach Tönnis)

schüssen, die am Ein- oder Ausschuß Splitterung aufweisen. Operations-
ziel: Entsplitterung und Wundsäuberung mit möglichster Schonung
des Gehirns. Innerhalb der ersten zwei Tage primärer Duraverschluß.
Bei Druckerscheinung entlastende Trepanation. Die Ursachen erläutert
die Abb. 55. Vgl. ORATOR-KÖLE: Spezielle Chirurgie.

c) Geschlossene Schädelbrüche

Geschlossene Schädelbrüche (Abb. 56) ohne Herdzeichen werden konservativ behandelt. Schädelbrüche mit klinisch feststellbarer Impression bzw. mit Hirnherderscheinungen werden einem operativen Vorgehen
unterzogen: Hebung des Imprimates bzw. Trepanation. *Des weiteren
gibt die Compressio cerebri infolge epi- oder subduralen Hämatoms eine
unbedingte Operationsanzeige.* Vgl. ORATOR-KÖLE: Spezielle Chirurgie und
Kurze chirurgische Operationslehre.

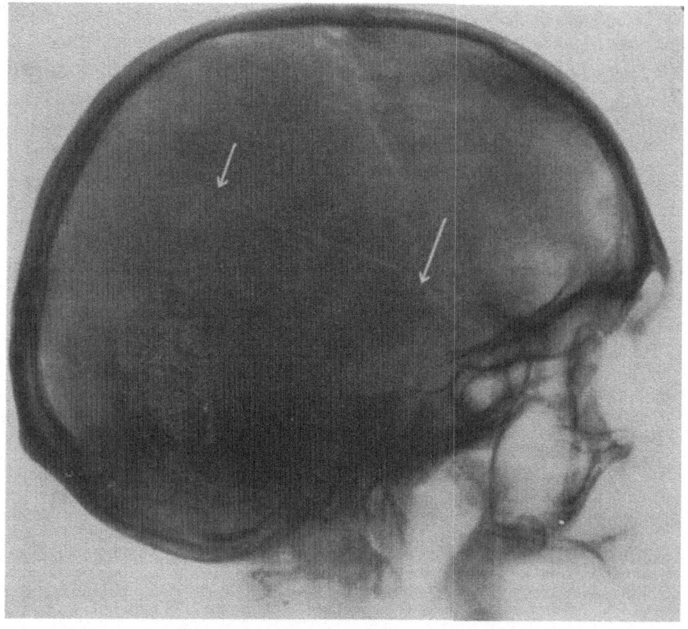

Abb. 56. Seitliche Schädelaufnahme in Linkslage. Bruch des Schädeldaches,
bis in die Schädelbasis reichend. Die Bruchlinie kreuzt die A. meningea media

d) Schädelbasisbrüche

Ae.: Meist direkte, seltener indirekte Schädeltraumen.

Sy.: In der Regel Zeichen einer schweren Gehirnerschütterung. Weiter Brillenhämatom, Blutung aus Nase, Ohr und Rachen, blutiger Liquor (muß nicht sein!), allenfalls Hirnnervenschädigung (Fazialis, Abduzens, Trochlearis).

Untersuchung:
1. Lokale Untersuchung, Röntgen in vier Ebenen. Ohrbefund. Augenhintergrund
2. Neurologischer Befund
3. Pulskontrolle, Blutdruck
4. Lumbalpunktion im Liegen (*Vorsicht* wegen Einklemmung der Med. oblongata in das Foramen occipitale magnum!!) kann manchmal in Frage kommen.

Th.: Anticholinergische Behandlung mit Akineton und Artane, Infusionen mit Hydergin-Panthesin, Ruvit, Euphyllin, Vitamine, Humanalbumin, Venostasin, Strophanthin. Entwässerung mit Esidrex, 40%iger Lävulose, Harnstoff; Katheterismus, Puls- und RR-Kontrolle; O_2-Zufuhr, feuchtes Zelt, Antibiotika, Vermeidung von Druckstellen und Dekubitus. Bei starker motorischer Unruhe Dämpfung mit Largactil 25–50–100 mg i.m.; Tracheotomie. Bei Hirndruck bitemporale Entlastungstrepanation.

Bei Somnolenz äußerste Vorsicht beim Trinken wegen Verschluckungsgefahr, Sondenernährung.

e) Gehirnerschütterung

Ae.: Diese oft ohne äußere Verletzung einhergehende häufige Folge von Schädeltraumen lastet dem praktischen Arzt manchmal die größte Verantwortung auf, denn hinter ihr können sich klinisch, oft auch röntgenologisch kaum erkennbare Knochenfissuren verbergen, von denen Gefäßverletzungen und Epiduralhämatome mit lebensbedrohlichem Hirndruck ihren Ausgang nehmen. Für die ganze Frage der traumatischen und entzündlichen Hirnkomplikation vgl. ORATOR-KÖLE: Spezielle Chirurgie.

Sy.: Sofort einsetzende *Bewußtlosigkeit*, retrograde Amnesie, *Erbrechen* oder Brechreiz, *Kopfschmerzen*, Schwindel, Pulsanomalien, insbesondere *Pulsverlangsamung*, sind die wichtigsten Kennzeichen der Gehirnerschütterung. Man fahnde weiter nach Meningealreizsymptomen (Andeutung von Nackenstarre, Nystagmus, Kernig), Pupillenreaktion und Hirnnervenstatus!

Th.: Siehe umseitig bei Schädelbasisbrüchen.

Die geschilderte »Gehirnerschütterung« liegt – als »gedeckte Hirnschädigung 2. Grades« – in der Mitte zwischen der »gedeckten Hirnschädigung 1. Grades« = »Schädelprellung« und der als »schwere« Commotio erscheinenden Hirnschädigung 3. Grades (TÖNNIS), der meist eine »Contusio cerebri« zugrunde liegt.

Die »Schädelprellung« zeigt Schock ohne echte Bewußtlosigkeit, Erbrechen, Kopfschmerz und vegetative Symptome.

Die *Contusio cerebri* geht einher mit Hirnherdsymptomen (Ophthalmoplegie, Abduzens, Moria, unmotivierte Temperatursteigerung u. a.).

Nach TÖNNIS kann die Entscheidung, welcher Grad vorliegt, nicht unmittelbar nach dem Unfall getroffen werden, sondern erst aus fortlaufenden neurologischen und vegetativen Kontrollen. Die Folgen der Schädelprellung pflegen nach 3–4 Tagen, der Commotio nach 3 Wochen abzuklingen. Länger dauernder Verlauf spricht für Kontusionsherde.

Man muß bei einer schweren Gehirnerschütterung mit 3 Monaten völliger Arbeitsunfähigkeit rechnen; für weitere 3 Monate Erwerbsminderung von 50% und dann noch 12–18 Monate eine Erwerbsminderung von 20% (auch Alter des Verletzten berücksichtigen!). »*Postkommotioneller Zustand*«: Häufig bei primär labilem Nervensystem: Es bleibt nach einer Gehirnerschütterung für längere Zeit eine Neigung zu Zirkulationsstörungen im Bereiche der Blutgefäße des Schädels bestehen.

Th.: Bellergal, Dihydroergotamin, Akineton.

Weiteres über Schädeltraumen vgl. in ORATOR-KÖLE: Spez. Chirurgie, W. BIRKMEYER: Hirnverletzungen, Wien 1951, K. HOLUB: Schädel-Hirnverletzungen, Wien 1962.

Dd.: Bewußtlosigkeit:
1. Zerebral: Ohnmacht, Nervenschock, Hirnschlag, Hitzschlag, Sonnenstich
2. Toxisch: Alkohol, Vergiftungen, Coma diabet., uraem. usw.
3. Ohnmacht mit Krämpfen: Epilepsie, Hysterie
4. Unfälle: Commotio, Elektrischer Unfall, Ersticken, Ertrinken.

2. Gesicht

a) Weichteilverletzung

vgl. Allgemeiner Teil, S. 91.

b) Nasenverletzung

Offene Verletzungen werden aktiv-chirurgisch versorgt. Ein Nasenbeinbruch ist meist wegen der offensichtlichen Deformität leicht zu er-

kennen und durch Röntgenaufnahme zu sichern. In Lokalanästhesie
wird vom Naseninneren aus mit schmaler Kornzange oder Elevatorium
eine Impression oder Deviation beseitigt. Anschließende Tamponade
und äußerer Nasenverband ist zur Erhaltung der Reposition und zur
Verhinderung einer Blutung meist für drei Tage nötig.

c) Jochbein- und Oberkieferbrüche

Jochbeinbrüche ohne nennenswerte Verschiebung heilen konservativ.
Bei Dislokation nach unten und innen findet man Doppelbilder durch
Absinken des Bulbus und eine Einschränkung der Mundöffnung (Bewe-

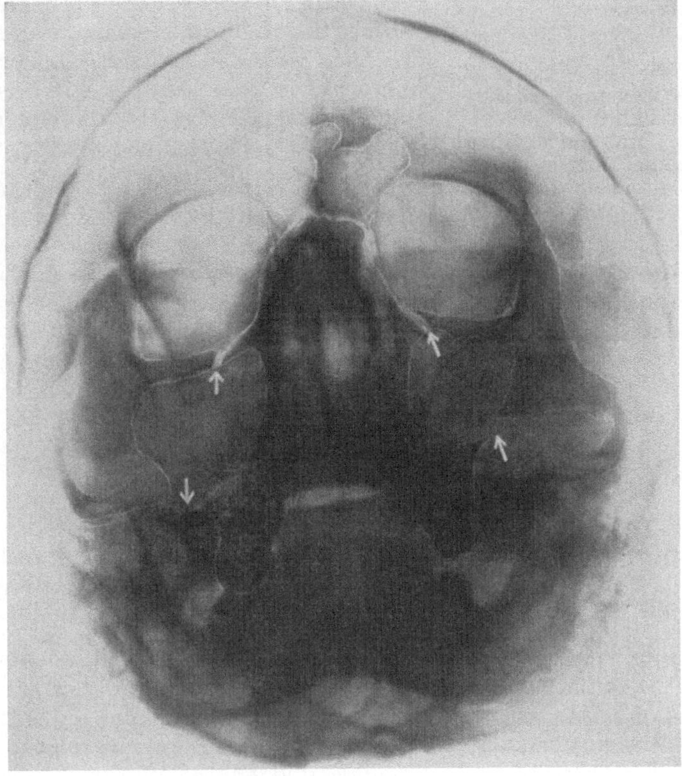

Abb. 57. Totale Oberkieferfraktur (Le Fort III); die Knochenkonturen sind
mit Bleistift nachgezeichnet, um die Frakturlinien deutlich zu machen

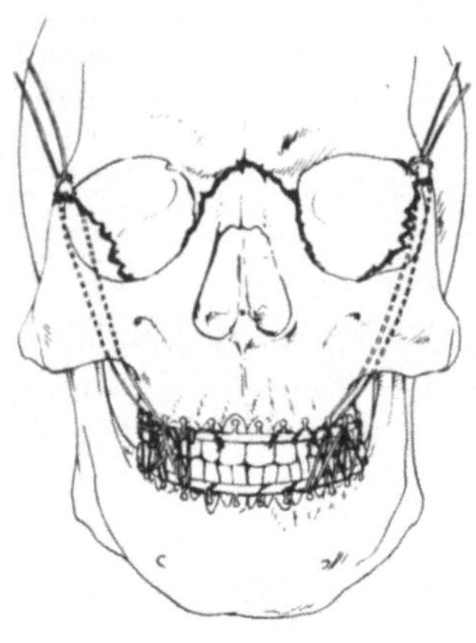

Abb. 58. Schematische Darstellung der „fronto maxillären" Drahtaufhängung (Adams) bei Mittelgesichtsfrakturen nach Le Fort III

gungsbehinderung des Proc. muscularis durch das imprimierte Jochbein). Kosmetische Störung.

Th.: Bei Jochbeinimpression ist eine perkutane Reposition mittels einzinkigem Knochenhaken angezeigt. Reposition unbedingt in den ersten drei Tagen durchführen; später wegen Zurücksinkens Extension mit Einzinker zu einer Gipshaube durch 10–14 Tage.

Bei den *Oberkieferfrakturen* treten meist die von LE FORT beschriebenen Frakturformen auf: Le Fort I – Aussprengung des Kieferfortsatzes der Maxilla, Le Fort II – Aussprengung der Maxilla mit Nase aus dem Skelett, Le Fort III – Aussprengung der Maxilla mit Nase und Jochbogen.

Th.: Bei Notversorgung Seitenlagerung, damit das Blut aus dem Mund herausrinnt und der Oberkiefer nicht zurücksinkt. Die Behandlung strebt den richtigen Zahnschluß an. In Zusammenarbeit mit einem Kieferchirurgen oder geschulten Zahnarzt wird durch extraorale Verbände die Schienung des Oberkiefers mittels Gipshaube vorgenommen. Heute werden von vielen Kieferchirurgen Osteosynthesen zum Jochbein bzw. zum Supraorbitalbogen unter Verzicht einer Gipshaube bevorzugt (Abb. 58).

d) Unterkieferbrüche

Ae.: Sie entstehen meist durch stumpfe Gewalteinwirkung (Verkehrs- und Arbeitsunfälle), sind meist von Schleimhautzerreißungen begleitet und dadurch offene Frakturen.

Sy.: Typische Knochenbruchzeichen. Schmerzhaftigkeit, Bißunfähigkeit, Dislokation, abnorme Beweglichkeit und Krepitation. Für die Dislokation ist neben der Richtung der Gewalteinwirkung die antagonistisch wirkende Muskulatur ausschlaggebend: die Kaumuskulatur (Masseter und Pterygoidei) und die Kinn- und Zungenmuskulatur. Bei einfachen Brüchen – bevorzugt sind Eckzahngegend, Gegend des nicht durchgebrochenen Weisheitszahnes und Kieferköpfchenhals – kommt es

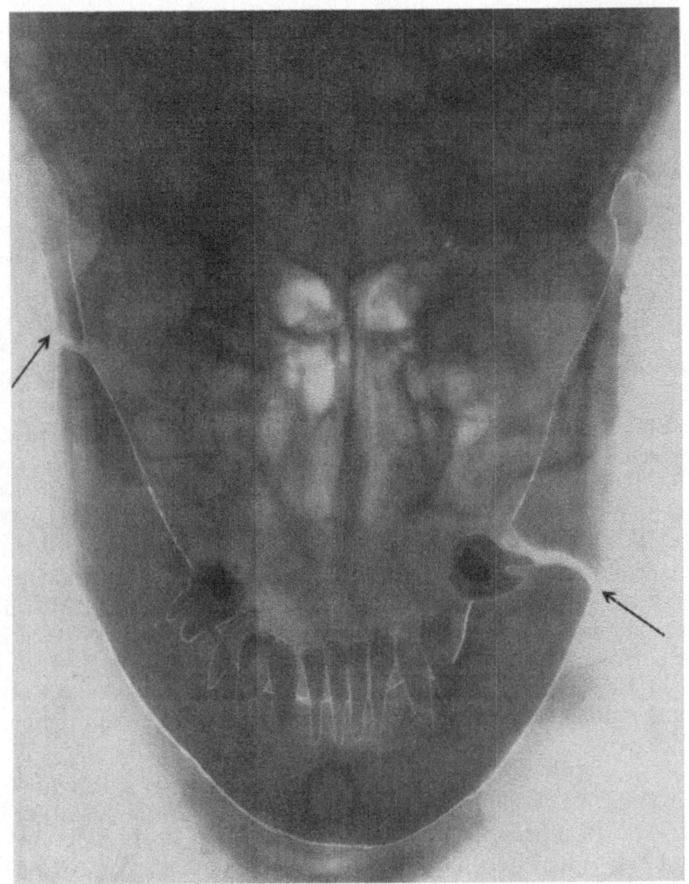

Abb. 59. Unterkieferfraktur im Horizontalast links und am aufsteigenden
Ast rechts

meist zu einer Übereinanderschiebung der Bruchstücke. Häufig sind
Brüche im Horizontalast der einen Seite mit Frakturen im Bereiche
des Gelenkhalses der anderen Seite kombiniert (Abb. 59). Bei Unter-
kieferstückbruch tritt infolge des Zuges der Zunge und der Mundboden-
muskeln eine lebensbedrohliche Verschiebung des mittleren Bruchstückes nach hinten unten ein. Es droht Erstickung.

Th.: Wesentlich ist die Erzielung eines richtigen Zahnschlusses. Im Notfall werden die Zahnhälse mit dünnen Drahtschlingen umwickelt und an einem festen Draht, der außen an der Reihe der Zahnhälse als Schiene angelegt wird, fixiert (Abb. 60). Bei Zurücksinken der Zunge wird diese mit einem Seidenfaden durchstochen, vorgezogen und der Faden mit einer Klemme befestigt. Vor längerem Transport Tracheotomie.

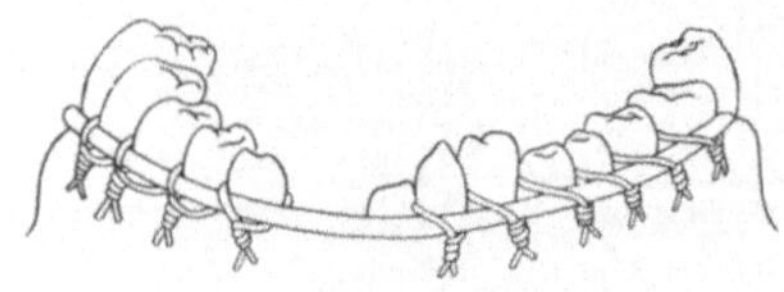

Abb. 60. Sauersche Notschiene bei Kieferfraktur

Für die Behandlung der Kieferbrüche ist eine Zusammenarbeit zwischen Chirurg und geschultem Zahnarzt bzw. Kieferchirurgen angezeigt. Das Ziel ist die knöcherne Ausheilung des Unterkieferbruches in einer solchen Stellung, daß Kieferbewegung und regelrechter Zahnschluß gewährleistet sind. Man verwendet meist Drahtschienenverbände, die am Unter- und Oberkiefer angelegt werden (OBWEGESER). Die Reposition der Fragmente wird durch Gummizüge durchgeführt, die von den Drahtschienen des Unterkiefers zu denen des Oberkiefers geführt werden. Gewöhnlich erfolgt nach wenigen Stunden die Einstellung der Frakturenden und damit gleichzeitig der Kiefer zueinander. Durch diese Abstützung des gebrochenen Unterkiefers an dem gleichfalls geschienten Oberkiefer wird die normale Okklusion erreicht; außerdem Kopf-Kinn-Kappe! Nach gelungener Reposition wird der Kiefer 4–6 Wochen ruhiggestellt und die Ernährung erfolgt flüssig, was bei aneinander fixierten Zahnreihen stets durchführbar ist.

Erst nach 4–6 Wochen wird mit der Kieferbewegung begonnen und allmählich die Kaufähigkeit wiedergewonnen. Bei einfachen Frakturen des Unterkiefers im Horizontalast kann man auch Prothesenkunststoffschienen (Aufbißschienen) verwenden. Diese haben den Vorteil einer normalen Mundöffnung und dadurch einer natürlichen Nahrungsaufnahme.

e) Unterkieferverrenkung

Ae.: Anatomisch und funktionell setzt sich das Kiefergelenk aus zwei Teilen zusammen. Die Mundöffnungsbewegung erfolgt im unteren Gelenksteil. Am Beginn der Mundöffnung schiebt sich der Gelenksdiskus in der oberen Gelenkhälfte nach vorne gegen das Tuberculum articulare. In bestimmten Fällen ist die Gelenkkapsel verhältnismäßig weit und sehr oft schlaff; dann kann bei einer heftigen Vorwärtsbewegung des Unterkiefers das Köpfchen über das Tuberculum articulare

hinwegrutschen und steht nun vor diesem unter Bänder- und Kapsel-
spannung in federnder Fixation.

Sy.: Bei einseitiger Verrenkung ist der Unterkiefer schräg gegen die
gesunde Seite verschoben. Bei der selteneren beidseitigen Luxation
steht der Mund klaffend weit offen. Es ist dem Verletzten unmöglich,
den Mund zu schließen.

Th.: Man steht vor dem Verletzten, legt die umwickelten Daumen auf
die unteren seitlichen Zähne und umgreift mit den anderen Fingern den
Unterkiefer, drückt denselben nach unten und schiebt ihn nach hinten.
Dadurch wird das Gelenkköpfchen über das Tuberculum articulare wieder in die Gelenkpfanne gebracht.

3. Hals

a) Selbstmörderschnitt

Die vornehmlich bei Geisteskranken nicht seltenen Selbstmörder-
schnitte am Halse verletzen in der Regel kaum eine Schlagader. Dagegen
kommen Verletzungen mit Durchtrennung der unteren Zungenbein-
muskeln und Eröffnung von Luftröhre und Kehlkopf vor. In den ersten
Stunden ist die primäre Wundversorgung und Naht der Trachea angezeigt. Bei älterer Verletzung wird man von der Tracheotomie und Tamponade Gebrauch machen.

b) Stich- und Schußverletzungen

Die penetrierenden Verletzungen des Halses haben besondere Gefahren, weil auf engstem Raum große Gefäße, Nerven, Luftröhre und Speiseröhre zusammengedrängt sind. Gefäßverletzungen erfordern sofortiges
Eingreifen. Bei Trachealverletzungen entstehen oft schwerste Grade
von Hautemphysem, bei tief gelegenen Wunden das lebensbedrohliche
Mediastinalemphysem. In vielen Fällen wird eine Tracheotomie erforderlich sein.

Verletzungen der Speiseröhre werden im Frühstadium aktiv-chirurgisch versorgt. Für verspätet in Behandlung kommende Fälle sind völlige
Nahrungsenthaltung und Dränage mit Abdichtung des Mediastinums,
wenn möglich, Einlegen eines dünnen Magenschlauches, allenfalls auch
Gastrostomie als Ernährungsfistel erforderlich.

4. Brustkorb

Wir unterscheiden die selteneren offenen Verletzungen und die geschlossenen Brustkorbquetschungen.

a) Stich- und Schußverletzungen

Sie erfordern auf jeden Fall fachchirurgische Behandlung. Stichverletzungen und Kleinkaliberverletzungen der Lunge werden in der Regel konservativ behandelt. Luftdichter Notverband. Operationsindikation ergeben: Übergroßer Hämatothorax mit Verdrängungserscheinungen gegen die gesunde Seite oder eine spätere Infektion eines solchen Hämatothorax mit Ausbildung eines Pleuraempyems. Auch starke Schwartenbildung mit Mediastinalverziehung gibt die Indikation für eine Dekortikation. In den Frühstadien des Lungenschusses, der seltene, dann aber lebensbedrohliche Zustand des *Spannungspneumothorax*. Punktion lebensrettend. Nur ausnahmsweise wird wegen bedrohlicher Blutung bei Verletzung eines größeren Lungengefäßes die Thorakotomie erforderlich sein.

Die *Herzverletzungen* sind stets *allerdringlichste* Operationsindikation. Bei geschlossenem Perikard kommt es zur Herzbeuteltamponade: Kompression der Kavagefäße und damit zur kompletten Drosselung des Kreislaufes. Bei einer gleichzeitigen Perikard-Pleuraverletzung tritt Verblutung in den Pleuraraum ein. Unter gleichzeitiger Bluttransfusion muß in Intubationsnarkose *sofort* eine linksseitige Thorakotomie mit Herzfreilegung und Naht der Stich- oder Schußwunde erfolgen.

Bei *ausgedehnten Verletzungen* des Brustkorbes und der Lunge mit offenem Pneumothorax wird, um das Leben des Verletzten erhalten zu können, eine möglichst baldige Überführung des offenen in einen geschlossenen Pneumothorax durch Wundverschluß oder Lappenverschiebung notwendig sein. Luftdicht deckender Notverband. Möglichst rascher und schonender Transport ins Krankenhaus. Analgetika!

b) Geschlossene Brustkontusion

Wir können drei Grade unterscheiden:

1. Brustkorb-Prellung oder -Quetschung ohne nachweisbaren Rippenbruch. Auch solche Verletzungen können mit einem schweren Schock einhergehen. Rückstauungen in die Venen des Halses und Kopfes mit Stauungsblutungen und klinische Blutungen im Auge können dabei beobachtet werden. Die Behandlung ist eine konservative: O_2-Atmung, Schockbekämpfung.

2. Typischer Rippenbruch. Vgl. ORATOR-KÖLE: Spezielle Chirurgie.

Ae.: Direkter Bruch an der Stelle der umschriebenen Gewalteinwirkung oder indirekter Bruch bei Deformierung des ganzen Brustkorbes.

Sy.: Druckschmerzhafte Stelle unter der Haut tastbar. Krepitation. Beides oft durch die Schwellung des Blutergusses überdeckt. Indirekter

Kompressionsschmerz, Atmungsschmerz vor allem bei tiefer Einatmung, Husten oder Niesen. Stets ist eine etwaige Mitverletzung der Lunge durch Anspießung eines Fragmentes und die komplizierende Gefahr einer Bronchitis und Pneumonie zu beachten. Ein Hautemphysem ist in der Regel ohne ernste Bedeutung.

Th.: Anlegen eines handbreiten Heftpflasterzingulums rund um den unteren Teil des Brustkorbes in extremer Ausatmungsstellung (Abb. 61) oder eines Dachziegelverbandes von der Wirbelsäule bis zum Sternum. Die weitgehende Schmerzausschaltung durch das Zingulum führt, trotz einer gewissen mechanischen Atmungseinschränkung, zu einem befriedigenden Durchatmen. Das erleichterte Aushusten verringert die Gefahr der Verschlimmerung von Bronchitis bzw. Bronchopneumonie. Antibiotika! Anastil, Guajapulmin, Micoren, Inhalationen, Aerosol, Expektorantien, Analgetika; paravertebrale Infiltrationen mit Impletol oder 1%igem Novocain oder direkte Infiltration des Bruchspaltes mit 1%igem Novocain. – »Rippenserienfraktur« erfordert Krankenhausaufnahme.

3. Brustkorbquetschung. Bei schweren Brustkorbquetschungen besteht ebenso wie bei stumpfen Bauchtraumen die Gefahr *innerer Rupturen*, wobei Zerreißung des Zwerchfells, Lungeneinrisse, vor allem die gefährlichen Einrisse am Lungenstiel,

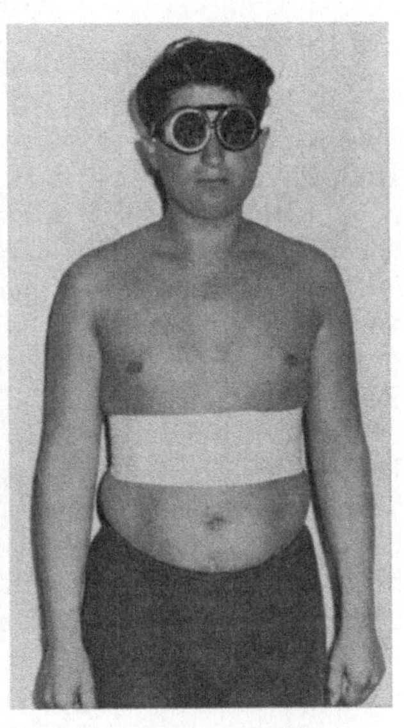

Abb. 61. Heftpflasterzingulum bei Rippenfraktur

hervorgehoben seien. Schwere Atemsymptome und allenfalls Preßatmung kennzeichnen solche Fälle. Im Falle eines Spannungs-Pneumothorax muß auch der praktische Arzt durch einfache Punktion (Einstich einer nicht zu dünnen Nadel im Interkostalraum) dem lebensbedrohlichen Zustand zu begegnen wissen. Genaue Beobachtung (Puls- und Blutdruckkontrolle stündlich, rotes Blutbild), da nicht so selten gleichzeitig komplizierende Milzruptur! Raschester Transport ins Krankenhaus ist erforderlich!!

5. Bauch

Von den Verletzungen des Bauches seien kurz die zwei Grundtypen genannt. In der Regel sind Fälle schon mit *Verdacht* einer inneren Bauchverletzung einer fachchirurgischen Krankenhausbehandlung zu überweisen.

a) Offene Verletzungen

Sowohl bei Stich- und Schußverletzungen als auch bei Arbeitsverletzungen ist in den ersten 2–3 Stunden eine sichere Prognose nicht möglich. Man wird in solchen Fällen immer eher das Schlimmere annehmen. Die Hauptgefahren sind 1. eine Magen- oder Darmverletzung mit der Gefahr der Peritonitis oder 2. eine Verletzung des Mesenteriums, der Leber und der Milz mit der Gefahr der lebensbedrohlichen Blutung und 3. eine Verletzung des Zwerchfells (penetrierende Bauch-Brustfellverletzung), wobei vor allem auf der linken Seite die Gefahr des traumatischen Zwerchfellbruches gegeben ist. Schonendste und sofortige Überführung in ein Krankenhaus ist deshalb erforderlich.

Da Bauchschüsse nur in den ersten 6–10 Stunden mit Aussicht auf Erfolg versorgt werden können, ist ihre Operation oft unter primitiven Verhältnissen erforderlich. Wenn zum frühestmöglichen Zeitpunkt die Laparotomie und exakte Versorgung der Organverletzungen (Darm, Milz, Leber usw.) durchgeführt werden und Blutkonserven, Antibiotika und Sulfonamide zur Verfügung stehen, sind die Ergebnisse günstiger.

b) Stumpfe Bauchtraumen

Sie kommen häufig bei Verkehrsunfällen vor (oft kombiniert mit anderen Verletzungen) und laden dem behandelnden Arzt eine wesentlich größere Verantwortung auf, da gerade der Allgemeinzustand je nach dem einwirkenden Trauma, aber auch nach der psychischen und vegetativen Verfassung des Betroffenen ein individuell sehr verschiedener sein kann. Ein beträchtlicher *Schockzustand* nach stumpfem Bauchtrauma z. B. kann oft in kurzer Zeit wieder einem normalen Befund weichen. Prä- und retroperitoneale Blutergüsse oft geringen Ausmaßes können ernste Symptome einer inneren Bauchverletzung vortäuschen. Die Hauptgefahren sind wieder 1. eine Darm- oder Harnblasenruptur, 2. eine innere Blutung und 3. der Zwerchfellriß oder -abriß mit der Gefahr des Zwerchfellbruches.

Allgemeinzustand, Pulskontrolle, Katheterismus, Blutdruck- und Blutbildkontrolle, wiederholte Abmessung des Bauchumfanges, Bauchdeckenspannung, Perkussionsschmerz, die Auskultation fehlender Darmgeräusche und eine exakte Digital-Rektaluntersuchung werden Hinweise ergeben, ob tatsächlich innere Bauchverletzungen vorliegen oder ob es sich nur um einen Schockzustand handelt. Bestehen nach 1–2 Stunden noch ernste Symptome (zunehmende Schmerzen und Unruhe, Brechreiz, Erbrechen, schlechtes Aussehen, Pulsbeschleunigung, Hgb-Abfall, Leukozytose), ist unbedingt die Überführung ins Krankenhaus durchzuführen. Dort wird auch eine Röntgenuntersuchung in Verbindung mit der größeren fachchirurgischen Erfahrung die Indikation zur Operation eher stellen lassen. Morphinpräparate dürfen *nicht* gegeben werden, da sie den Zustand verschleiern können.

6. Wirbelsäule

Hier stehen die oft übersehenen Kompressionsfrakturen der Wirbelkörper, vor allem an der Grenze der verhältnismäßig unbeweglichen Brustwirbelsäule und der stark beweglichen Lendenwirbelsäule im Vordergrund. In zweiter Linie müssen die Luxationsfrakturen der Brust- und Lendenwirbelsäule genannt werden, dann die Halswirbel-Brüche und -Luxationen, endlich Querfortsatzbrüche, Dornfortsatzbrüche und die Kümmelsche Krankheit.

Untersuchung: Erst grobe Prüfung auf Beweglichkeit und Sensibilität der Beine (Reithosenanästhesie?), Blasenentleerung? Dann Besichtigung und Abtastung (Gibbus? Druckschmerz?). Stauchung vom Kopf her und durch Armheben gegen Widerstand (Stauchungsschmerz?). Beweglichkeit (Beugen nach vorn und hinten und seitlich) und Drehfähigkeit (Bewegungsschmerz?).

a) Verletzungen der Brust-Lenden-Wirbelsäule

1. Wirbelkörperkompressionsbrüche der Brust-Lenden-Wirbelsäulengrenze

Am häufigsten sind betroffen der 11. und 12. Brustwirbelkörper und der 1. und 2. Lendenwirbelkörper.

Ae.: In der Regel beträchtliche Gewalteinwirkungen, die mit einer schweren Stauchung der Wirbelsäule einhergehen, Sturz von der Höhe, (Baum, Leiter), Verkehrsunfälle, Verschüttungen im Bergwerk und ähnliches.

Sy.: Schmerzen (Druck-, Stauchungs- und Bewegungsschmerz), Druckempfindlichkeit des meist etwas gibbusartig vorspringenden Dornfortsatzes, Funktionseinschränkung der Wirbelsäule; Sicherstellung durch das Röntgenbild, das bei seitlichem Strahlengang die Keilform des betroffenen Wirbelkörpers erkennen läßt. In der Regel sind die Zwischenwirbelscheiben nicht so schwer geschädigt wie bei der Spondylitis und Spondylose. Allenfalls Mitbeteiligung des Rückenmarks (Querschnittlähmung), vgl. S. 133–136.

Th.: Die Behandlung der Wirbelbrüche ist eine fachchirurgische. Schon im Verdachtsfall ist der Transport (vgl. Allgemeiner Teil) zum Krankenhaus dringlich.

Kompressionsbrüche der Brustwirbel 1–11 (ohne Lähmung) werden nicht eingerichtet, da sie durch die langen Rippen in der Regel ausreichend abgestützt werden. In den meisten Fällen genügt Flachlagerung ohne Gipsverband, bis Schmerzfreiheit eingetreten ist (3–4 Wochen).

Bei den häufigeren Kompressionsfrakturen des Brust-Lendenwirbel-Grenzbereiches (Abb. 62) ist die Wiederaufrichtung und Ruhigstellung im Gipsmieder erforderlich, um eine Wiederherstellung der Belastungs- und Arbeitsfähigkeit zu erzielen (DAVIS 1929, BÖHLER 1930).

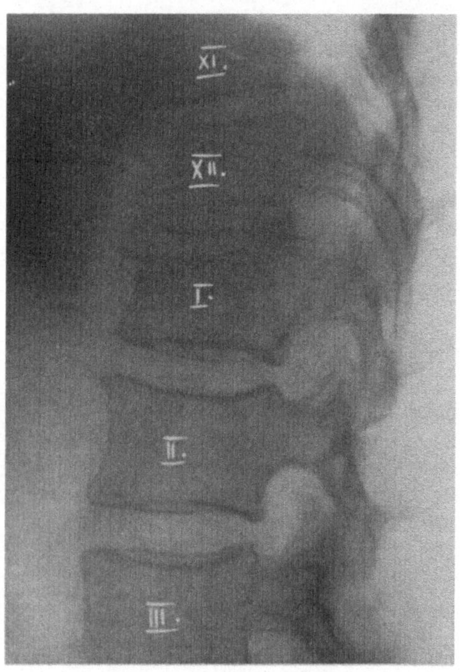

Abb. 62. Kompressionsfraktur des 12. Brustwirbels (vgl. Abb. 65). Die vordere Höhe des 12. Brustwirbelkörpers ist vermindert

Bei dem Verletzten wird am besten unter allgemeiner Dämpfung in Bauchlage – sgt. *ventraler Durchhang* – durch vorsichtig-langsames Hochheben des Oberkörpers mittels eines großen Gurtes, der die Brustachselgegend umfaßt, die Wirbelsäule überstreckt (Abb. 63). In frischen Fällen gelingt es auf diese Weise den komprimierten Wirbelkörper wieder weitgehend aufzurichten. In dieser extremen Lordosestellung wird nun die Wirbelsäule durch ein Gipsmieder festgehalten,

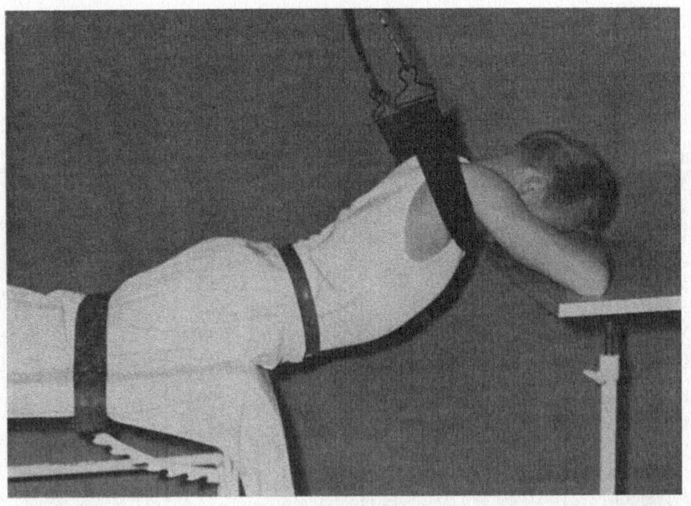

Abb. 63. Einrichtung einer Wirbelfraktur im ventralen Durchhang

das hinten in der Lendenlordose, vorn unten an der Symphyse und vorn oben am Brustbeingriff abgestützt ist und die Erhaltung der richtigen Stellung gewährleistet (Abb. 64 u. 65). In diesem Gipsmieder kann der Verletzte schon bald nach dem Wirbelbruch aufstehen; durch entsprechende, täglich gesteigerte aktive Muskelübungen (Arm- und Beinübungen, Tragen von Sandsäcken auf dem Kopf, das Üben der Brücke usw.) wird zugleich die funktionelle Übungsbehandlung durchgeführt. Das Gipsmieder soll nur angelegt werden, wenn die Reposition gelungen ist; sonst Weiterbehandlung ohne Gips. Es *muß* je nach der Schwere und der Art des Wirbelbruches 3–6 Monate getragen werden. Arbeitsunfähigkeit 4–6 Monate. Nach zwei Jahren durchschnittliche MdE (Minderung der Erwerbsfähigkeit) 30%.

2. Luxationsfrakturen. Schon bei den Kompressionsbrüchen besteht neben der Gefahr

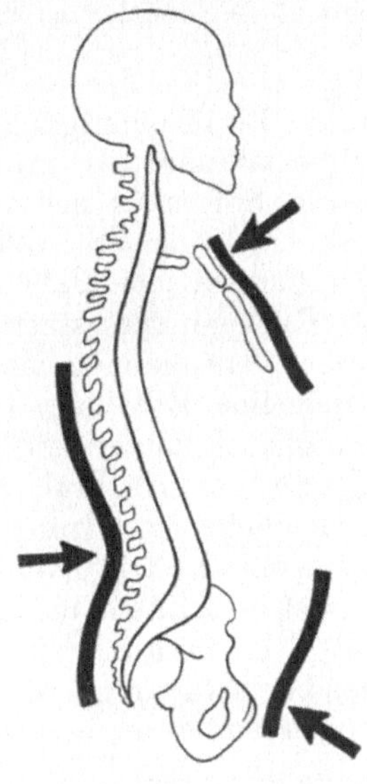

Abb. 64. Hauptstützen des Gipskorsetts (Böhler)

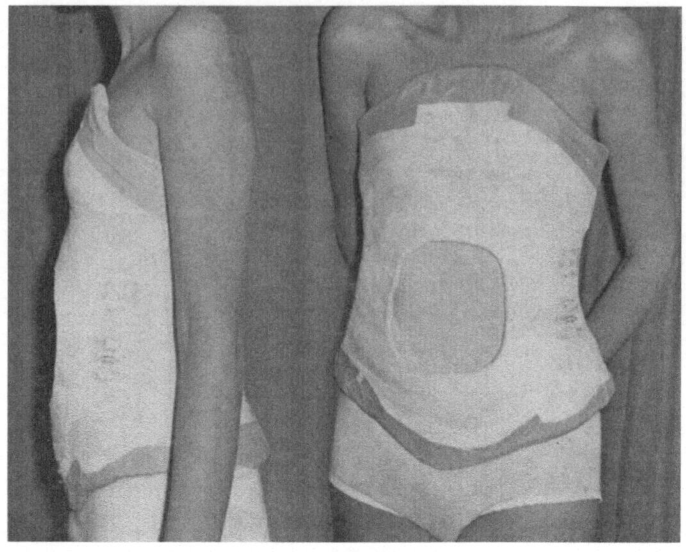

Abb. 65. Gipsmieder bei Fraktur des 12. Brustwirbels nach Wirbelaufrichtung
(vgl. Abb. 62, 63 und 64)

einer Beeinträchtigung der Tragfähigkeit der Wirbelsäule durch
Gibbusbildung als größte Gefahr die Mitbeteiligung des Rückenmarks. Sofern es sich dabei um Schäden durch einen Bluterguß handelt, erfolgt meist vollkommene Wiederherstellung. Als dauergeschä-
digt müssen jene Fälle gelten, bei denen eine tatsächliche Verletzung
des Rückenmarks stattfand. Dazwischen stehen jene Fälle, bei denen
durch Verschiebung ein Druck auf das Rückenmark ausgeübt wird,
wobei eine Erholung des Rückenmarks eintreten kann, wenn dieser
Druck nach kurzer Zeit behoben wird; bei länger dauerndem Druck tritt
dagegen ein irreparabler Schaden auf. Ein schwerer Druck oder eine
tatsächliche Verletzung, allenfalls auch komplette Durchreißung des
Rückenmarks tritt häufig bei den Verrenkungsbrüchen der Brust- und
Lendenwirbelsäule auf: Luxationsfrakturen der Wirbelsäule. Eine komplette, bis zum betreffenden Segment hinaufreichende motorische und
sensible Lähmung, Blasen-Mastdarm-Störungen und trophische Störungen sind dann festzustellen.

Th.: In diesen Fällen wird der Versuch einer Reposition die Möglichkeit geben, daß jene Lähmungen, die nicht durch Zerreißung des Rückenmarks, sondern durch bloßen Druck auf das Rückenmark verursacht

sind, wieder eine Rückbildung erfahren. Ist bei Brüchen und Verrenkungen der Brust- oder Lendenwirbelsäule mit vollständigem symmetrischen Verlust von Sensibilität, Motilität und Blasen-Mastdarm-Störung der Wirbelkörper um mehr als ½ Breite verschoben, ist eine Wiederherstellung nicht mehr zu erwarten. Sonst wird sobald als möglich, wie oben beschrieben, eingerichtet. Bei Versagen der unblutigen Reposition sollte die *blutige Reposition (Laminektomie)* durchgeführt werden, um die Verhakung der Gelenkfortsätze zu lösen, gleichgültig, ob es sich um eine reine Luxation (Halswirbelsäule) oder um einen Wirbelkörperbruch kombiniert mit einer Luxation (Brust- oder Lendenwirbelsäule) handelt. Zur Gipsmiederlordosierung wird ein Dauerzug (Tibiaextension an beiden Beinen bei hochgestelltem Bettende) beigefügt. Die Behandlung solcher Fälle verlangt Spezialeinrichtungen wie z. B. Spezialbetten (BÖHLER, BUKOWANSKY; siehe Abb. 32, 33).

b) *Verletzungen der Halswirbelsäule*

1. Halswirbelfrakturen

Ae.: Am häufigsten bei Schwimmern infolge Kopfsprungs an zu seichten Stellen, aber auch bei sonstigen Gewalteinwirkungen auf die Halswirbelsäule kommt es zu Flexions- und Extensionsfrakturen, meist mit Kompression an den mittleren Halswirbelkörpern (leicht wird ein Abbruch des Dens epistrophei übersehen!). Häufig tritt dabei eine Lähmung aller vier Extremitäten (Tetraplegie), Pneumonie und direkte Schädigung des verlängerten Markes ein. Ein Gefährdungsschema bei Halsmarkläsionen gibt die Abb. 66. Unterhalb C 8 sind die Arme frei; bei C 7 vor der Brust gekreuzt (Zwangshaltung), bei C 6 meist über dem Kopf gehalten. Bei C 5 völlige Lähmung. C 4

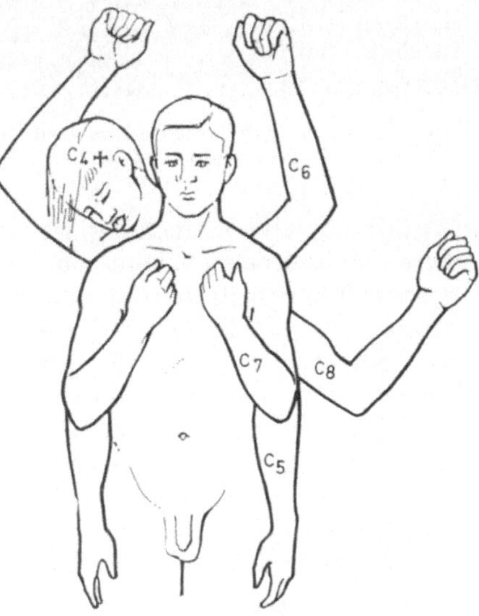

Abb. 66. Gefährdungsschema bei Halsmarkläsionen

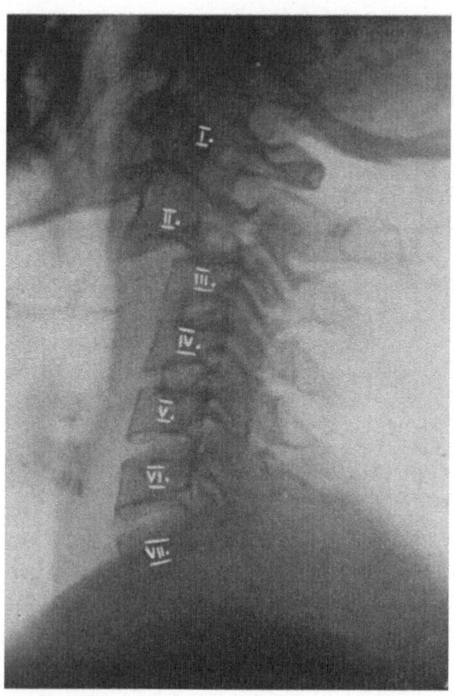

Abb. 67. Luxationsfraktur des zweiten
Halswirbels

führt durch Zwerchfellähmung zum Tode.

Th.: Vorsichtiger Transport zum Krankenhaus. Die fachchirurgische Behandlung wird versuchen, durch starke Extension eine Einrichtung zustande zu bringen. Kopfrumpfgips. Sorgsamste Pflege wegen Dekubitusgefahr und Blasen-Mastdarm-Störungen erforderlich.

2. Halswirbelluxationen

Ae.: Im Gegensatz zu den Halswirbelfrakturen kommen Luxationen – an sich seltene Verletzungen – auch manchmal nach geringfügigen Traumen, Kopfdrehungen und dergl. zustande. Wir kennen einseitige und doppelseitige, unvollständige und vollständige Verrenkung der Halswirbelgelenke und die mit Verhakung einhergehende komplette Verrenkung, wenn die untere Gelenkfläche des nächsthöheren Halswirbels vollkommen über die Spitze des unteren Gelenkfortsatzes hinweggetreten ist und sich vor dem unteren Gelenkfortsatz verhakt hat. Dazu kommt noch die Luxationsfraktur (Abb. 67).

Sy.: Schiefhaltung, oft Beugestellung des Kopfes in muskulärer, schmerzhafter Fixation; ergibt differentialdiagnostisch oft beträchtliche Schwierigkeit gegen rheumatische Muskelsteife am Halse und gegen reflektorische Muskelspannungen wegen tiefer Lymphknotenentzündung, Schleimbeutelentzündung u. ä. Sicherstellung durch Röntgenbilder.

Th.: Einrenkung durch Zug mit Glissonschlinge im Liegen, Extension mit Crutchfield- oder Schmerz-Klammer.

c) Wirbelabbrüche und Kontusionen

1. Wirbelquerfortsatzbrüche

Ae.: Praktische Bedeutung haben diese an der Lendenwirbelsäule. Meist als Muskelabriß, seltener durch direkte Gewalteinwirkung entstanden, zeigen sie sich klinisch meist durch stärkeren, umschriebenen Druckschmerz über und neben den Rückenstreckmuskeln. Die Röntgenaufnahme läßt den Abbruch von ein oder mehreren Querfortsätzen erkennen.

Th.: Streng konservativ, in der Regel 3–4wöchige Bettruhe und physikalische Behandlung angezeigt.

2. Lendenquetschungen

Bei stärkeren klinischen Symptomen muß stets auch an die Möglichkeit einer *Nieren- und Harnleiterverletzung* gedacht werden. Einrisse oder schwere Zerreißungen der Niere.

Sy. *der Nierenquetschung:* Hämaturie, retroperitoneales Hämatom, mit oft typischen Bauchfellreizerscheinungen.

Aus diagnostischen und versicherungstechnischen Gründen i.v.-Pyelogramm angezeigt.

Spätfolge: Hydronephrose, Pseudohydronephrose, vereinzelt Nierensteine, posttraumatische Schrumpfniere mit Hochdruck. Dann Nephrektomie angezeigt.

Th.: In der Regel konservativ. Bei stärkerem Bluterguß kann Operation erforderlich werden. Auf jeden Fall sind diagnostizierte oder vermutete Nierenquetschungen in fachchirurgische Behandlung zu überweisen.

3. Dornfortsatzbruch, Schipperkrankheit

Mit und auch ohne ernstes Trauma kommt, am häufigsten bei Schippern, insbesondere solchen, für die bis dahin schwere Arbeit ungewohnt war, ein Abbruch eines etwa 1–2 cm langen Endes am 7. Halswirbel oder ersten Brustwirbeldornfortsatz vor (typischer Ermüdungsbruch). Unzureichende Ernährung – Avitaminose? Behandlung streng konservativ, doch ist eine Unfähigkeit zu schwerer Arbeit für Wochen anzunehmen. Kein Dauerschaden, vgl. S. 33.

4. Wirbelsäulenkontusion

Schmerzen, Beeinträchtigung der Wirbelsäulenbeweglichkeit und der Tragfähigkeit der Wirbelsäule kommen auch nach Kontusionen vor, wobei die genaue röntgenologische Untersuchung keinerlei Knochenverletzung feststellen läßt. Verletzungen der Bänder, der Bandscheiben oder Muskeleinrisse müssen ihnen zugrunde gelegt werden. Oft wird nach

Wochen, Monaten eine Röntgenkontrollaufnahme die Läsion als abnorme Bänderverkalkung u. ä. nachträglich sicherstellen. Nach solchen Weichteilverletzungen kann sich auch im Sinne von Spangenbildungen eine umschriebene deformierende Spondylose entwickeln, die wir dann als posttraumatisch anerkennen, wenn eine Gewalteinwirkung von beträchtlicher Stärke tatsächlich die betreffende Stelle getroffen hat und im übrigen die einfachen Altersveränderungen einer Spondylosis deformans fehlen.

Besonders schwierig sind diese Zusammenhangsfragen, wenn ein beträchtliches stumpfes Trauma, vielleicht mit nachweisbaren Hautquetschungen und subkutanen Blutergüssen, eine bereits spondylotische Wirbelsäule trifft und so eine vorübergehende Verschlimmerung eines älteren Leidens anzuerkennen ist. Dabei bestehen oft Schwierigkeiten der Beurteilung, für wieviele Wochen oder Monate nun die dem Trauma zuzuschreibende vorübergehende Verschlimmerung anzuerkennen ist und wann wir wieder von der »normalen Altersverschlimmerung«, die zu einem »schicksalsmäßigen Fortschreiten des Leidens« Anlaß gibt, zu reden haben.

Im Rahmen dieser Wirbelsäulenkontusion muß auch die sog. Kümmelsche Krankheit erwähnt werden: Nach dem Trauma aufgenommene Röntgenbilder ergeben keinen Befund, einige Monate danach vorgenommene Röntgenkontrollen zeigen in der Gegend der Unfalleinwirkung einen deutlichen Keilwirbel oder Knochenatrophie. Posttraumatischer, langsam zustande kommender, also schleichender Kompressionsbruch eines beim Unfall irgendwie geschädigten und ernährungsgestörten Wirbels. Vgl. bei pathologischer schleichender Fraktur, S. 33.

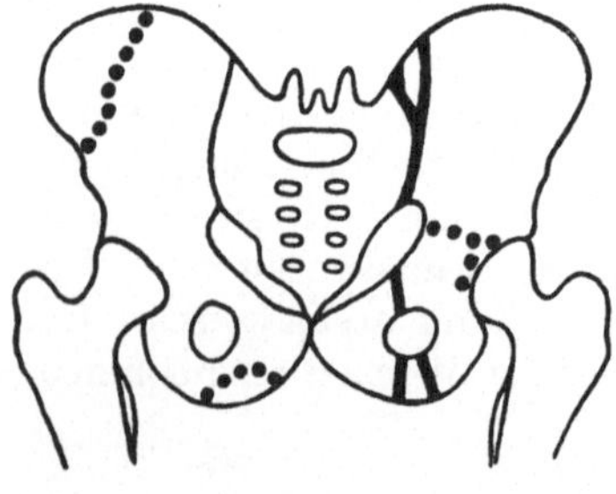

Abb. 68. Schema der Beckenbrüche; rechtsseitig: Beckenrandbrüche (Beckenschaufelbruch, Sitzbeinknorren); linksseitig: vorderer und hinterer Ringbruch = Malgaignesche Fraktur und Hüftgelenkbruch

7. Becken

Dabei besprechen wir Beckenrandbrüche, Beckenringbrüche, Beckenquetschung und urologische Komplikationen.

a) Beckenrandbrüche

Ae.: Meist direkte Gewalteinwirkung oder Muskelzug. Es kommt zu Abbrüchen am Becken, wobei die statische Tragfähigkeit des gesamten Beckenringes als solche nicht nennenswert beeinträchtigt ist. Abbrüche an der Beckenschaufel, am Sitzbeinknorren, am vorderen und hinteren Darmbeinstachel u. ä. (Abb. 68, 69).

Sy.: Umschriebener Druckschmerz, Bluterguß, Krepitation, Röntgenbild.

Th.: Konservativ. 2–3 Wochen Bettruhe.

b) Beckenringbrüche

Ae.: Schwere Quetschungen durch Verschüttung, Auto, Eisenbahn, Sturz aus dem Fenster u. ä. Die Gewalteinwirkungen bewirken Kompression des gesamten Beckenringes, so daß im Sinne des »Ringbiegungsbruches« an schwachen Stellen ein Bruch erfolgt (Abb. 68). Wir können *vordere Ringbrüche* (Fraktur des oberen Schambeinastes, des unteren Sitzbeinastes, einseitig oder beidseitig) und *hintere Ringbrüche* (Schräg- oder Längs-

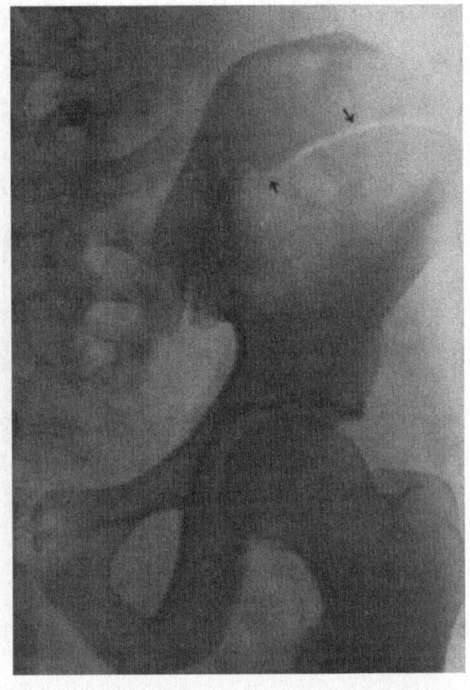

Abb. 69. Fraktur der Darmbeinschaufel, sog. Beckenrandbruch

frakturen durch das Darmbein, meist in der Nähe des Kreuzdarmbeingelenkes, Gelenksfrakturen dieses Gelenkes, auch mit Abbrüchen der unteren Lendenquerfortsätze oder Einrissen an den Bändern) unterscheiden; weiter die Vereinigung eines vorderen *und* hinteren Ringbruches, die sog. Malgaigne-Fraktur (Abb. 70). Als dritte Form sind die Hüftpfannenbrüche zu nennen, sei es ohne Verschiebung oder mit Einstauchung = »zentrale Luxation«; vgl. bei Hüftluxation, Abb. 71.

Sy.: Durch den Ringbiegungsbruch ist die Tragfähigkeit des Beckens und damit die Geh-, Stand- und Sitzfähigkeit meist schwer beeinträchtigt. Spontanschmerz. Direkter Druckschmerz an den Bruchstellen: Abtastbarkeit des Darmbeinkammes und der Kreuzdarmbeingelenkgegend, der Umrandung von Sitz- und Schambein; durch die rektale und vor allem die vaginale digitale Untersuchung lassen sich die Beckenbrüche auch von innen prüfen. Am wichtigsten ist die indirekte Schmerzauslösung durch

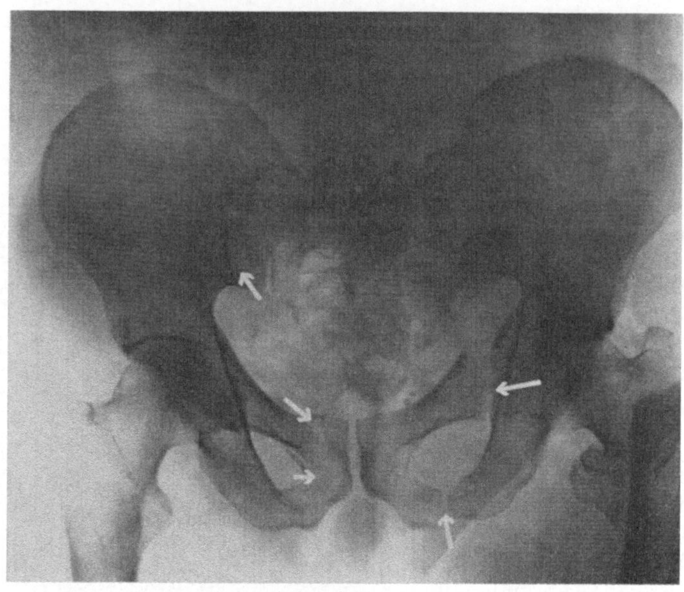

Abb. 70. Malgaignesche Fraktur rechts, vorderer Ringbruch und pertrochantäre Oberschenkelfraktur links

Kompression des Beckens, indem man beide Darmbeinkämme zusammenpreßt und aufeinander staucht, die beiden großen Rollhöcker zusammenpreßt und schließlich vom Kreuzbein und von der Symphyse die
Zusammenpressung des Beckens von vorn nach hinten ausführt. Sicherstellung durch die Röntgenaufnahme.

Bei den doppelten Vertikalfrakturen nach MALGAIGNE ist eine Verschiebung des an dem ausgebrochenen Beckenringstück hängenden
Beines gegenüber dem Rumpf möglich. In der Regel kommt es durch
Muskelanspannung (M. iliopsoas, Mm. glutaei) zu einer scheinbaren Verkürzung des Beines. Bei einer *Symphysenverletzung*, insbesondere bei
gleichzeitiger Verletzung in der Kreuzdarmbeingegend, kann es zu
einem Klaffen der beiden Beckenhälften kommen: Luxation einer
Beckenhälfte (Abb. 71).

Th.: Die Behandlung des Beckenringbruches ist eine fachchirurgische.
In vielen Fällen genügt Bettruhe. Bei Dislokationen wird manchmal die
Dauerzugbehandlung am Oberschenkel, vielleicht an beiden Ober-
schenkeln, und bei Klaffen des Beckens die Lagerung in einer Hänge-

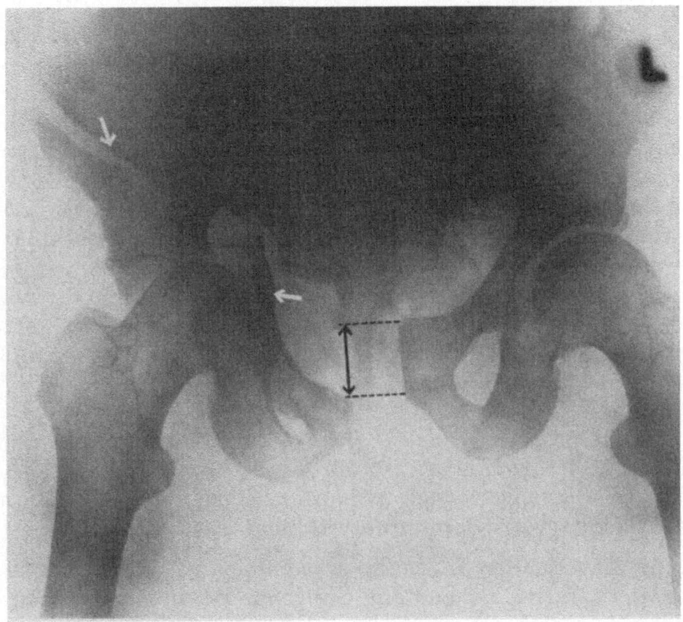

Abb. 71. Zentrale Hüftgelenkluxation, Symphysenruptur und Fraktur der
rechten Darmbeinschaufel

matte, die das Becken von den Seiten zusammenpreßt, erforderlich sein.
Die Behandlung der zentralen Hüftgelenkluxation ist sehr verantwortungsvoll. Reposition in den ersten 24 Stunden im Dauerzugverband
oder in Narkose (suprakondyläre Extension: Belastung mit $^{1}/_{7}$–$^{1}/_{10}$ des
Körpergewichtes; evtl. mit Seitenzug, 5 kg).

c) Beckenquetschung

Ausschluß des Beckenbruches kann klinisch oft nur vermutet, in der
Regel erst durch die Röntgenuntersuchung sichergestellt werden. Bei
unkomplizierten Fällen sind wenige Tage Bettruhe zum Abklingen der
Weichteilverletzungen ausreichend. Wichtig zu wissen ist, daß auch bei
Beckenquetschungen, d. h. Weichteilverletzungen ohne Knochenmitbe-
teiligung, ernste Komplikationen möglich sind, wie Harnröhrenzerreis-
sung, Beckenvenenthrombosen und Erschütterung des Plexus sacralis,
die in einzelnen Fällen mit Impotenz einhergehen.

d) Urologische Komplikationen

Die häufigsten urologischen Komplikationen treten bei Beckenfrakturen auf. Der Häufigkeit nach seien angeführt: 1. *Zerreißung der Harnröhre*. Sie kommt zustande entweder durch Verschiebungen und Einrisse am Trigonum urogenitale, meist mit, manchmal auch ohne Knochenverletzung des vorderen Ringbruches, oder aber bei einer Beckenquetschung durch Sturz direkt auf die Dammgegend. 2. *Verletzung der Harnblase*. Sie kommt durch Anspießen eines Knochenbruchstückes bei Beckenbruch, direkte Quetschwirkung oder durch Platzen der gefüllten Harnblase bei stumpfen Bauchtraumen zustande. Je nach der Lage gibt es *extra- und intraperitoneale* Blasenverletzungen. Die extraperitonealen führen ähnlich wie die Harnröhrenzerreißung unbehandelt zur *Harnphlegmone*, die intraperitoneale Blasenzerreißung zur Bauchfellreizung und Peritonitis.

Bei der Harnröhrenzerreißung gelingt der Katheterismus nicht und vom Moment des Unfalls an ist ein Wasserlassen unmöglich. Bei der Harnblasenverletzung gelingt wohl der Katheterismus, fördert aber keinen Urin zutage, sondern nur etwas Blut.

Th.: Sowohl bei der Harnröhrenzerreißung wie bei der Blasenverletzung ist operative Behandlung dringend. Bei manchen Harnröhrenzerreißungen, insbesondere offenen Dammverletzungen, kann an der Rißstelle die Urethra durch einige Nähte der Vorderwand aneinandergebracht und unter Sicht des Auges ein Dauerkatheter aus dem vorderen Urethrateil durch die Rißstelle in die hintere Urethra und Blase hineingeleitet werden. In der Regel aber ist Sectio alta erforderlich. Die von der eröffneten Blase aus durch den Blasenhals eingeführte zarte Kornzange zieht den bis in die Dammwunde vorgeschobenen Katheter in die Blase, die wieder primär geschlossen werden kann. Blasenspülungen. Gute Heiltendenz der Dammwunde. Zur Vermeidung einer späteren Striktur ist mehrmonatiges Nachsondieren ratsam.

Besonders bei Spontanheilungen, aber auch trotz exakter primärer Urethranaht kann es zu sekundärer Urethrastriktur kommen.

Th.: 1. Bougierung über lange Zeit, meist erfolglos. 2. Operativ durch Plastik nach BENGT-JOHANSON (Resektion des stenosierenden Urethraanteiles und plastischer Ersatz durch Skrotalhaut in mehreren Sitzungen). Bei Blasenverletzungen muß die Wunde der Blase genäht werden.

Durch Austritt von Harn ins Gewebe und die damit verbundene Einwanderung von Bakterien, die in dem veränderten Gewebe günstigen Nährboden finden, wird die gefürchtete *Urinphlegmone* hervorgerufen.

Sy.: Häufig in wenigen Stunden auftretende starke Schwellung (mit blau-brauner Verfärbung!) des Dammes, Skrotums, Penis, der Weichteile in der Leistenbeuge, evtl. der Bauchdecken und Oberschenkel. Fieber, Schüttelfrost, verfallenes Aussehen. Geruch nach Urin.

Th.: Urinabfluß herstellen! Breite Eröffnung der Phlegmone. Über Nierenquetschungen vgl. bei Lendenquetschungen, S. 137.

e) Pfählungsverletzungen

Aufspießen auf Eisen- oder Holzspitze neben dem After mit unübersichtlichen Mastdarm- und Blasenanspießungen, oft bis in den Bauchraum reichend. Probe-Laparotomie nicht zu spät ausführen! Dauerkatheter! Gefahr von Urin- und Kotphlegmonen! Bei Mastdarmverletzung vorübergehende Kolostomie erforderlich.

II. Verletzungen des Armes

Bei der Beurteilung von Röntgenbildern jugendlicher Patienten stets an die Ephiphysenfugen denken! Vergleichsaufnahmen der gesunden Seite!

1. Schultergegend

Untersuchung der Schultergegend

Abtastung des ganzen Schlüsselbeins, der Schulterhöhe, des Rabenschnabelfortsatzes; von der Schulterhöhe Entlanggleiten des Fingers an der Schulterblattgräte, Abtasten des unteren Schulterblattwinkels.

Betasten des Kopfes und Oberarmhalses von der Achselhöhle her (unterstützt durch kleine vorsichtige Drehbewegungen des mit der anderen Hand gefaßten gebeugten Ellenbogens, Durchtasten des Kopfes durch den entspannten M. deltoideus und Aufsuchen der Resistenz des Tuberculum majus und minus und der Furche zwischen beiden. Schulterbewegung: erst Prüfung ohne Mitbewegung des Schultergürtels: Seitwärts- und Vorwärtsheben bis zur Waagerechten, nach hinten Heben bis etwa 40° von der Senkrechten und Drehbewegungen. Schulterbewegung unter Zuhilfenahme der Schultergürtelbeweglichkeit, Heben des Armes nach vorn und nach der Seite bis zur Senkrechten (ca. 150°–170°), Heben des Armes nach hinten (etwa 60°).

Die häufigsten Verletzungen der Schultergegend betreffen Klavikula-Skapula, Schulterverrenkung, Oberarmhalsbruch, Schulterprellung und ähnliches.

a) Klavikula-Skapula

Ihrer Häufigkeit nach besprechen wir nacheinander Schlüsselbeinbruch, Schlüsselbeinverrenkung, Schulterblattverletzungen.

1. Schlüsselbeinbruch (Abb. 72)

Ae.: Häufiger indirekt. Die S-förmige Strebe des Schlüsselbeines erleidet meist in der Mitte oder seitlich davon einen Biegungsbruch. Durch direkte Gewalt kann das Schlüsselbein an jeder Stelle brechen.

Sy.: Bei Wegfall der Spreizwirkung gleitet die Schulter nach unten-vorn-innen, der Abstand der Schulterhöhe von der Mittellinie ist verkürzt, die Schulter vor die Frontalebene getreten, das Schulterblatt ist geneigt und abgehoben. Infolge des Zuges des Kopfnickers ist das innere Bruchstück hochgedreht, der betreffende Kopfnicker wird unwillkürlich, um den Frakturschmerz zu vermindern, entspannt, der Kopf steht gegen die kranke Seite geneigt, zur gesunden Seite gedreht. Die Bruchstelle selbst (Stufe) ist unter der Haut meist deutlich tastbar.

Dd.: Gegen einfache Schlüsselbeinprellung (keine Stufe, keine Dislokation, keine abnorme Beweglichkeit), gegen subperiostale Brüche bei Kleinkindern (diese werden oft erst nach 2–3 Wochen an der auftretenden

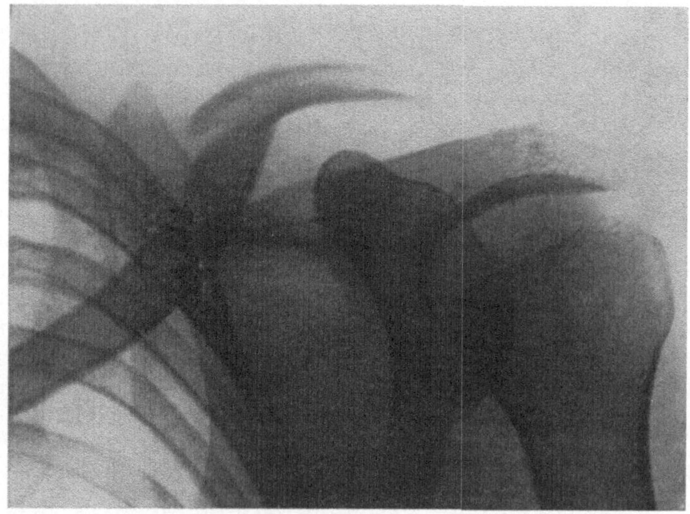

Abb. 72. Bruch des Schlüsselbeins

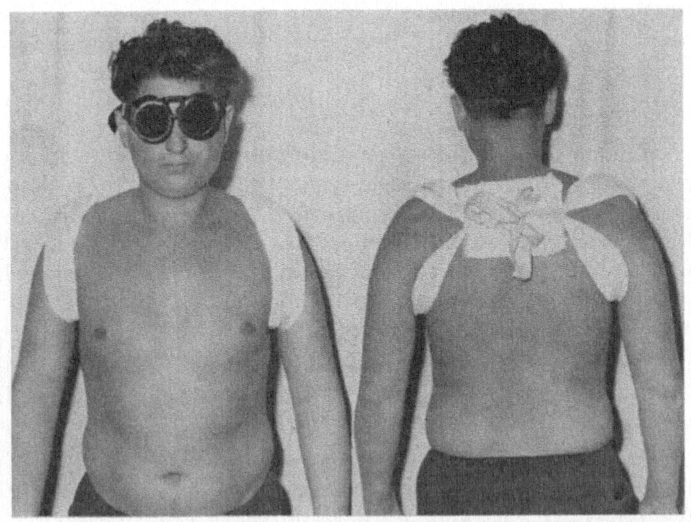

Abb. 73. Tornisterverband für Schlüsselbeinfrakturen

Kallusverdickung erkennbar) und gegen laterale Schlüsselbeinbrüche, die von den äußeren Schlüsselbeinluxationen abzugrenzen sind.

Th.: In Fällen mit geringer Dislokation genügt es, einige Tage *Ruhe* im *Armtragtuch* zu verordnen; möglichst frühe Schulterbewegungen müssen der Gefahr einer Adduktionskontraktur vorbeugen.

Bei bestehender Dislokation *Einrichtung* in Lokalanästhesie: Der hinter dem sitzenden Kranken stehende Arzt staucht die beiden Schultern zurück, während er sein gebeugtes Knie gegen den Rücken des Kranken zwischen die Schulterblätter stemmt.

Die richtig gestellte Klavikula soll in ihrer guten Stellung erhalten werden, ohne die Schulterbewegung selbst völlig aufzuheben. Am zweckmäßigsten erscheint ein *Tornisterverband* (Abb. 73), der, gut gepolstert, die Schultern rückwärts staucht und – wenn nötig – öfters nachgezogen wird. Der betroffene Arm wird eventuell zusätzlich für die ersten Tage in ein Dreiecktuch gelegt. Tragezeit bei Erwachsenen drei Wochen, bei Kindern je nach Kallusbildung.

Bei schlechter Stellung *operativ* (Markdrahtung, Rush-pin).

Schlüsselbeinbrüche haben gute Heilungstendenz (Arbeitsunfähigkeit 4–6 Wochen; Minderung der Erwerbsfähigkeit 4–6 Monate 25%) und wenige Komplikationen. Als solche kann bei übermäßigem Kallus Druck auf die Oberarmgefäße und den Plexus vorkommen. Bei Heilung in schlechter Stellung oder bei übermäßigem Kallus kommt sekundäre Abmeißelung in Frage.

2. Schlüsselbeinverrenkung

Ae.: Stauchung der Schulter gegen hinten unten, als Hypomochlion kann die erste Rippe wirken. Die zarte Schlüsselbeinstrebe kann am inneren und äußeren Ende traumatisch luxieren. Eine pathologische Luxation (meist innen) kommt vor bei Karies (Tbc). Die sternale Luxation kann stattfinden nach vorn, oben und innen, die akromiale in der Regel nach oben. Dabei zerreißt das Lig. acromioclaviculare und coracoclaviculare (Schulterhöhenverrenkung).

Sy.: 1. Sichtbare Stufe. 2. Funktionelle Zeichen: Beeinträchtigung der Schulterarmbewegung; bei der retrosternalen Luxation außerdem Druck auf Trachea und Mediastinalgefäße.

Dd.: Gegen ganz laterale und (selten) ganz mediale Frakturen. Entscheidung klinisch möglich durch genaue Ausmessung der Schlüsselbeinlänge der gesunden Seite und Röntgenbild beider Seiten.

Th.: *Leichte Einrichtung, schwere Erhaltung.* Oft führt die Heilungsschrumpfung der zerrissenen Bänder zu gutem funktionellen Ergebnis. Schlüsselbeinschiene nach BÖHLER (Holzkeil 30 × 15 × 5 cm, nach oben verschmälert, in die gepuderte Achselhöhle gelegt und sorgfältig gegen die gesunde Schulter fixiert). Auch Desault-Verband. Selten operativ.

3. Schulterblattverletzung

Einfache Fissuren, Frakturen, auch Stückbrüche des flachen Schulterblattkörpers heilen meist bei einfacher Ruhigstellung ohne ernste Komplikation. Auch Abbrüche der Schulterblattgräte, des Akromions und des Rabenschnabelfortsatzes (selten) heilen knöchern oder fibrös ohne funktionellen Schaden. Von Bedeutung sind Frakturen, die in die Gelenkpfanne reichen. Sie gehen meist mit Bluterguß im Schultergelenk einher und werden besser fachchirurgisch behandelt. *Die Gelenkfläche muß ohne Stufenbildung zur Ausheilung kommen.* Ebenso ernst ist ein Bruch des Schulterblatthalses, meist innen vom Proc. coracoideus, der sich also mit dem Arm verschiebt! Diese seltene Bruchform ist gekennzeichnet durch scheinbare Verlängerung des Oberarmes. Der Arm sinkt der Schwere nach herab, läßt sich leicht unter meist deutlich feststellbarem Krepitieren in die richtige Lage bringen, rutscht aber sofort wieder ab. Auch dieser Bruch erfordert fachchirurgische Behandlung. Er ist meist von einem mächtigen Hämatom der Schultergegend begleitet. Stationäre Behandlung im Krankenhaus, meist auf Abduktionsschiene.

b) Schulterverrenkung (Luxatio humeri)

Ae.: *Die häufigste Luxation überhaupt.* Sehr große Beweglichkeit des Schultergelenks! Die Schulterblattpfanne stellt bloß ein Sechstel der Kopfgelenkfläche! Am häufigsten finden wir die *indirekte Luxation:* Hypomochlion = Akromion und die obere hintere Umrandung der Pfanne. Bei Hyperextension nach hinten tritt die »vordere« *Luxatio praearticularis* auf, die je nach dem Grade, wie weit der durch den vorn unten gelegenen Kapselriß (oder Kapselüberspannung!) ausgetretene Kopf nach vorn gleitet, eine Luxatio subcoracoidea, seltener infracoracoidea, am seltensten subclavicularis darstellt. Wenn der Oberarm senkrecht nach oben gedreht wird, entsteht die »untere« *Luxatio infraarticularis oder axillaris,* die häufig durch die Schwere des Armes oder unkluge Hilfeleistung in eine vordere Luxation verwandelt wird, nur selten als sog. *Luxatio erecta* bestehen bleibt.

Gegenüber diesen vorderen und unteren Verrenkungen, die indirekt durch Überstreckung zustande kommen, entsteht die seltene »hintere« Schulterverrenkung meist durch *direkte* heftige Gewalteinwirkung, wenn ein Stoß den Gelenkkopf von vorn treffend nach hinten herausdrückt. Oft »atypische« Luxation, »Schulterzerreißung« (vgl. S. 79).

Bei der typischen indirekten Luxation durchstößt der Kopf die Gelenkkapsel nach unten und vorn zu, *vor* der mächtigen Trizepssehne, entweder *hinter* oder *an* dem Musculus subscapularis *vorbei,* der dann häufig eine Mitverletzung erleidet. Beim Vorbeigleiten am vorderen oder unteren Pfannenrand kann das vorstehende Tuberculum majus abgeschert werden. Dies ist neben einer Abrißfraktur infolge Zuges der daselbst ansetzenden Rotatoren die häufigste Ursache dieser oft vorkommenden Komplikation der Schulterverrenkung.

Bei der typischen Verrenkung ist das Lig. coraco-humerale, das kräftigste Band des Schultergelenks, erhalten und bedingt (neben der Einzwängung des Oberarmhalses im Kapselschlitz) mit die Zwangshaltung der Schulterverrenkung.

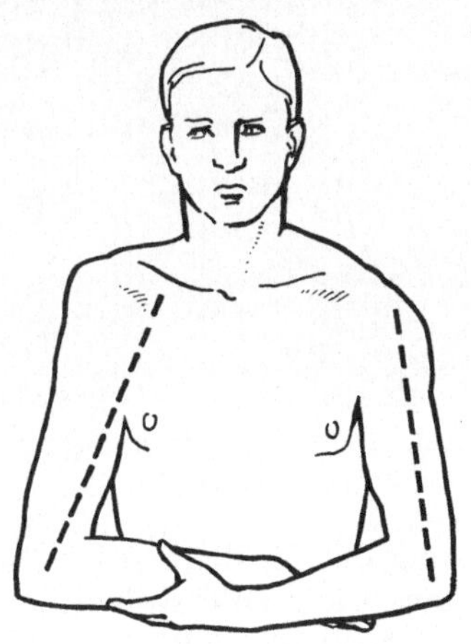

Abb. 74. Schulterverrenkung Deltoideuswölbung abgeflacht, Pfanne leer; Oberarmachse weist auf Oberschlüsselbeingrube. Federnde Fixation (nach Helferich)

Sy.: (Vgl. Abb. 74). 1. *Federnde Fixation* des Oberarmes in abduzierter Stellung: Die Achse des Oberarmes zielt nach innen von der Schulterhöhe. 2. *Die Pfanne ist leer*, die Schulterwölbung abgeflacht. Bei vergleichsweiser Abtastung der Schultergegend (der Untersucher steht hinter dem Verletzten) gleiten die Finger unterhalb der Akromionhöhe unter Eindellbarkeit des Musculus deltoideus in eine leere Grube. 3. Der *Kopf des Oberarmes* kann bei den unteren und vorderen Luxationen am häufigsten von

der Achselhöhle aus an *abnormer Stelle* getastet werden. Bei vorsichtigen Drehbewegungen des Armes ist die Mitbewegung des Oberarmkopfes daselbst deutlich tastbar. Typisches Röntgenbild. Abb. 75.

Dd.: Gegen Kollumfraktur, gegen pathologische Luxationen, gegen etwaige Schulterblatthalsbrüche, gegen Schlottergelenke und Deltoideuslähmung.

Komplikationen: 1. Absprengung des Tuberculum majus Abb. 76.

Sy.: Krepitation, starkes Hämatom, Fossa articularis nicht vollkommen leer.
2. Sonstige Knochenmitverletzung. Luxationsfraktur! Röntgen!!
3. Nervenverletzungen,

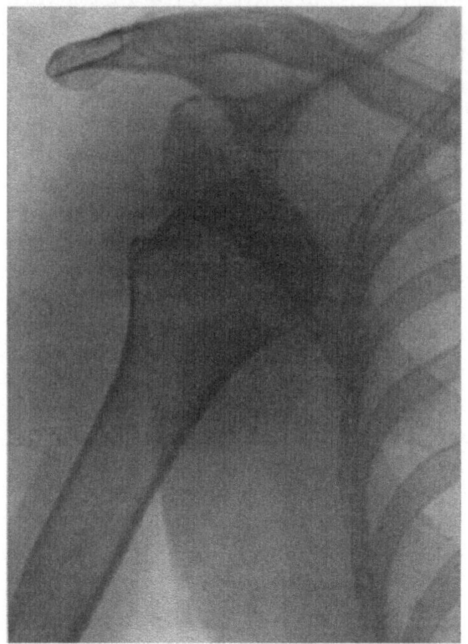

Abb. 75. Schulterverrenkung nach vorne und unten

bes. des N. axillaris (Lähmung des M. deltoideus) und N. radialis: Parästhesien! Stets *vor* der Einrichtung untersuchen!!

4. Muskelzerreißung, vor allem M. subscapularis
5. Gefäßzerreißung, selten.

Th.: *Ernstere Komplikationen, insbesondere Luxationsfraktur, Nerven- und Gefäßmitverletzungen, erfordern fachchirurgische Behandlung.*
Die Einrichtung der regelrechten Schulterverrenkung wird vielfach

vom praktischen Arzt auszuführen sein. Es ist dabei wichtig, daß alle Komplikationen vorher von ihm erkannt werden und der Verletzte bzw. dessen Angehörige auf diese bestehenden Komplikationen hingewiesen werden, da sonst der Arzt Gefahr läuft, daß diese Nebenverletzungen den Behandlungsmaßnahmen zur Last gelegt werden. Wie im allgemeinen Teil hervorgehoben, ist eine Muskelentspannung für die Einrichtung erforderlich, da sonst beim Einrichtungsmanöver neue Verletzungen am Knochen erzeugt werden können. Die Entspannung wird erzielt durch Schmerzausschaltung und Muskelrelaxantien oder örtliche Betäubung. Strenge Asepsis! Mit langer Nadel werden unter

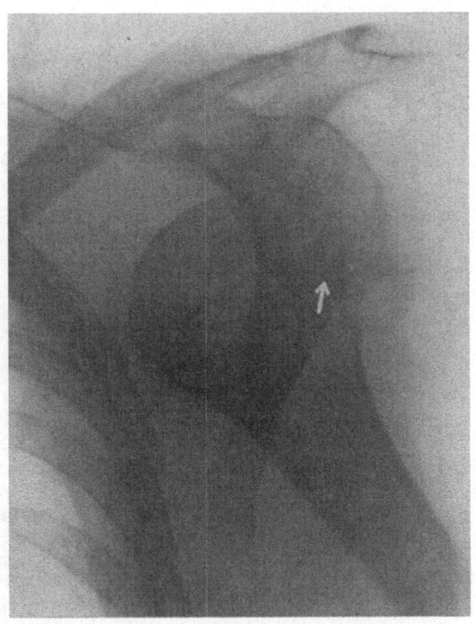

Abb. 76. Schulterverrenkung mit Abbruch des Tuberculum majus

dem Akromion durch den M. deltoideus 20 ccm 2%iges Novocain in die leere Pfanne gespritzt, im Notfall Heptadon, Alodan, allenfalls Mo. i.m.

Die wichtigsten Einrenkungsmethoden sind folgende:

Cooper-Hippokrates. Der Verletzte liegt auf einem niedrigen Ruhebett. Der Arzt faßt den gestreckten luxierten Arm, legt seine Ferse in die Achselhöhle des Verletzten, und unter vorsichtigem Zug, Adduktion, Außenrotation und Fersendruck bewirkt er das Einschnappen des luxierten Kopfes (Abb. 77).

Kocher. Man faßt, schräg vor dem Kranken stehend, der zweckmäßigerweise auf einem Tisch liegt oder sich in halbsitzender Stellung befindet, mit einer Hand den rechtwinkelig gebeugten Ellenbogen, mit der gleichseitigen Hand den Vorderarm des Verletzten. 1. Der Ellenbogen wird an den Leib angedrängt (Adduktion). 2. In dieser Stellung wird durch Seitwärtsführung des Vorderarmes eine weitgehende Außendrehung des Schultergelenks durchgeführt (Außenrotation). 3. *In dieser Stellung* wird nun der Arm nach vorn hochgehoben (Elevation). Bei die-

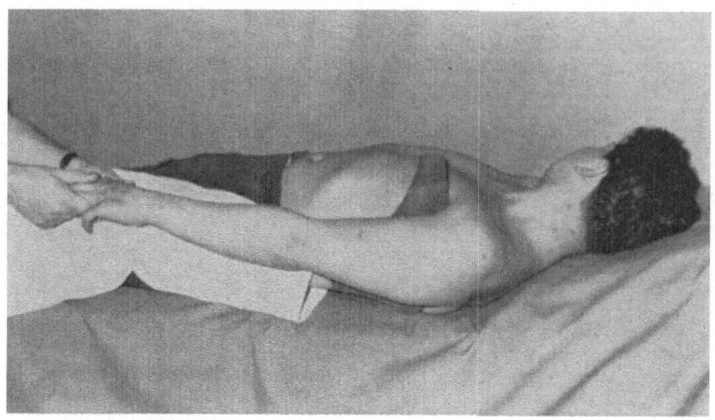

Abb. 77. Einrichtung der Schulterverrenkung nach Hippokrates. Die Ferse wird in die Achselhöhle gesetzt und unter Adduktion und Drehung des Armes die Verrenkung eingerichtet; die Ferse wirkt als Hypomochlion, Knie und Ellenbogen des Einrichtenden müssen gestreckt sein

sem dritten Manöver soll unter deutlich hörbarem und fühlbarem Knakken der Kopf in die Pfanne zurückgleiten. 4. Nun wird der Oberarm durch Hinüberlegen der Hand auf die gesundseitige Schulter (Innenrotation) nach innen gedreht. Diese Bewegung soll die gelungene Einrichtung dartun, weil diese Bewegung gerade bei Luxationen unmöglich ist.

Mothe. Zug in hoher Abduktion. Der Leib des auf einem Ruhebett liegenden Kranken wird mit zwei schlaufenförmig zusammengelegten Leintüchern festgehalten, wobei eine Schlaufe, über die kranke Schulterhöhe gelegt, fußwärts, die zweite Schlaufe um die Achsel-Brustkorbgegend der kranken Seite quer gegen die gesunde Seite hin von Helfern als Gegenzug gehalten wird. Der reponierende Arzt stellt sich vor die Achselhöhle der luxierten Schulter. Mittels zweier Schlaufen, die am Oberarm und am Unterarm angelegt werden, ziehen ein oder zwei Assistenten an dem Arm in hoher Abduktion. Wenn entsprechende Lockerung des Kopfes erreicht ist, drückt der Chirurg mit seiner Faust direkt den Kopf in die Pfanne, während gleichzeitig die Assistenten den Arm abwärts führen.

Reposition nach ARLT über einer gepolsterten Sessellehne.

Nach Einrichtung wieder Nervenfunktion (N. axillaris!) prüfen!

Die *Nachbehandlung* muß mit Aufmerksamkeit durchgeführt werden. War bei der Luxation das Tub. majus abgerissen, ist die Abduktionsschiene anzulegen, Abb. 23 u. 24; ebenso bei Schädigung des N. axillaris und besonders bei älteren Verletzten. Eine solche für alle Gelenke geforderte Ruhigstellung in zweckmäßiger Lage (Abduktion!) ist nach Schulterluxation deshalb nicht immer anzuwenden, weil bei Lagerung des Armes auf einer Abduktionsschiene manchmal eine Reluxation auftritt. In solchen Fällen ist eine kurze Ruhigstellung (1–2 Tage) im Desaultschen Verband oder im Armtragtuch notwendig. Um so mehr muß dann darauf geachtet werden, durch möglichst bald einsetzende selbsttätige Bewegungen im Schultergelenk einer Adduktionskontraktur entgegenzu wirken. Als besonders *zweckmäßige Bewegungsübungen* sind zu empfehlen: Fassen eines Stockes mit beiden Händen und Hochheben des Stockes nach vorn derart, daß der gesunde Arm den kranken mit hochzieht; das Emporkrabbeln mit den Fingern an einem Türstock, wobei sich der Verletzte das Maß des gesunden Armes zum Muster nimmt und täglich um einige Zentimeter höher mit den Fingern hinauftasten soll, bis die Höhe des gesunden Armes erreicht ist; Sägebewegungen und Greifen nach der hinteren Hosentasche, nach dem Hinterhaupt; Frisierübungen u. ä. Etwaige Unterstützung durch Faradisation oder Galvanisation des M. deltoideus. Minderung der Erwerbsfähigkeit 3–4 Monate 20%.

Bleibt eine Teilversteifung (Heben nur bis zur Waagrechten) = 25%; bei höhergradiger Versteifung entsprechend mehr (30–40%); volle Schulterversteifung 40–50% MdE.

Habituelle Schulterluxation. Vgl. Allgemeiner Teil. Schon kleine Traumen können zu Reluxationen führen und eine schwere Beeinträchtigung der Arbeitsfähigkeit bedingen (MdE 20–30%). Die Behandlung ist eine operative. An Methoden nennen wir: a) Aufhängen des Humeruskopfes an der durchtrennten langen Bizepssehne, die durch einen Bohrkanal am Tuberculum durchgezogen und fixiert wird (NICOLA). Das untere Ende der langen Bizepssehne wird direkt am Sulkus-Periost vernäht. b) Kapselraffung nach BANKART, Freilegung von der Mohrenheimschen Grube aus. c) Knochenspaneinpflanzung (EDEN-HYBINETTE) am vorderen Pfannenrand.

c) Oberarmhalsfraktur

Ae.: Entstehung durch *direkte* Gewalteinwirkung: Sturz auf die Schulter, oder *indirekte* Stauchungs-

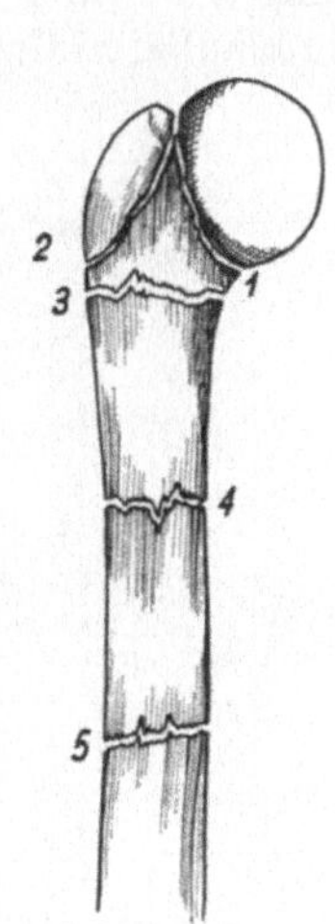

Abb. 78. Oberarmfrakturen: 1. anatomischer Hals, 2. Tub. majus, 3. chirurg. Hals, 4. hoher Schaftbruch, 5. tiefer Schaftbruch

fraktur durch Sturz auf Ellenbogen und Hand. Häufiger tritt der Fraktur-
mechanismus durch Abduktion ein, wobei das obere Ende des langen
Bruchstückes achselwärts verschoben wird und eine der Luxation ähnliche Achsenverschiebung des Oberarmes auftritt. Seltener die Adduk-
tionsfraktur, wobei häufig das obere Ende des langen Fragmentes in
den Kopf hineingetrieben wird: eingekeilte Fraktur. Rein anatomisch
sind zu unterscheiden: *Frakturen am Collum anatomicum;* am häufigsten
als Epiphysenfraktur bei Kindern zu beobachten (schwierige Diagnose,
fachchirurgische Behandlung). Häufiger *Frakturen des Collum chirur-
gicum,* entweder pertuberkulär (häufiger bei Jüngeren) oder infratuber-
kulär: typische Fraktur alter Leute (Abb. 78, 79). Als Einzelfraktur
kommt endlich die *Absprengung des Tuberculum majus* vor (umschriebener Druckschmerz und Krepitation, Funktionsausfall der Außenrota-
toren; Röntgen).

Sy.: Funktionsstörung, Bluterguß, umschriebener Druck- und Stauchungsschmerz, Verkürzung des Oberarmes (bei genau gleicher Einstellung der beiden Oberarme vergleichende Messung von der Akromialhöhe
zum äußeren Epikondylus) und allenfalls Achsenknickung des Oberarmes.

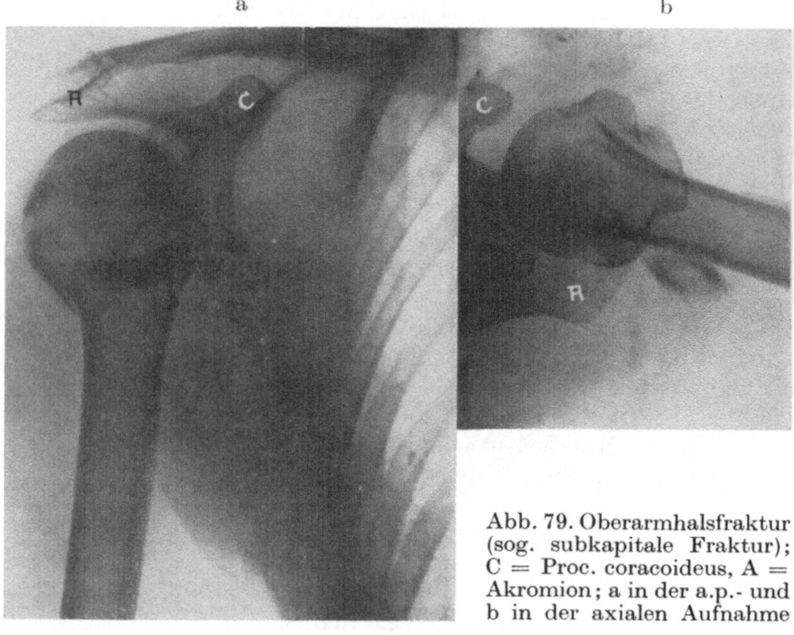

Abb. 79. Oberarmhalsfraktur
(sog. subkapitale Fraktur);
C = Proc. coracoideus, A =
Akromion; a in der a.p.- und
b in der axialen Aufnahme

Etwaiger Tastbefund der Fragmente von der Achsel aus mit abnormer Beweglichkeit und Krepitieren (zweckmäßig geprüft, indem eine Hand von der Achselhöhle tastet und gleichzeitig von der zweiten Hand vorsichtige Drehbewegungen an dem im Ellenbogen gebeugten kranken Arm ausgeführt werden). Röntgenaufnahme a. p. und axial! Vgl. Abb. 79 u. 81.

Dd.: Die so häufige *Abduktionsfraktur* ist wegen ähnlicher Achsenverschiebung des Oberarmes abzugrenzen gegenüber der Luxation (bei Fraktur Pfanne nicht leer!), gegenüber Luxationsfraktur (Abb. 80) und etwaiger eingekeilter Luxationsfraktur. *Eingekeilte Oberarmhalsbrüche* sind klinisch zu trennen von einfacher Kontusion, Distorsion des Gelenkes und posttraumatischer Gelenkreizung. Für eine eingekeilte Fraktur spricht der umschriebene, insbesondere von der Achselhöhle auslösbare Druckschmerz, ein Stauchungsschmerz, ein stärkerer Bluterguß und die meist meßbare geringe Verkürzung, sofern nicht die Deformität als solche evident ist.

Th.: Bei eingekeiltem Oberarmhalsbruch soll bei halbwegs guter Stellung die Einkeilung nicht gelöst werden. Etwa acht Tage DESAULT (Abb. 50, 51);

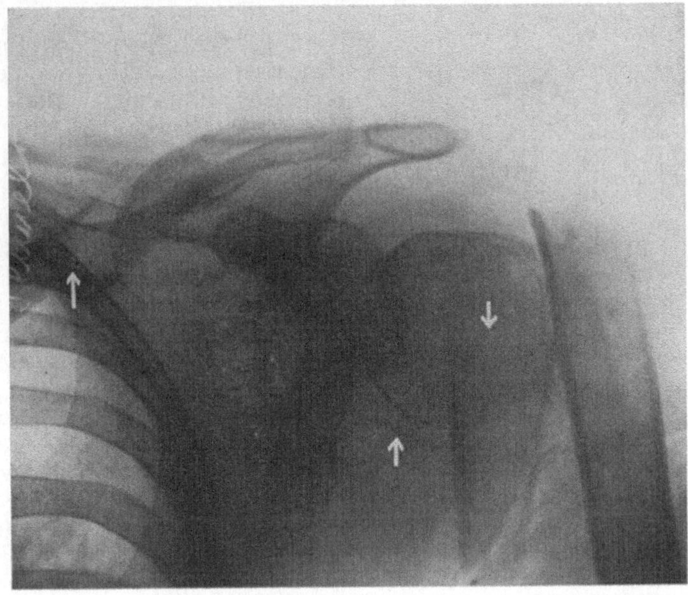

Abb. 80. Oberarmluxationsfraktur mit deutlicher Verschiebung der Fragmente. Außerdem Schlüsselbeinfraktur

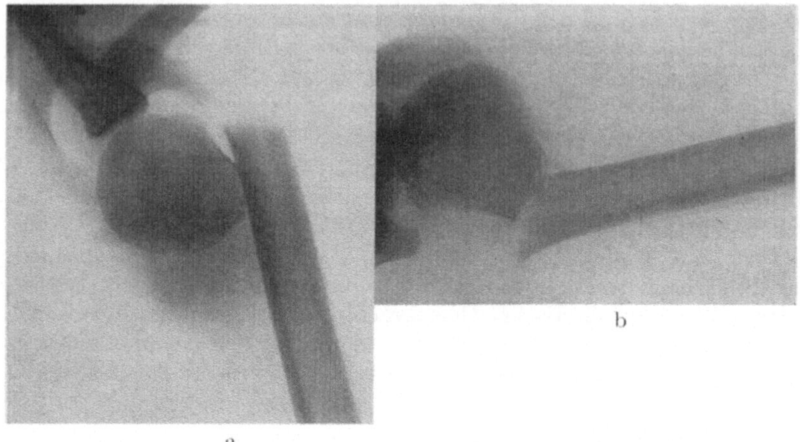

Abb. 81. Oberarmbruch im Bereiche der Kopfhalsgrenze mit deutlicher Verschiebung und Achsenknickung (bei Jugendlichem); a in der axialen und b in der a.p.-Aufnahme

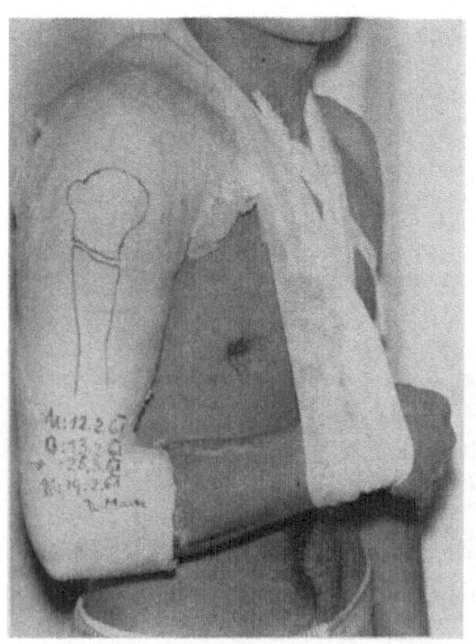

Abb. 82. U-förmige Gipsschiene mit Handschlinge (Mitella)

dann aktive Bewegungsübungen (Hochtasten am Türstock, Stockübungen, Rollenzug). Bei freien Frakturen ist die Reposition erforderlich. Ausnahme bei ganz alten Leuten. Fachchirurgische Behandlung! Unter Röntgenkontrolle Einrichtung. Lagerung in einer U-Schiene aus Gips (Abb. 82) oder Desault, seltener Abduktionsschiene. Heilungsdauer je nach Verlauf der Fraktur und Allgemeinzustand 4–12 Wochen. Nachbehandlung wie oben! In Ausnahmefällen operativ (AO).

d) Schulterprellung und Verwandtes

Ae.: Direkte und indirekte Gewalteinwirkung: *Schulterprellung* bei Sturz oder Schlag auf die Schulter selbst oder *Schulterzerrung* bei Sturz auf Ellenbogen oder Hand. Bänderzerrungen, Bänderzerreißungen, verbunden vielleicht mit kleinem Muskeleinriß (Supraspinatusansatz!) oder Zerrungen, Blutergüssen in Schleimbeutel oder auch Hämarthros.

Sy.: Sorgsame Abtastung der Knochen zeigt, daß kein umschriebener Knochendruckschmerz und in den meisten Fällen auch kein Stauchungsschmerz vorliegt, der Bluterguß mit den sekundären Blutsenkungen im Unterhautzellgewebe ist nicht bedeutend. Kleine Bewegungen im Gelenk sind nicht schmerzhaft. Keine Deformität, keine abnorme Beweglichkeit. Sicherstellung durch Röntgen.

Erst einige Zeit nach einem angeschuldigten Trauma auftretende *Gelenkreizungen* sind abzugrenzen gegen die rheumatische Omarthritis, gegen eine beginnende Caries sicca (Röntgenbild: Verschmälerung des Gelenkspaltes, Annagung der knöchernen Gelenkflächen), gegen die Omarthrosis deformans und gegen die *Periarthritis humeroscapularis* = Duplaysche Erkrankung (Abnutzungskrankheit). Degeneration, Auffaserung und Verkalkung im Supraspinatusansatz und dem subdeltoiden Schleimbeutel, vgl. ORATOR-KÖLE: Spezielle Chirurgie.

Nach einfachen Schulterprellungen kommen Blutungen oder traumatische Reizergüsse in tiefen Schleimbeuteln vor (Bursitis traumatica), die oft von rheumatischen oder spezifischen Bursitiden (chronisch = Schleimbeutelhygrom) schwierig abzugrenzen sind.

Manchmal findet sich nach Schulterzerrungen auch ein hartnäckiger Druck- oder Bewegungsschmerz am Tuberculum majus oder minus, der wohl auf Einrisse an den Drehmuskelansätzen zu beziehen ist, ferner auch am Sulcus intertubercularis, wobei eine Sehnenscheidenreizung der langen Bizepssehne (vgl. ORATOR-KÖLE: Kurze chirurgische Operationslehre: Schulterresektion) in Betracht zu ziehen ist. Auch ist die Abgrenzung gegen nicht traumatische, rheumatische oder spezifische Sehnenscheidenentzündung (bei chronischen Zuständen sprechen wir von Sehnenscheidenhygrom) oft nicht leicht.

Th.: Da insbesondere bei älteren Leuten auch nach stumpfen Schulterquetschungen Adduktionskontraktur und Deltoidesschädigung eintreten, ist in solchen Fällen auch ohne Knochenverletzung die Lagerung des Armes auf einer Abduktionsschiene so lange ratsam, bis die Verletzten wieder aktiv den Arm hochzuheben lernen, um einen Dauerschaden zu vermeiden.

2. Oberarmschaft

Wenn wir, wie es vom Standpunkt der regionären Differentialdiagnose zweckmäßig erscheint, die Oberarmhalsbrüche bei den Verletzungen der Schulter und die suprakondylären Brüche bei den Verletzungen des

Ellenbogens besprechen, werden in diesem Kapitel die Oberarmschaftbrüche erörtert.

Ae.: So wie bei den Oberarmhalsbrüchen gilt auch im mittleren
Drittel des Oberarmes vor allem die Unterscheidung in *Abduktions-
und Adduktionsbrüche*, während im Bereiche des unteren Oberarm

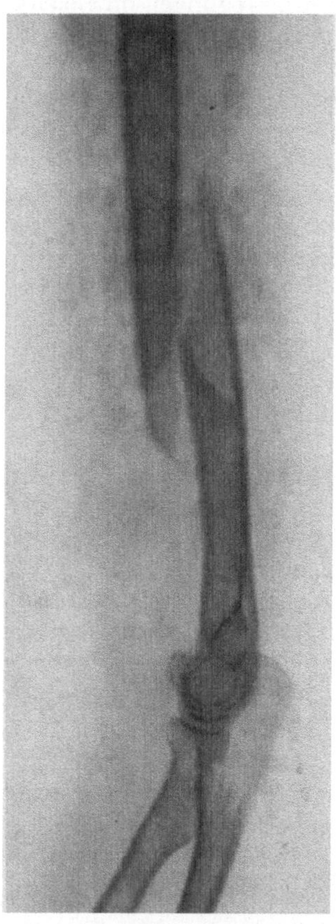

drittels die Frage der *Extensions- oder
Flexionsfraktur* in Abhängigkeit von dem
benachbarten Scharniergelenk des Ellenbogens in den Vordergrund tritt. Vgl.
Abb. 6, dynamische Frakturenkette bei
Überbeanspruchung des Abstützmechanismus.

Sy.: Als Zeichen des Knochenbruches sind
in der Regel festzustellen: Deformität mit
Verkürzung, Achsenknickung, abnorme
Beweglichkeit (Abb. 83), Krepitation,
mächtiger Bluterguß, vollkommene Funktionshemmung. Die Stellung der Knochenbruchstücke hängt, abgesehen von der
Art des einwirkenden Traumas, von der
Schwerkraft und von den Muskelwirkungen ab. M. pectoralis und M. latissimus
suchen das obere Knochenbruchstück nach
innen zu drehen, der M. deltoideus das
obere Fragment zu abduzieren. Je nach
der Lage der Bruchlinien werden diese beiden Antagonisten die Bruchstücke beeinflussen.

Bei Abduktionsfrakturen weicht das
obere Ende des unteren Bruchstückes nach
innen, bei Adduktionsfrakturen nach außen
ab. Der Verlauf der Bruchlinien entspricht
meist einem Biegungsbruch der Abb. 4.
Unterhalb der Schaftmitte kann der N.
radialis geschädigt werden, primär durch
verschobene Fragmente (Abb. 83), sekundär durch Kallusdruck. – Oberarmbrüche
kommen auch vereinzelt als Geburtstraumen bei Neugeborenen nach Manualhilfe
zur Beobachtung.

Abb. 83. Oberarmdrehbruch
an der Grenze zwischen mittlerem und unterem Schaftdrittel. Gefährdung des N.
radialis primär und sekundär
durch Kallus

Th.: Sie ist zweckmäßigerweise eine fachchirurgische, meist in stationärer Krankenhausbehandlung. Einrichtung unter Röntgenkontrolle. Ruhigstellung bei Frakturen der Schaftmitte im U-Schienengipsverband Böhlers (Abb. 82) oder für 3–4 Wochen Abduktionsschiene mit Heftpflasterextension. Für manche Fälle oder bei verzögerter Bruchheilung Küntscher- oder Rush-pin-Nagelung oder Spanverpflanzung.

3. Ellenbogen

Untersuchung der Ellenbogengegend

Unter der Haut tastbar die Ulnakante mit dem Olekranon (Ellenhaken), die Oberarmepikondylen; durch die entspannten Vorderarmmuskeln – erleichtert durch leichte Drehbewegungen des gebeugten Vorderarmes – gut tastbar das Speichenköpfchen. Von grundsätzlicher Bedeutung ist das gegenseitige Verhältnis des *Epikondylen-Olekranondreiecks* (Hunter). Bei gestreckt herabhängendem Arm liegen die Epikondylen und die Olekranonspitze in der gleichen Horizontalebene. Bei rechtwinkeliger Beugung des Ellenbogens bilden die drei Punkte ein gleichschenkeliges Dreieck (Abb. 84).

Der Gelenkquerdurchmesser, gemessen an der Breite der Epikondylen, kann genau, der anterior-posteriore Gelenkdurchmesser annähernd festgestellt werden; stets im Vergleich der verletzten mit der gesunden Seite.

Ellenbogenbeweglichkeit: volle Streckung (180°), Beugung bis etwa 45°, Drehbewegung mit angelegtem Ellenbogen (ca. 160°) nach innen und außen, stets mit der gesunden Seite vergleichen.

a) Suprakondyläre Humerusfrakturen

Ae.: Bei *Überstreckung* des Ellenbogens oder Sturz auf den gestreckten

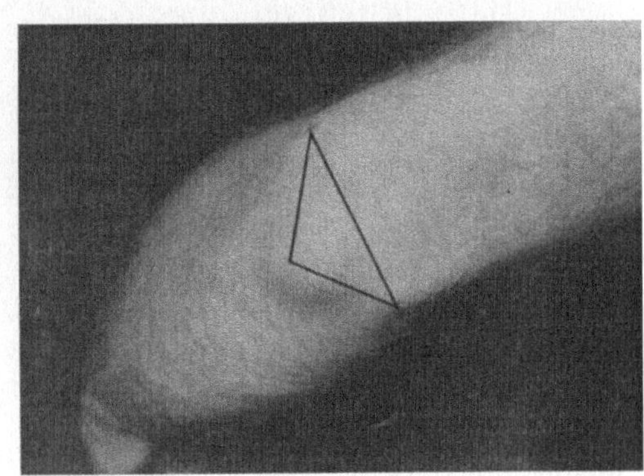

Abb. 84. Hilfsdreieck zur Untersuchung bei Verletzungen im Ellenbogenbereich. Es wird gebildet vom äußeren und inneren Epikondylus und der Spitze des Olekranon. Bei gestrecktem unverletzten Arm liegen diese drei Punkte in einer Linie

Arm kommt es, sofern keine Luxation stattfindet, zu einem Biegungsbruch des unteren Humerusendes, *Extensionsfraktur*, wobei die Einbruchstelle vorn oberhalb der Epikondylen liegt und schräg körperwärts (proximal) nach hinten (dorsal) zieht (Abb. 85). Entsprechend der Gewalteinwirkung weicht ebenso wie bei einer Luxation der Vorderarm fersenartig nach hinten vom Ellenbogen zurück.

Seltener sind die *Flexionsfrakturen* (Abb. 85), wobei die (Biegungs-) Bruchlinie umgekehrt oberhalb der Epikondylen dorsal beginnt und nach vorn zu aufsteigt. Das untere Fragment weicht dann entsprechend dem Bruchmechanismus nach vorn zu von der Oberarmachse ab.

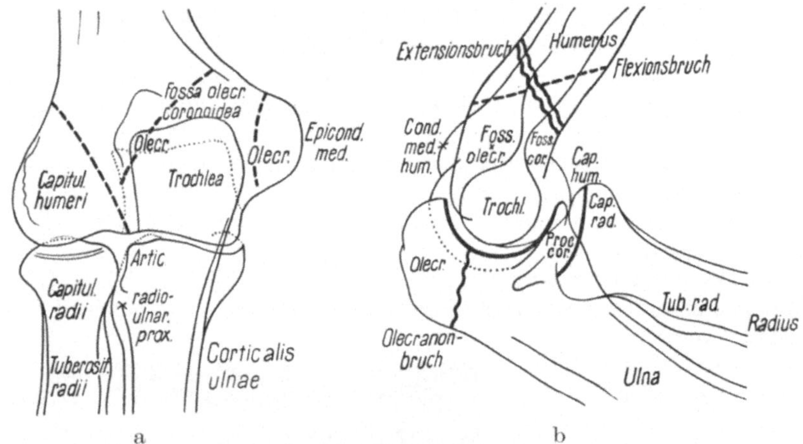

Abb. 85. a) a.p.-Röntgenskizze des Ellenbogens mit den Oberarmfrakturlinien
b) seitliche Röntgenskizze des Ellenbogens mit typischen Frakturlinien

Vom anatomischen Standpunkt aus bezeichnen wir die Bruchformen (vorwiegend bei Kindern) als *einfache suprakondyläre Frakturen.* Bei Erwachsenen sind sie häufig durch einen Knochensprung, der ins Ellenbogengelenk herabreicht, kompliziert *(T-Brüche oder Y-Brüche: Ellenbogengelenkbruch,* vgl. Abb. 86).

Als zweite Knochenbruchgruppe des unteren Oberarmendes sind die *Brüche der einzelnen Epikondylen* zu nennen. Der Häufigkeit nach erwähnen wir die Fraktur des äußeren Epikondylus und die Fraktur des inneren Epikondylus.

Die intraartikulären Gelenkabbrüche werden bei »inneren Gelenkbrüchen« besprochen, S. 162.

Sy.: Für den rein suprakondylären Bruch ist charakteristisch, daß das normale Epikondylen-Olekranonverhältnis erhalten ist, vgl. Abb. 84.

Da über den Epikondylen nur die Hautbedeckung ist, kann gewöhnlich auch bei einem Bluterguß vergleichsweise eine etwaige Verbreiterung der beiden Epikondylen festgestellt werden. Die gegenseitig richtige Lage des Epikondylen-Olekranondreiecks gibt bei bestehender Deformität die sichere Abgrenzung der suprakondylären Fraktur gegenüber der Ellenbogenluxation; abnorme Beweglichkeit, Krepitation, Funktionsstörung, star

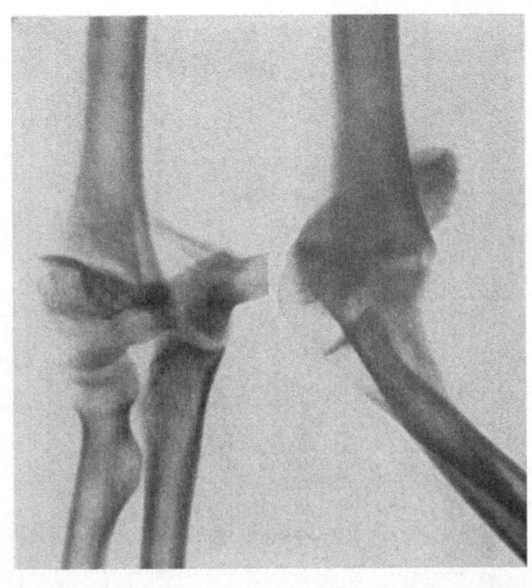

Abb. 86. Supra- und diakondylärer Oberarmbruch (sog. Y-Fraktur); a in der a.p.- und b in der seitl. Aufnahme

ker Bluterguß, Vergrößerung des anterior-posterioren Durchmessers des Gelenkes und fersenförmiges Vorspringen des Olekranons vollenden das klinische Bild der suprakondylären Fraktur.

Bei der *Flexionsfraktur* ist das untere Bruchstück nach vorn verschoben, die übrigen Kennzeichen des Knochenbruches sind die gleichen (Abb. 85). Bei der *Fraktur des äußeren Epikondylus* fehlt die normale Valgusstellung des Ellenbogens. Abnorme Adduktionsmöglichkeit, Schmerzen und Krepitation bei Abduktion, Bluterguß, abnorme Beweglichkeit, Druck- und Stauchungsschmerz am äußeren Epikondylus. Entsprechender Druckschmerz und Symptome von seiten des N. ulnaris bei Epikondylenbruch.

Th.: Einrichten des Knochenbruches. Schmerzausschaltung! Langsam gesteigerter Zug am rechtwinklig gebeugten Vorderarm; Gegenzug an Schlaufe durch die Achsel; extreme Pronation, die unter Röntgenkontrolle vorsichtig aufgelassen werden kann. Ruhigstellung mit dorsaler Gipsschiene, die in leichter Abduktion der Schulter in Rechtwinkelstellung des Ellenbogengelenks mit leichter Pronation des Vorderarmes von der Schulterhöhe bis zu den Mittelhandköpfen reicht. Stationär im Krankenhaus! Tritt wieder Verschiebung auf: Ulna-Drahtextension

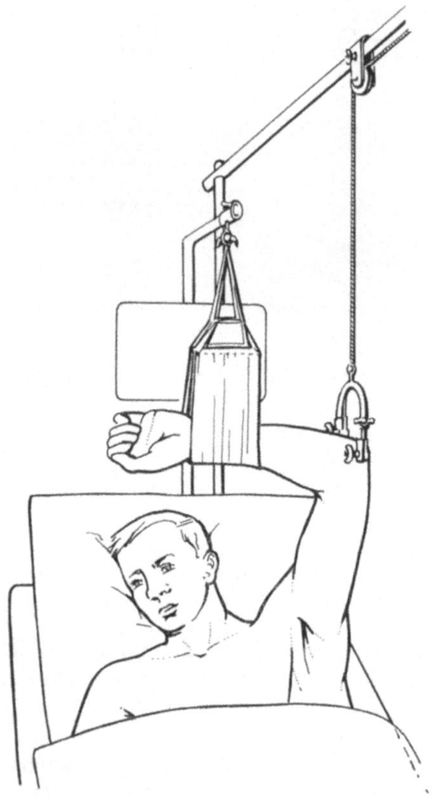

Abb. 87. Vertikalextension in stabiler Gleichgewichtslage bei suprakondylären Frakturen und Trümmerbrüchen

zwei Querfinger distal der Olekranonspitze; über Bettgalgen Dauerzugbehandlung und Vorderarmschlaufe (Abb. 87) Ruhigstellung je nach Art des Bruches und Alter des Verletzten 3–7 Wochen, dann aktive Übungen; keine Massagen.

Bei den suprakondylären Knochenbrüchen, besonders des Kindesalters, muß stets an Schädigung des N. medianus und N. radialis, Musculus brachialis (Myositis ossificans!) und der Ellenbogengefäße mit Gefahr der ischämischen Muskelkontraktur gedacht werden (vgl. Allgem. Teil S. 48 ff.).

b) Ellenbogenluxation

Ae.: Die häufigste Form ist die Luxation bei der *Ellenbogenüberstreckung:* dabei wird über dem Hypomochlion der Olekranonspitze die Oberarmtrochlea aus der Pfanne des oberen Ellenendes herausgehebelt, zerreißt vorn die Ellenbogengelenkkapsel und tritt vor den Processus coronoideus der Elle. Es gleitet also der Vorderarm nach hinten, weshalb wir die Luxation als hintere *(= Luxatio posterior)* bezeichnen (Abb. 88). Möglich, aber verhältnismäßig viel seltener sind als weitere Formen zu nennen: gemeinsame *Luxationen von beiden* Vorderarmknochen nach lateral, nach medial und nach vorn. Die Luxatio anterior ist meist eine Luxationsfraktur des oberen Ellenendes und entspricht dann der komplizierten Olekranonfraktur, siehe S. 164. *Einzeln* kann der Radius nach vorn am häufigsten als Luxationsfraktur zugleich mit einer proximalen Ulnafraktur (sog. Monteggia-Fraktur), nach lateral, nach hinten und perannulär erfolgen (Luxation des Radiusköpfchens aus dem Lig. annulare bei Kleinkindern). Die Elle allein kann nach hinten luxieren. Endlich gibt es noch die seltene *Divergenzluxation* (Ulna nach innen, Radius nach außen) mit schweren Bänderzerreißungen und beträchtlichen Verdrehungen.

Sy.: *Typische Überstreckungsverrenkung*, Luxatio antebrachii posterior:

1. Der Arm steht in federnder Fixation in einer Streckstellung von etwa 140°, mit proniert gehaltenem Vorderarm (Bizepssehnen- und Pronatorspannung! Die meist erhaltenen Seitenbänder machen eine Beugung des

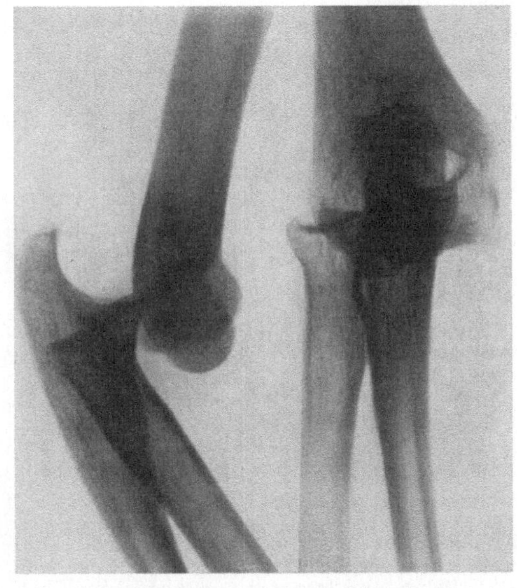

Abb. 88. Verrenkung des Ellenbogens nach dorsal; a in der seitlichen und b in der a.p.-Aufnahme

fersenartig nach hinten geschobenen Vorderarmes unmöglich!).

2. Delle über dem Olekranon: zu beiden Seiten der Trizepssehne tastet man innen die leere Facies semilunaris und außen das vorstehende Speichenköpfchen.

3. Fersenartiger Vorsprung an Stelle der regelrechten Ellenbogenkontur, das Verhältnis der Epikondylen zur Olekranonspitze ist gestört, in der meist gegebenen Streckfixation steht das Olekranon wesentlich höher als die Epikondylenebene.

Dd.: Gegen suprakondylären Humerusbruch (die Ellengelenkpfanne ist nicht leer, es besteht abnorme Beweglichkeit statt federnder Fixation, die vorsichtige Abtastung des oberen Bruchstückes zeigt das Ende des frakturierten Humerus oberhalb der Ellenbogengelenkbeugefalte), gegen Gelenkbrüche und gegen die Luxationsfraktur (Radiusluxation und hohe Ellenfraktur.

Komplikationen: Ebenso wie bei suprakondylärer Fraktur häufige Komplikationen durch Druck des oberen Fragmentes gegen den Muscu-

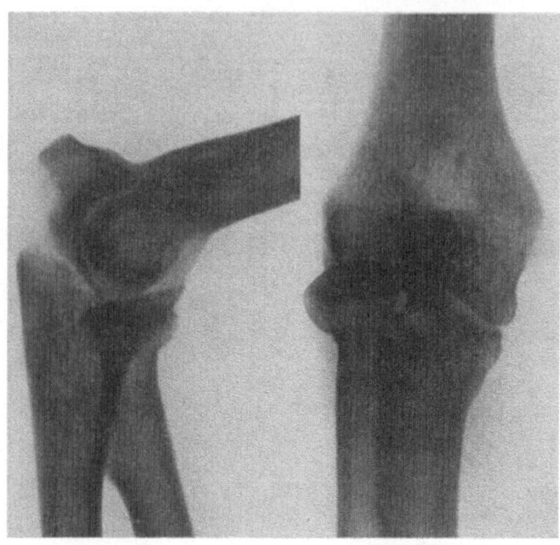

Abb. 89. Olekranonfraktur mit deutlicher Diastase zwischen den Fragmenten; a in der seitlichen und b in der a.p.-Aufnahme

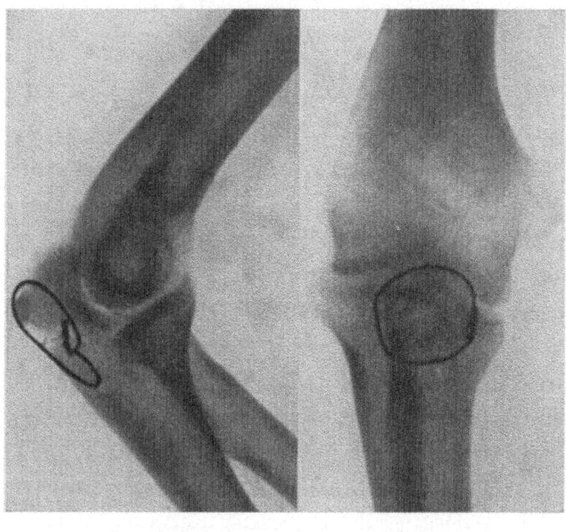

Abb. 90. Derselbe Bruch wie in Abb. 89 nach Cerclage mit Draht; a in der seitlichen und b in der a.p.-Aufnahme

lus brachialis, Gefäße und Nerven der Ellenbeuge, N. radialis, N. medianus und N. ulnaris; ischämische Muskelkontraktur, Myositis ossificans (vgl. Allgemeiner Teil, S. 48ff.).

Knochenabsprengung bei der Luxation. Am gefährlichsten ist der *Abbruch des Processus coronoideus* der Elle. Dadurch wird zwar meist die Reposition erleichtert, die Erhaltung der richtigen Stellung aber äußerst erschwert. Es kommt dadurch leicht zu *Reluxationen.* Sekundäre Gelenkschädigungen mit der Gefahr teilweiser oder kompletter Gelenkversteifung möglich. Solche Ellenbogenluxationen erfordern unbedingt fachchirurgische Behandlung. Röntgen!

Th.: Die Einrichtung der Ellenbogenluxation erfolgt bei Zug und Gegenzug meist am besten in leichter Beugung des Ellenbogengelenkes. Ruhigstellung – je nach Schwere der Bänderzerreißung – für 1–4 Wochen, dann *aktive* Bewegungen.

c) Innere Gelenkbrüche

Innere Gelenkbrüche gehen in der Regel mit deutlicher Funktionseinschränkung des Ellenbogengelenkes, einem deutlichen Gelenkerguß und starken Bewegungsschmerzen einher. Die wichtigsten anatomischen Arten sind: Fractura capituli humeri, Fractura diacondylica (trochleae), Meißelfraktur des Radiusköpfchens, Fraktur des Olekranons und Fraktur des Processus coronoideus der Elle. Meist indirekte Frakturen. Stauchung und Abscherung.

Sy.: Der *Olekranonbruch* ist in der Regel leicht zu erkennen: Direktes Trauma durch Sturz auf den Ellenbogen oder Abriß durch Überspannung des Trizepszuges. Bruchstelle unter der Haut leicht tastbar. Ellenbogengelenkbluterguß. Klassischer Funktionsausfall (Abb. 89).

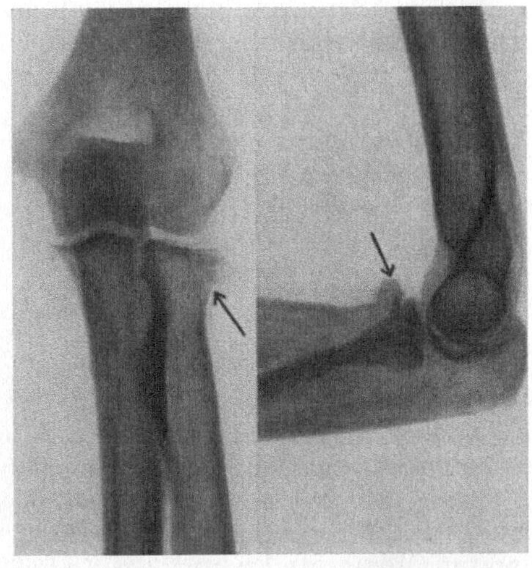

Abb. 91. Bruch des Speichenköpfchens a in der a.p.- und b in der seitlichen Aufnahme

Fraktur des Speichenköpfchens (Abb. 91). Abbruch eines Teiles oder Halsbruch. Durch vorsichtiges Eindrücken oberhalb der radialen Vorderarmmuskelbauchgruppe (gebeugt, in entspanntem Zustand) läßt sich unter vorsichtigen Drehbewegungen des Vorderarmes das Speichenköpfchen deutlich tasten; umschriebener Spontan-, Druck- und Bewegungsschmerz, allenfalls auch Krepitieren geben die klinischen Anhaltspunkte. Sicherstellung durch Röntgenaufnahme.

Die *Absprengungen* an den Gelenkkörpern des unteren Humerusendes sind klinisch meist nur zu vermuten. Es ist ratsam, bei jeder Ellenbogendistorsion eine Röntgenkontrolle anfertigen zu lassen, um solche Frakturen nicht zu übersehen.

Dd.: Differentialdiagnostisch besteht, insbesondere bei älteren Leuten, aber auch schon oft bei Jüngeren im dritten Jahrzehnt, die Möglichkeit, daß von dem angeschuldigten Trauma ein schon krankes Gelenk betroffen wurde: *Osteochondrosis dissecans* (KÖNIG) ist bei Schwerarbeitern – nicht nur bei Arbeitern mit Preßluftwerkzeugen – gerade an den Ellenbogen gar nicht so selten.

Th.: Die Behandlung innerer Ellenbogengelenkverletzungen wird zweckmäßig dem Fachchirurgen überlassen. Anzustreben ist eine Ausheilung ohne Stufenbildung der gelenkbildenden Knochenanteile. In vielen Fällen wird eine blutige Reposition mit Nagelung oder Verschraubung eines Kondyls, die Richtigstellung oder Wegnahme des abgesprengten Teiles oder des ganzen Speichenköpfchens bei manchen Speichenköpfchenfrakturen, die Olekranondrahtung u. a. erforderlich sein, wenn unblutig die Erreichung oder Erhaltung der guten Stellung nicht gelingt (Abb. 90).

d) Luxationsfrakturen

Ae.: Durch direkte Gewalteinwirkung und durch Stauchung des gestreckten Armes kommt es zu den schwierig zu behandelnden *Luxationsfrakturen*. Die drei wichtigsten Formen sind: 1. Bruch des Olekranons mit Verschiebung der Elle im Sinne einer Luxation nach vorn, 2. Abbruch des Processus coronoideus bei der typischen Luxation nach hinten und 3. Luxation des Radiusköpfchens nach vorn bei hoher Ulnafraktur (Monteggia-Fraktur, vgl. Abb. 92).

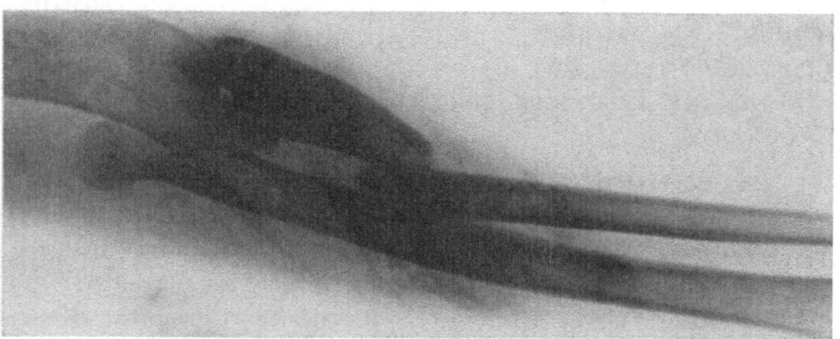

Abb. 92. Monteggia-Fraktur: Luxation des Speichenköpfchens nach volar und proximale Fraktur der Elle

Sy.: Die schwere Gelenkdeformität bei einer feststellbaren Olekranonfraktur (1), die immer wieder auftretende Reluxation nach verhältnismäßig leichter Einrichtung einer anscheinend typischen Ellenbogenluxation (2), das Vorspringen des gut tastbaren Radiusköpfchens ellenbeugewärts bei einem hohen Vorderarmbruch (3) lassen in der Regel die Diagnose dieser drei Luxationsfrakturen feststellen.

Th.: Die Behandlung wird zweckmäßig dem Facharzt überlassen. Regelrechte Einrichtung und exakteste Fixierung mittels einer dorsalen langen Gipslonguette sind die Methode der Wahl. Bei Olekranonbrüchen mit Verschiebung und Luxation der Ulna nach vorn ist eine Drahtnaht erforderlich (Abb. 90), gekreuzte Bohrdrähte, Marknagel, AO.

4. Vorderarmschaft

Ebenso wie beim Oberarm werden die oberen und unteren gelenknahen Verletzungen bei diesen Gelenken besprochen, so daß hier nur die mittleren Abschnitte des Vorderarmes in Betracht kommen.

a) Bruch beider Vorderarmknochen

Ae.: Direkte und indirekte Gewalteinwirkung. Quer-, Biegungs- und Spiralbrüche.

Sy.: Klassische Frakturzeichen.

Th.: Da es sich um vier Knochenbruchstücke (Abb. 93) handelt, stößt die richtige Einstellung oft auf Schwierigkeiten. Fachchirurgische Behandlung angezeigt! Einrichtung unter Zug und Gegenzug und direktem Druck gegen winkelige, seitliche und Drehungsverschiebungen. Der Einfluß der Pronatoren und Supinatoren auf die Fragmente je nach Höhenlage der Fraktur ergibt sich aus Abb. 94 u. 95. Bei der Ruhigstellung muß vor allem der Gefahr des Brückenkallus begegnet werden. Beim Vorderarm würde durch eine Verbindung des Kallus von Ellen- und Speichenbruch eine

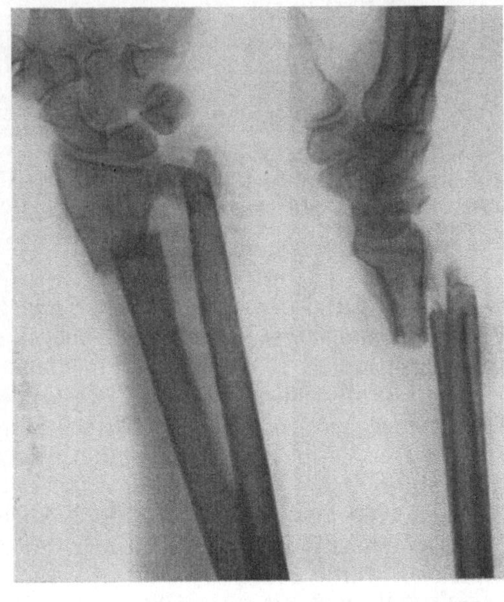

Abb. 93. Unterarmbruch (offen) mit Verschiebung um Schaftbreite nach volar und Verkürzung; a in der a.p.- und b in der seitlichen Aufnahme

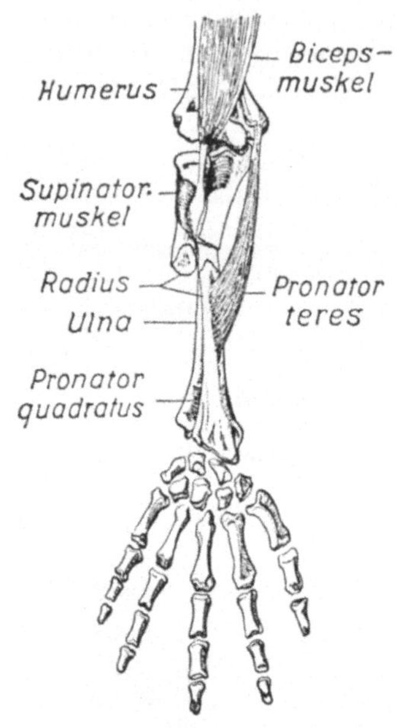

Abb. 94. Vorderarmbruch ober-
halb des Pronatoransatzes.
Oberes Fragment rein unter
Supinatorwirkung

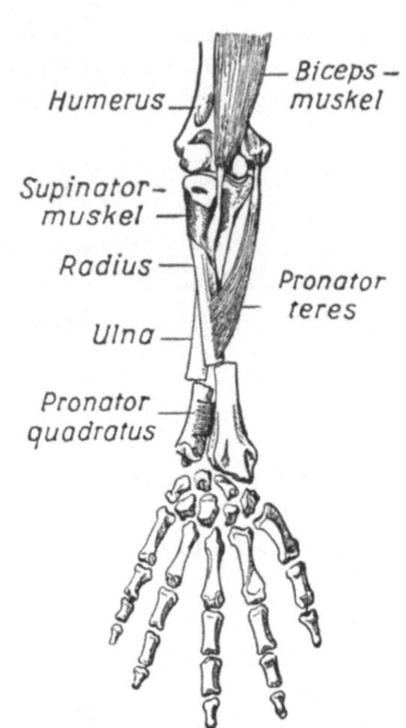

Abb. 95. Vorderarmbruch unter
dem Pronatoransatz. Oberes
Fragment unter Pronator-
wirkung

Behinderung der Drehfähigkeit zustande kommen (MdE 25–33⅓%).
Behebung manchmal operativ möglich. Viele Vorderarmbrüche lassen
sich bei gebeugtem Ellenbogen und mittlerer Drehstellung in einem Ober-
armgips stabil ruhigstellen. Bei unstabilen Frakturen (BÖHLER) ist
Transfixionsgipsverband erforderlich. – KIRSCHNER empfahl Drähte mit
knopfartiger Verdickung, KÜNTSCHER dünne Marknägel, in letzter Zeit
Rush-pin und AO. – Die Heilungsdauer beträgt bei Jugendlichen 4–6
Wochen, beim Erwachsenen oft 10–12 Wochen.

Die Kombination: Proximale Ulnarfraktur und Luxation des Radiusköpfchens wurde schon erwähnt (MONTEGGIA, vgl. Abb. 92). Frisch erkannte Fälle sind gut einzurichten, leicht sekundär verschiebbar! Krankenhausbehandlung erforderlich. Nicht erkannte Fälle geben schweren
Dauerschaden! Schädigung des N. radialis! Evtl. Resektion des Radiusköpfchens erforderlich.

Eine zweite Luxationsfraktur mit Radiusfraktur im distalen Drittel und distaler Ulnaluxation wird Galeazzi-Fraktur genannt. Übersehen ergeben sie die »Madelungsche Deformität« (Subluxation der Hand nach der Hohlhandseite durch Verkürzung des Radius infolge dorsal-konvexer Krümmung).

Besonders verantwortungsvoll ist die Behandlung *offener Vorderarmfrakturen*, die als dringende Notfälle zur aktivchirurgischen Versorgung ins Krankenhaus eingeliefert werden müssen.

Neben der Gefahr der Entwicklung eines Brückenkallus ist als zweite wichtige Komplikation die *verzögerte Frakturheilung* und die *Pseudarthrose* (Achtung vor übermäßiger Extension!) hervorzuheben. Seitliches Abweichen der Bruchstücke und Weichteilinterposition spielen dabei die Hauptrolle. Eine Pseudarthrose bedeutet einen schweren Dauerschaden. Sofern bei verzögerter Knochenbruchheilung die Stellung der Bruchstücke eine befriedigende ist, kann Kirschnersche Aufsplitterung, Nagelung, Drahtung und Spananlagerung in Frage kommen. Bei Weichteilinterposition ist operative Freilegung und Richtigstellung, am besten Schienung mit einem autoplastisch verpflanzten oder aus der Knochenbank entnommenen Knochenspan erforderlich. Ebenso bei Defektpseudarthrosen.

b) Grünholzfrakturen kleiner Kinder

Ae.: Für die Grünholzfraktur gibt gerade der Vorderarm die besten Beispiele. Da der Periostschlauch dabei erhalten ist, kommt es nur zu Abknickungen, die Enden der gebrochenen Knochen bleiben aber endständig in Kontakt (Abb. 5).

Sy.: Meist deutlich winkelige Deformität, ohne Verkürzung und Seitenverschiebung, abnorme Biegbarkeit. Die Untersuchung muß äußerst vorsichtig erfolgen, um nicht aus dem subperiostalen Bruch einen vollständigen zu machen.

Th.: In Kurznarkose (unter Zug und Gegenzug!) vorsichtiges Geradebiegen und Ruhigstellen in leicht überkorrigierter Stellung durch einfache oder doppelte Gipslonguette. Fixierung ausreichend lang, da sekundäre Verschiebung möglich. Meist 6–8 Wochen.

c) Parierfraktur der Ulna

Ae.: Durch Abfangen eines Stockhiebes mit dem zum Schutz vorgestreckten Vorderarm und ähnliche Mechanismen.

Sy.: Die typischen Knochenbruchzeichen.

Th.: Einrichtung und Ruhigstellung mit Gipslonguette. Mindestens 6 Wochen.

d) Hoher Radiusschaftbruch

Ae.: Durch direkte und indirekte Gewalteinwirkung. Quer- oder Biegungsbruch.

Sy.: Typische Frakturzeichen.

Th.: Die Heilungsneigung des hohen Radiusbruches ist schlecht. Es besteht die Gefahr einer Pseudarthrose, deshalb ist fachchirurgische Behandlung anzuraten.

5. Handgelenk

Untersuchung der Hand

Abzutasten: unteres Speichen- und Ellenende sowie das Erbsenbein, die Basis der Mittelhandknochen.

Handgelenkbewegungen: Beugung (Senkung) bis 60–90°, Streckung (Hebung, Dorsalbewegung) bis etwa 60–90°. Radialabduktion und Ulnarabduktion je um etwa 25–35°.

a) Verstauchung

Ae.: Sehr häufig; meist durch Stoß oder Sturz auf die vorgestreckte Hand.

Sy.: Kontur der Handgelenkgegend gegenüber der gesunden Seite meist verstrichen. Häufig bei vergleichsweiser Messung des Handgelenkumfanges Umfangsvermehrung. Der Hauptschmerz wird nicht im Bereiche der Knochenenden der Speiche und der Elle angegeben, sondern abwärts von den Knochenspitzen im Bereiche der Seitenbänder. Es fehlt die für Speichenbruch meist kennzeichnende Deformität, kein Bluterguß im Unterhautzellgewebe, allenfalls Weichteilquetschung und Hautabschürfung an der Aufstoßstelle, wie bei allen Abstützverletzungen, vgl. Abb. 6.

Th.: Ruhigstellung in Mittelstellung des Handgelenkes durch dorsale Gips-Schiene. Die Hand soll von Anfang an in Fingerbeugestellung gehalten werden, vgl. bei Gelenkstellungen Abb. 21. Selbsttätige Fingerbewegungen im Sinne des Greifens!

Komplikationen. Halten trotz Ruhigstellung in guter Gelenkstellung die Schmerzen an, tritt ein stärkerer Bluterguß auf und findet sich ein heftiger lokaler Druckschmerz am Knochen, muß immer an eine Knochenabsprengung gedacht werden.

b) Typischer Speichenbruch (Fractura radii loco typico)

Ae.: Als klassisches Beispiel eines Stauchungsbiegungsbruches (vgl. Allgemeiner Teil, S. 24) kommt bei dem gewöhnlichen Aufschlagen mit der zum Schutz oder zum Abstützen vorgestreckten Hand etwa fingerbreit oberhalb des Handgelenkes der typische Speichenbruch zustande. Gemäß der Wirkung des Traumas wird das kurze distale Fragment handrückenwärts und speichenwärts verschoben, meist unter gleichzeitigem Abbruch des Griffelfortsatzes der Elle, so daß die Bajonett- oder Gabelstellung des unteren Vorderarmendes zustande kommt.

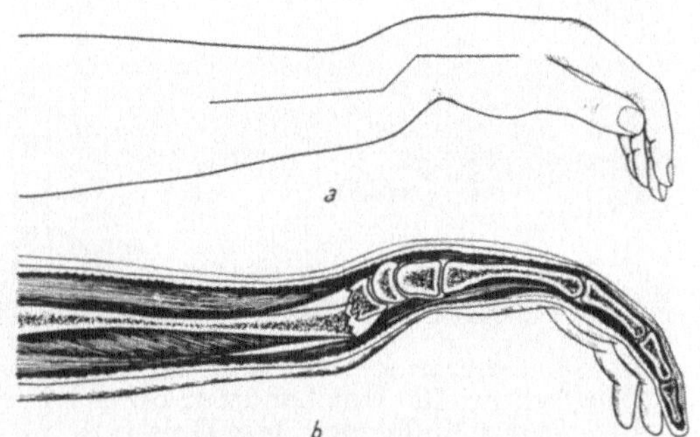

Abb. 96. Konturbild (a) und anatomischer Längsschnitt (b) einer typischen Radiusfraktur (nach Helferich)

Sy.: Sog. »Bajonett«-Stellung des unteren Vorderarmendes, deutlich tastbare, äußerst druckschmerzhafte Stufe; Abb. 96 u. 97. In den Fällen, in denen die *klassische Deformität* fehlt (teils wegen geringfügiger Verschiebung, teils wegen Einkeilung der Bruchstücke, teils wegen nur leichter winkeliger Abknickung), ist doch der *typische, äußerst heftige Druckschmerz fingerbreit oberhalb des Handgelenkes rund um das Speichenende* und im Bereiche des Griffelfortsatzes der Elle (sofern dieser beteiligt) sowie der Stauchungsschmerz kennzeichnend. Vgl. die Differentialdiagnose bei Handverstauchung. Röntgenbild, Abb. 97.

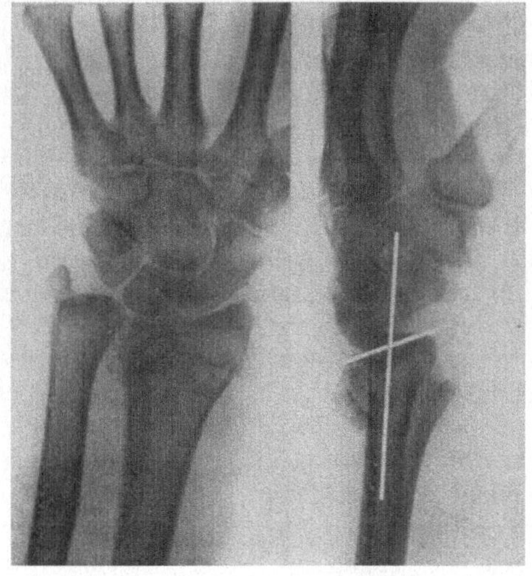

a   b

Abb. 97. Speichenbruch an typischer Stelle mit Abbruch des Ellengriffels und Abknickung des körperfernen Bruchstückes nach dorsal; a in der a.p.- und b in der seitlichen Aufnahme

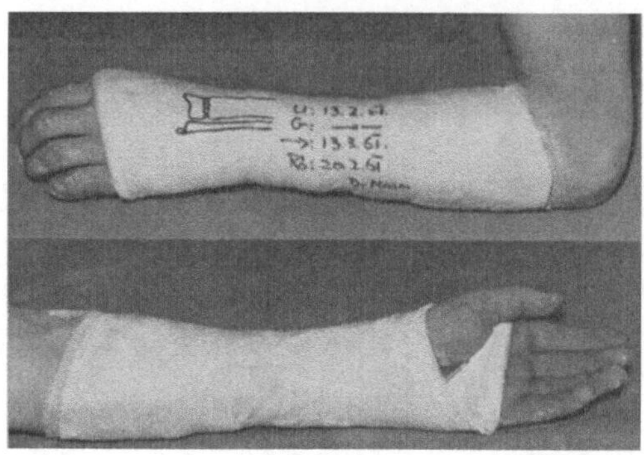

Abb. 98. Unterarmgipsverband bei typischer Radiusfraktur. Die Hohlhandtour besteht *nur* aus Mullbinden, *kein* Gips

Th.: Die Behandlung des Speichenbruches wird vielfach dem praktischen Arzt überlassen sein. Da es sich um die häufigste Bruchform überhaupt handelt, muß sie jedem Arzt geläufig sein.

Die Einrichtung ohne Anästhesie ist äußerst schmerzhaft, durch die reflektorische Muskelspannung und die Abwehrbewegung des Verletzten wird jede Einrichtung erschwert. In der Regel Kurznarkose oder Einspritzung von 10–20 ccm 1%iger Novocainlösung (strenge Asepsis!) (vgl. Abb. 17) in das Frakturhämatom, von der Dorsalseite aus. Die *Einrichtung* erfolgt unter Zug und Gegenzug. Der Gegenzug wird bei rechtwinkelig gebeugtem Ellenbogen am Oberarm oberhalb des Ellenbogens ausgeübt; entweder durch die Hände eines Helfers oder durch eine gepolsterte Schlaufe, welche über ein Seil an einem Wandhaken befestigt ist (Abb. 18). Der reponierende Arzt faßt mit einer Hand den Daumen, mit der zweiten Hand den 2. bis 4. Finger, wobei diese, nachdem sie mit Mastisol befeuchtet wurden, mit Mull umwickelt werden. Unter kräftigem Längszug und Volarbeugen der Hand wird in der Regel die Richtigstellung des Fragments erzielt. Auf das Fragment selbst wird ein direkter Druck von der Streckseite her ausgeübt. BAILEY zergliedert die Reposition in vier Akte: 1. Zug – 2. Volarflexion – 3. Ulnarduktion – 4. Pronation. Nach gelungener Reposition wird das Handgelenk in »Arbeitsstellung« d. h. Dorsalbeugung = Streckstellung gebracht und in dieser Stellung mit einer ungepolsterten dorsalen Gipsschiene fixiert, die vom Ellenbogen bis zu den Mittelhandköpfchen reicht (Abb. 98). Die Schiene wird, nachdem sie in richtiger Stellung des Handgelenks erhärtet ist, mit einer feuchten Binde an Hand und Vorderarm angewinkelt und nach 3–4 Tagen mit einer Gipsbinde abgeschlossen. Der Faustschluß muß frei sein. Finger, Ellenbogen und Schulterbewegungen werden von Anfang an geübt. Die dorsale Gipsschiene bleibt 4 Wochen liegen. Wöchentliche Röntgenkontrollen sind *unbedingt erforderlich!*

Da als wichtigste Dauerschäden nach Speichenbruch ebenso wie nach Handverstauchung u. ä. teilweise oder komplette Versteifung von

Handgelenk und Fingern auftreten können, muß *jeder Verband, der bei solchen Verletzungen angewendet wird, von vornherein den Faustschluß und die Greiffähigkeit der Finger freigeben.*
Arbeitsunfähigkeit 6–8 Wochen. MdE 20% für 6 Monate.

c) Komplizierende Handwurzelverletzungen

Bei jeder mit einem beträchtlichen Bluterguß und mit stärkerem lokalen Druck- oder Stauchungsschmerz einhergehenden Handverstauchung muß an eine komplizierende Knochenverletzung gedacht werden. Neben kleinen Knochenabsprengungen am unteren Radiusende und am Griffelfortsatz sind vor allem hervorzuheben:
Frakturen des Os naviculare, vgl. Abb. 9.

Ae.: Der gleiche Unfallhergang des Abstützmechanismus, selten direkte Gewalteinwirkung.

Sy.: Sehr häufig nur die Zeichen einer Handverstauchung. Gelenkbluterguß oft geringfügig. Fließende Übergänge bis zu den schleichenden Frakturformen (vgl. Allgemeiner Teil, S. 33). Manchmal von vornherein klassischer, in der Tabatière anatomique lokalisierter Druck- und Stauchungsschmerz.

Th.: Bei nicht sofortiger Ruhigstellung schlechte Heilungstendenz! Gips mit Einschluß des Daumens (Abb. 99) in leichter Dorsalflexion und radialer Abduktion für 3–6 Monate. Bei röntgenologisch gesicherter Heilung als Nachbehandlung eine Manschette aus gewalktem Leder, die das Handgelenk in leichter Dorsalbeugung und freiem Faustschluß noch einige Monate ruhig stellt, wobei schon gearbeitet werden kann. Bei übersehenen, nicht behandelten Fällen *Pseudarthrose.*

Therapie: Operativ (Span, Schraube). Die früher geübte Exstirpation des Knochens gibt schlechte Resultate, Minderung der Erwerbsfähigkeit 20–30%.

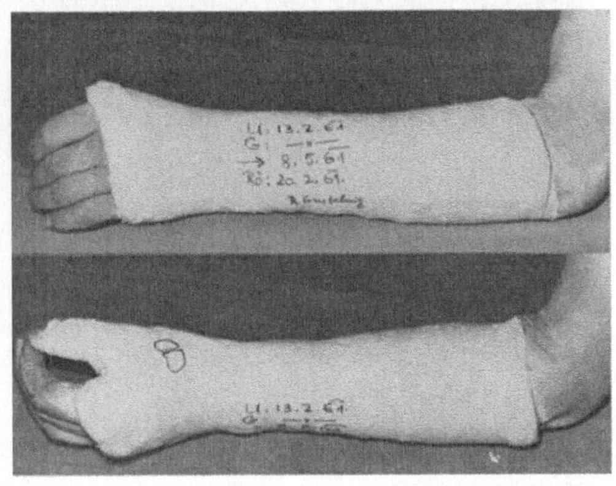
Abb. 99. Unterarmgipsverband mit Daumeneinschluß bis proximal vom Endgelenk bei Kahnbeinfraktur und Bennet-Fraktur

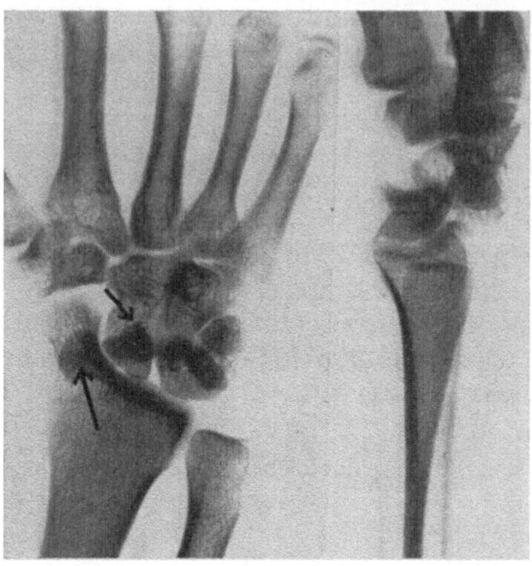

Abb. 100. Mondbeinverrenkung mit Kahnbeinbruch, sog. »perilunäre transnavikuläre Verrenkung« (De Quervain); a in der a.p.- und b in der seitlichen Aufnahme

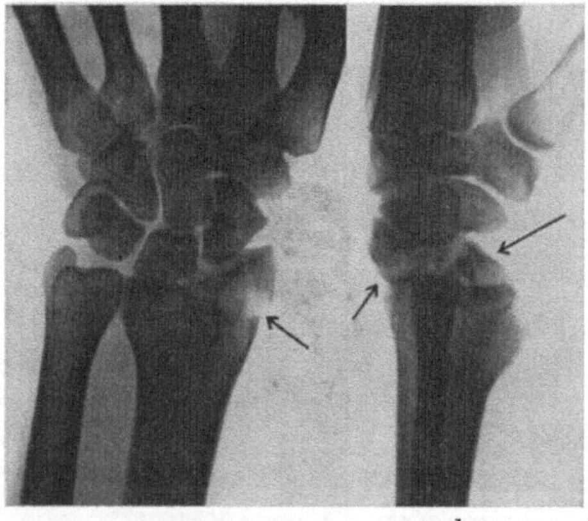

Abb. 101. Handgelenkverrenkung nach dorsal mit Abbruch des Processus styloideus radii (sog. Meißelfraktur); a in der a.p.- und b in der seitlichen Aufnahme

Luxation des Mondbeins und Mondbeinnekrose.

Ae.: Bei Überstreckung des Handgelenkes kommt es unter entsprechender Bänderzerreißung zur volaren, isolierten Mondbeinluxation (»Das Mondbein ist volarwärts herausgedreht«) oder zur »perilunären« Handluxation (Abb. 100: »Das Mondbein liegt regelrecht in der Radiuspfanne, die übrige Handwurzel ist verrenkt«).

Sy.: Die Zeichen der schweren Handverstauchung mit beträchtlicher Funktionsstörung. Parästhesien im Bereich des N. medianus! Unbehandelte Fälle ergeben schwere Dauerschäden.

Th.: Anzustreben ist Einrichtung unter maximalem Zug und Gegenzug. Fachchirurgische Behandlung!! Bei veralteten Fällen kann Lunatum-Exstirpation in Frage kommen.

Mondbeinnekrose (Kienböcksche Erkrankung, vgl. ORATOR-KÖLE: Spez. Chirurgie).

Sie kommt wesentlich seltener nach einmaligem Trauma vor, häufiger als Preßluftwerkzeugschaden und auch spontan bei Schwerarbeitern, aber auch bei Jugendlichen (Hormon-Vitaminmangel?). Diese Verletzungen nach

einer ernsten Handverstauchung sind nur durch exakte Röntgenbilder
(exakt eingestellte a.p., Seiten- und Drehaufnahme!) sicherzustellen.
Fachchirurgische Behandlung ist bei Feststellung einer solchen Verletzung unerläßlich.

d) Handluxation

In reiner Form verhältnismäßig selten, ist sie vielfach mit Verletzung
oder teilweiser Verrenkung der Handwurzelknochen kombiniert (Abb.
101). Die Abmessung der Speichenlänge bzw. die Abtastung der Gelenk-
enden von Speiche und Elle, die in
der Regel hohlhandwärts vorragen,
läßt meist die Diagnose stellen. Einrichtung der Luxation gelingt meist
leicht. Wegen häufiger komplizierender Nebenverletzungen ist Röntgenuntersuchung und Kontrolle
durch den Fachchirurgen erforderlich. Ähnlich bei Kindern die traumatische Epiphysenlösung (Abb.
102).

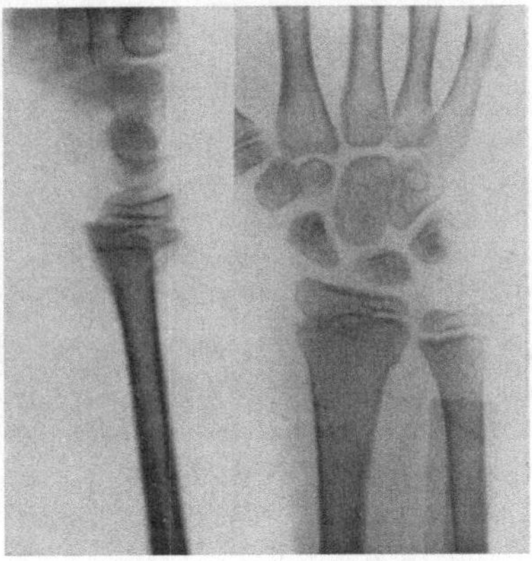

In der Regel nicht traumatischen
Ursprungs ist die, insbesondere bei
ungewohnter schwerer Handarbeit,
häufig auftretende *krepitierende Sehnenscheidenentzündung* der Streckseite des Vorderarmes, der gewöhnlich eine serofibrinöse Peritendinitis
der Daumen- und Handstrecker und
-abduktoren zugrunde liegt. Ausnahmsweise kann dieses Krank-

a   b

Abb. 102. Traumatische Epiphysenlösung am unteren Speichenende bei
Jugendlichem; im a.p.-Bild (b)
nicht zu erkennen!

heitsbild als Unfallfolge anerkannt werden, wenn es nach einer stumpfen
Prellung oder Quetschung der betreffenden Gegend auftritt. In der Regel
ist es eine Arbeitsüberanstrengung (vgl. Allgemeiner Teil, S. 8).

Gleichfalls nicht traumatisch sind die im Bereiche des Handgelenks
vor allem dorsal, aber auch manchmal am Kniegelenk auftretenden
Ganglien, eine paraartikuläre oder paratendinöse schleimig-kolloid-
zystische Degeneration des Bindegewebes. Vgl. ORATOR-KÖLE: Spezielle
Chirurgie.

6. Verletzungen der Mittelhandknochen

Bei Hand- und Fingerverletzungen in den ersten Tagen Armtragetuch oder Schlinge! Hand nicht herunterhängen lassen!

Ae.: Meist direkte Gewalteinwirkung. Biegungsbrüche (Abb. 3), Spiralbrüche (typische Ski- und Rodelverletzung), Querbrüche, offene Mittelhandbrüche.

Sy.: Deformität, Bluterguß, Druck- und Stauchungsschmerz mit abnormer Beweglichkeit und Krepitation. Röntgen: siehe Abb. 3. Hauptgefahr: Verkürzung und winklige Abknickung, so daß der Fingeransatz körperwärts verschoben wird, wodurch die Greiffähigkeit der Hand leidet.

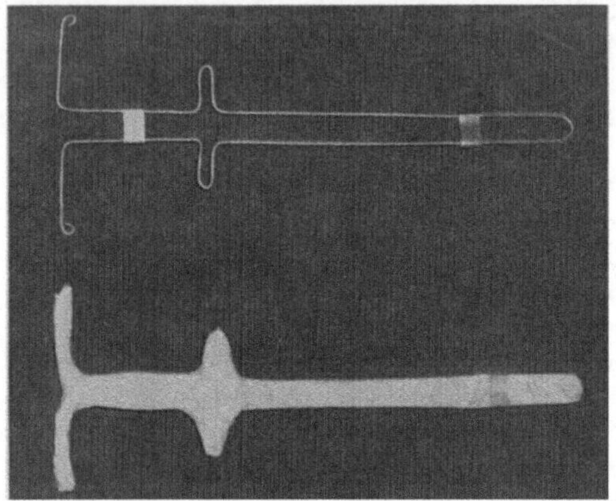

Abb. 103. Fingerdrahtschiene nach Böhler; oben: ungepolstert, unten: gepolstert

Th.: Bei mäßiger Verschiebung genügt eine dorsal angelegte Gipsschiene in Mittelstellung.

Bei stärkerer Verschiebung:

Kombination einer dorsalen Vorderarmgipslonguette mit einer Böhler-Fingerdrahtschiene (Abb. 103) oder Finger-Mittelhand-Extension: »Ausnutzung des Zuges des größeren Radius«, bei der eine dorsale Vorderarm-Gipsschiene mit einer Drahtschiene (Cramer) kombiniert wird. (Abb. 104).

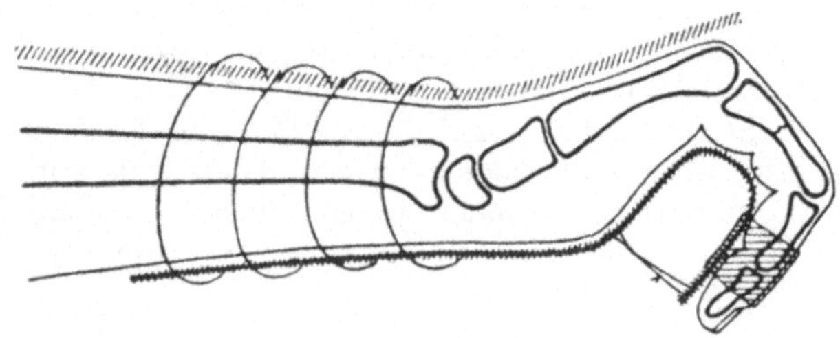

Abb. 104. Standardgips mit Drahtschiene (Cramer) zur Behandlung von Mittelhandknochen- und Fingerfrakturen

Bei Mittelhandknochen- oder Fingergrundgliedbruch wird an der dorsalen Gipsschiene volar die Schiene fixiert; sie wird so gebogen, daß das Grundgelenk 45°, das Mittelgelenk etwa 90°, das Endgelenk 40° gebeugt ist, bei Brüchen des I. oder V. Metakarpale Fingereinschlußgips.

Besondere Sorgfalt verlangen die offenen Verletzungen, die wegen der großen Gefahren entzündlicher Komplikationen fachchirurgische Behandlung erfordern.

Eine Sonderstellung unter den Mittelhandknochen nimmt der Bruch des Metakarpale I ein *(Bennetsche Fraktur)*, eine häufige Verletzung nahe dem Gelenk zwischen Multangulum majus und Basis des Metakarpale I mit Subluxation im Grundgelenk nach der radialen Seite (Abb. 105). Es besteht die Gefahr der winkligen Abknickung im Sinne eines offenen Winkels hohlhand- und ellenwärts, wodurch die Bewegungsfähigkeit des gesamten Daumens leidet. Der Bruch des Metakarpale I muß nach Einrichtung in beträchtlicher Abduktionsstellung des Metakarpale I und leichter Beugung der Daumenglieder durch einen Vorderarmgipsverband ruhiggestellt werden, der die Mittelhand und Daumen einbezieht (Abb. 99 u. 106, sog. »Daumeneinschlußgips«).

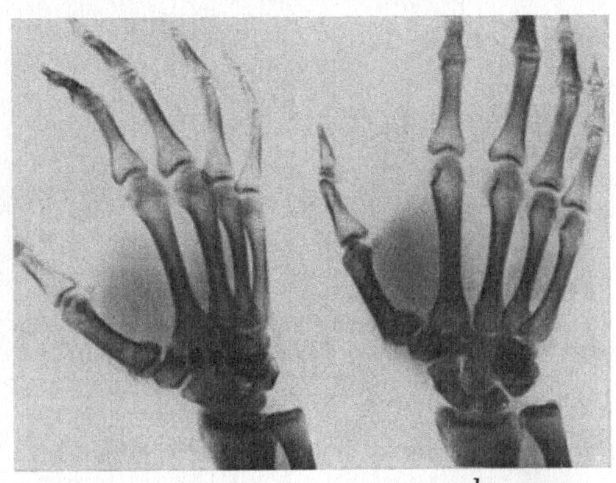

Abb. 105. Bennetsche Fraktur; a halbseitliche und b a.p.-Aufnahme

Eine einfache Handrückenquetschung heilt meist ohne Folgen. Selten entsteht das hartnäckige chronisch-traumatische Handrückenödem. Es kann auch absichtlich aufrecht erhalten werden! Typisches Beispiel eines Versicherungsbetruges.

7. Fingerverletzungen

Grundsätzlich ist zu trennen zwischen Weichteilverletzungen, Sehnenverletzungen, Gelenkverletzungen, geschlossenen Knochenbrüchen und offenen Knochenbrüchen.

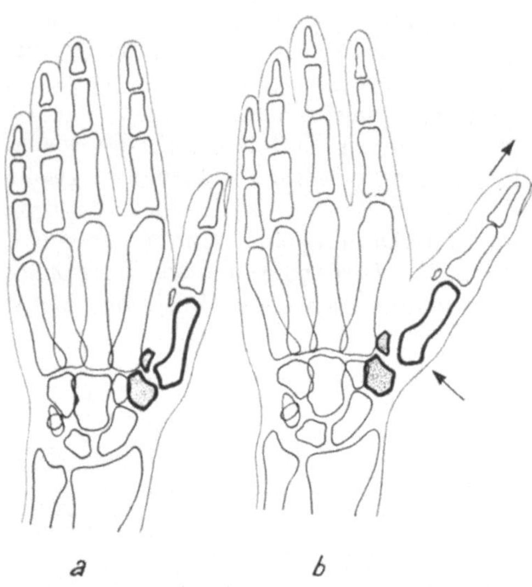

Abb. 106. Bennetsche Fraktur (a) mit Einrichtung nach Böhler (b): Zuerst Längszug am Daumen und dann Druck gegen die Basis des Metakarpale I

a) Geschlossene Fingerfrakturen

Hier müssen wir die Diaphysenbrüche und die Gelenkbrüche unterscheiden. Die Diaphysenbrüche lassen sich in der Regel leicht einrichten und bei geringer Verschiebungsneigung durch dorsale Gipslonguetten, bei der Gefahr der Verkürzung durch die oben beschriebenen Methoden der Fingerextension meist gut behandeln.

Ernst zu beurteilen sind die in die Gelenke hineinreichenden Brüche, weil davon häufig Beeinträchtigung der Gelenkbeweglichkeit zurückbleibt. In solchen Fällen wird in der Regel fachchirurgische Behandlung erforderlich sein. 4 Wochen Ruhigstellung im Gips; bei schlechter Stellung der Fragmente Operation (Knochendrähte).

b) Offene Fingerbrüche

Wegen der äußerst langwierigen, oft Dauerschaden bedingenden entzündlichen Komplikationen dieser Verletzungen ist zu fordern, *daß offene Fingerfrakturen als besonders dringliche Fälle spätestens innerhalb der ersten 6–8 Stunden aktiv chirurgisch versorgt werden.* Wenn irgend möglich, Wundrandexzision und Hautnaht, Ruhigstellung im Gips- oder Dauerzugverband, evtl. Fixation durch Kirschner-Draht. In erhöhtem Maß gilt diese Forderung bei gleichzeitiger Eröffnung eines Gelenks und komplizierender Sehnenscheiden- oder Sehnenverletzung.

Bei ausgedehnteren Quetschungen Puderbehandlung. Soweit möglich aktiv-chirurgisches Vorgehen. Die Nervenversorgung ist hier von besonderer Wichtigkeit!

c) Finger- und Daumenluxationen

Die Luxation einzelner Fingerglieder (Abb. 107) bzw. des Fingergrundgelenkes ist meist leicht zu erkennen und leicht zu reponieren, sofern es sich um keine Luxationsfraktur handelt.

Schwierigkeiten bereiten kann die Luxation des Daumengrundgliedes gegen das Metakarpale I. Wir unterscheiden drei Grade der *Daumenluxation* (Abb. 108 u. 109).

Inkomplette: Die Gelenkflächen von Mittelhandköpfchen und Daumenbasis haben sich noch nicht ganz aneinander vorbeigeschoben.

Komplette: Die Daumenbasis ist handrückenwärts über das erste Mittelhandköpfchen ganz hinweggeglitten. Das Daumengrundglied steht im rechten Winkel auf dem Ende des I. Mittelhandknochens.

Komplizierte: Bei der komplizierten Daumenluxation müssen die an der Beugesehne gelegenen Sesamknöchelchen über das Metakarpalköpfchen hinweggezogen werden. Wenn durch Beugung des Daumengrundgliedes in dieser luxierten Stellung – aus der Rechtwinkelstellung zum I. Mittelhandknochen – eine Parallelstellung in Bajonettform bewirkt wird, kommt es meist zu einer

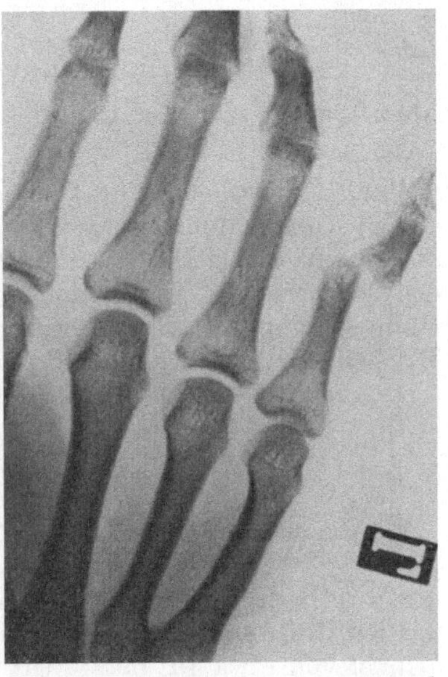

Abb. 107. Verrenkung nach dorsal im Mittelgelenk des 5. Fingers

Interposition des Sesamknochens und der Beugesehne. Man erkennt diese komplizierte Daumenluxation also daran, daß das Daumengrundgelenk um volle Knochenbreite verschoben und unter Verkürzung des Daumens dorsalwärts neben das Metakarpalköpfchen verlagert ist (Abb. 109). Das Mittelhandköpfchen ist von der Greiffläche her meist gut tastbar.

Th.: Um nicht durch unsere Behandlungsmaßnahmen aus einer inkompletten oder kompletten Luxation eine komplizierte zu machen, ist es streng verboten, bei Verdacht auf Daumenluxation irgendeinen Zug am Daumen auszuführen. Jeder Repositionsversuch bei Verdacht oder Feststellung einer Daumenluxation muß in strenger Hyperextensions-

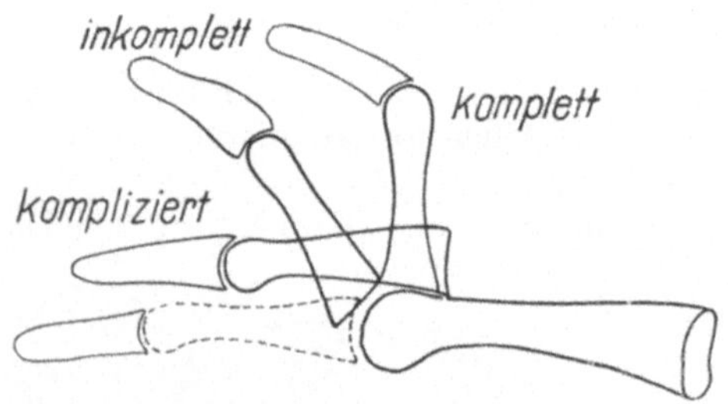

Abb. 108. Schema der Daumenluxationen

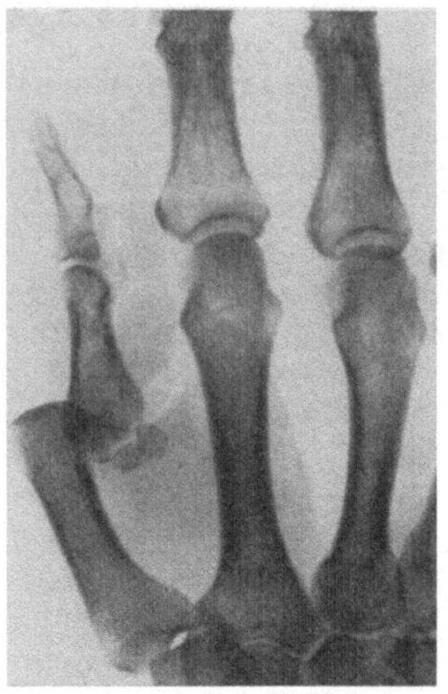

Abb. 109. Komplizierte Luxation des Daumens

stellung (Überstreckung des Daumengrundgliedes) vorgenommen werden, so daß dabei die Sesamknöchelchen mit den Beugesehnen nach volar weggeschoben werden. Ruhigstellung der Fingerluxationen ca. 3 Wochen, bei seitlicher Aufklappbarkeit (Seitenbandriß) 4–6 Wochen.

d) Abriß der Fingerstrecksehne

Eine typische Verletzung nach Zerrungen und Prellungen der Finger, die bei gleichzeitiger starker Spannung der Fingerstrecker stattfinden, ist der Abriß der Fingerstrecksehne an der Basis des Endgliedes; in charakteristischer Weise hängt – bei sonst gestrecktem Finger – das Endglied in einem Winkel von etwa 40° herab. Oft findet sich im Röntgenbild eine kleine Knochenabsprengung an der Streckseite der Basis des Endgliedes (Abb. 110).

Th.: Gipshülse für den betreffenden Finger, die das Endgelenk in überstreckter Stellung für etwa 6 Wochen fixieren soll (Abb. 111). In der Regel erzielt diese konservative Methode völlige Wiederherstellung. Wichtig ist die *sofortige* Ruhigstellung. Bei veralteten Ausrissen gelingt die Wiederherstellung nur operativ.

e) Häufig sind bei Quetschung der Fingerendglieder die Nagelkranzabbrüche.

f) Seitenbandläsion. Die Abb. 112 zeigt einen Seitenbandausriß.

Th.: Fingerschiene mit dorsaler Unterarmgipslonguette oder Fingereinschlußgips.

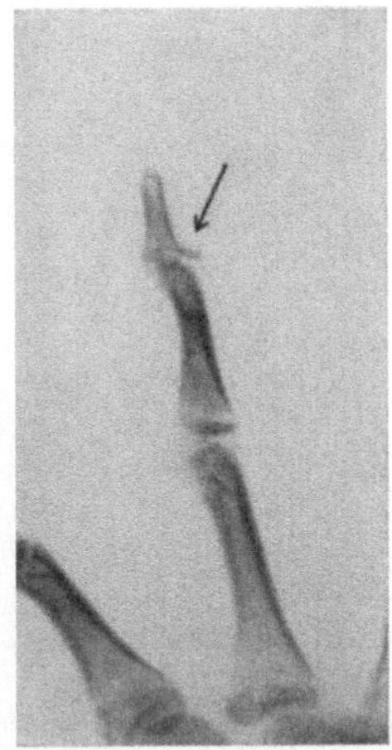

Abb. 110. Streckseh-
nenausriß von der
Basis des Endgliedes
des 3. Fingers

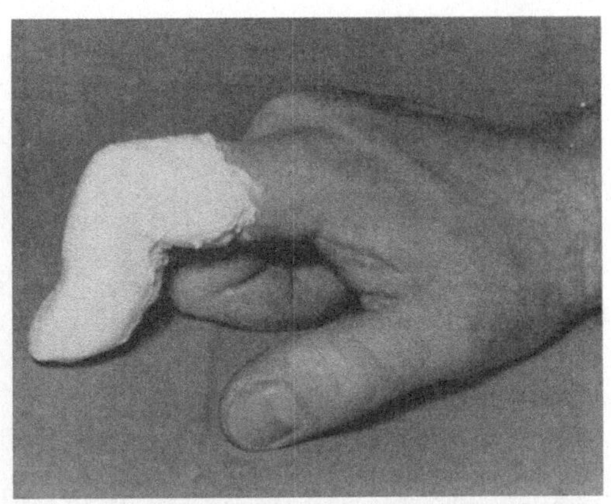

Abb. 111. Gipshülse zur Versorgung eines
Strecksehnenausrisses am Endgelenk. Das
Endgelenk ist überstreckt, das Mittelgelenk
fast 90° gebeugt, Die Fingerspitze drückt
auf eine Tischkante, um die Überstreckung des
Endgelenkes während des Erhärtens des Verbandes aufrechtzuerhalten

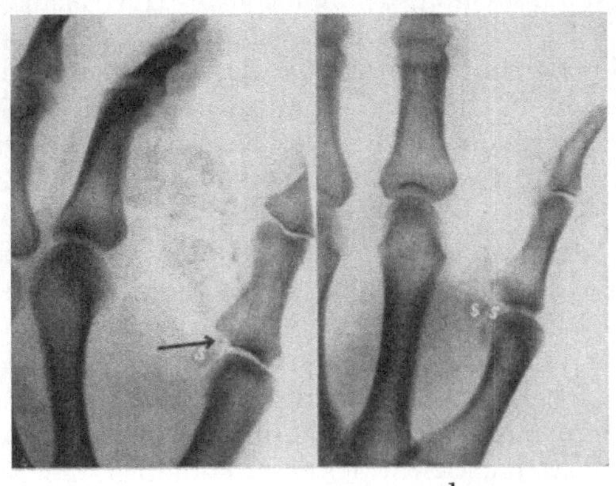

a   b

Abb. 112. Seitenbandausriß am Daumengrundgelenk; S = Sesamknochen. a in der
halbseitlichen und b in der a.p.-Aufnahme

III. Verletzungen des Beines

Bei den Röntgenbildern von Jugendlichen stets an die Epiphysenfugen denken! – »Becken« siehe S. 138.

1. Hüfte

Untersuchungsmethode: Vergleich der Hüftgelenkkonturen beider Seiten. Abtastung des großen Rollhöckers, Trochanterstand! Abtasten des Leistenbandes bis zur Symphyse, Fühlen des Femoralpulses, Prüfung der normalen Resistenz des Schenkelkopfes unterhalb des Leistenbandes lateral von der A. femoralis. Vorsichtige kleine Bewegungen im Hüftgelenk im Sinne von Beugung und Streckung, Innen- und Außendrehung, Adduktion und Abduktion, Stauchungsschmerz durch Klopfen auf den großen Rollhöcker und durch Klopfen auf das abgebeugte Knie bei halber Beugung der Hüfte.

a) Luxationen

Ae.: In der Regel schwere Gewalteinwirkungen, die im Sinne einer Extremstellung die Bewegungshemmungen des Hüftgelenkes überwinden.

Sy.: Vgl. Abb. 113. Da bei den meisten Hüftverrenkungen das Lig. iliofemorale (Lig. Bertini) als stärkstes Band des menschlichen Körpers erhalten ist, wird in der Regel eine Zwangsstellung des Beines eintreten, wenn der Gelenkkopf die Pfanne verläßt, so daß die Diagnose meist schon durch einfache Inspektion zu stellen ist. Der *Gelenkkopf* kann entweder *nach hinten* oder *nach vorn* aus der Pfanne herausgetreten sein, das Bein wird dann wegen der Spannung des Iliofemoralbandes in entsprechende Rotationsstellung gezwungen. Tritt der Kopf nach hinten, erfolgt Innenrotation, tritt der Kopf nach vorn, Außenrotation. In zweiter Linie kann der Kopf verschoben sein: im Verhältnis zur Horizontallinie der Hüftgelenkpfanne entweder *nach oben* oder *nach unten*. Da das Iliofemoralband oberhalb der Gelenkpfanne beginnt und zur Trochantermasse herabzieht, ist es verständlich, daß bei allen Luxationen, bei denen der Kopf kaudalwärts von der Hüftgelenkpfanne zu liegen kommt, durch Anspannung dieses Iliofemoralbandes der Oberschenkel in eine Beugestellung gezwungen wird, während das Bein in Streckstellung verbleiben kann, wenn der Kopf höher als die Hüftge-

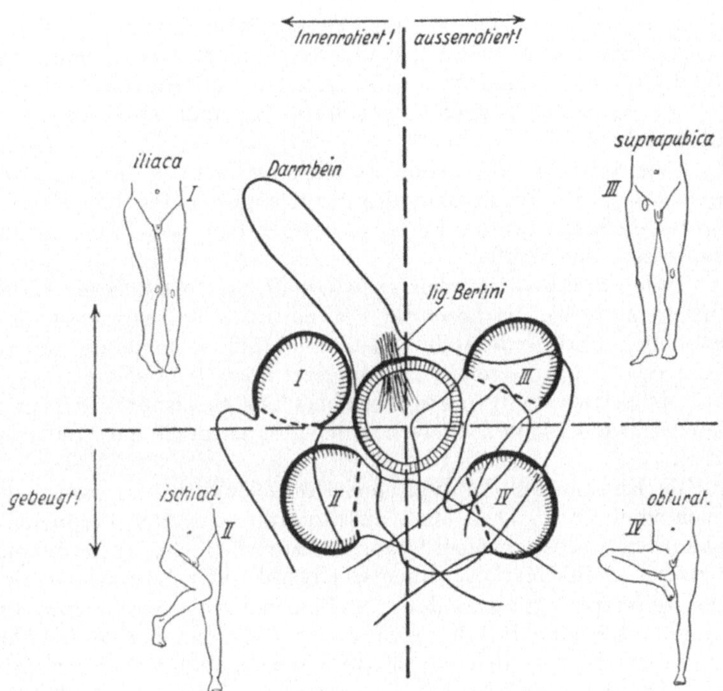

Abb. 113. Schema der Hüftluxationen mit den pathognomonischen Bein-
stellungen (rechtes Hüftgelenk)

lenkpfanne steht. In letzteren Fällen wird das Bein verkürzt erscheinen.
So ergeben sich vier (bzw. fünf) Möglichkeiten typischer Hüftluxationen
mit pathognomonischer Stellung:

1. *Lux. iliaca.* Der Kopf steht hinter und über der Pfanne im Bereiche des Hüftbeins. Das Bein ist innenrotiert, gestreckt und verkürzt.

2. *Lux. ischiadica.* Der Kopf steht im Bereiche des Sitzbeinloches
nach hinten und etwas unterhalb der Gelenkpfanne. Das Bein ist innenrotiert, leicht gebeugt. N. ischiadicus in Gefahr!

3. *Lux. suprapubica.* Dabei steht der Kopf oberhalb des Schambeines,
also vor der Gelenkpfanne und meist etwas höher als die Gelenkpfanne.
Bei dieser seltenen Luxation ist das Bein demgemäß außenrotiert, gestreckt und leicht verkürzt.

4. *Lux. obturatoria.* Der Schenkelkopf steht im Bereiche des Foramen
obturatum vorn und unterhalb der Gelenkpfanne. Demgemäß ist das

Bein außenrotiert und gebeugt und zwar stärker gebeugt als bei der Lux. ischiadica entsprechend der tieferen Stellung des Kopfes. Diese Beugestellung bei Außenrotation ist in noch auffälligerer Weise vorhanden bei der seltenen *Luxatio perinealis* (die man auch als Luxatio erecta bezeichnet).

Diesen vier Grundformen wird fälschlicherweise noch die sog. *zentrale Luxation* beigefügt: Impression des Kopfes durch den eingedrückten Pfannenboden beckenwärts. Es ist also eigentlich eine Pfannenfraktur mit Impression des Kopfes.

Gemeinsam ist allen vier besprochenen Grundformen die federnde Fixation in abnormer Stellung, die Leere der Pfanne (beim Tasten unterhalb des Leistenbandes und außerhalb des Femoralpulses fehlt die normale Resistenz des Kopfes) *und der an abnormer Stelle feststellbare Kopf,* der sich bei zarten Bewegungen des Oberschenkels gleichsinnig mitbewegt. Bei ganz schweren Gewalteinwirkungen gibt es auch hier Luxationsfrakturen.

Th.: Die Einrichtung der typischen Hüftgelenkluxation wird manchmal auch vom praktischen Arzt auszuführen sein. Bei Verdacht auf Komplikationen besser rascher Transport zum Fachchirurgen. Schmerzausschaltung, meist Narkose, allenfalls Lokal- oder Lumbalanästhesie.

1. Der Verletzte liegt am Boden. Das Bein mit rechtwinklig gebeugtem Knie wird mit beiden Händen gefaßt, der Zug kann durch eine Tuchschlinge unterstützt werden, die in der Kniebeuge des verletzten Beines gelegt wird und um den Nacken des reponierenden Arztes geschlungen ist. Anheben mit den Armen und mit dem Nacken, so daß in Rechtwinkelbeugung des Hüftgelenkes ein langsam sich steigernder Zug ausgeübt wird. Ein Helfer muß dabei durch Niederdrücken der Beckenkämme oder festes Niederpressen des in Hüfte und Knie extrem gebeugten gesunden Beines (Gersunyscher Handgriff) das Becken auf dem Fußboden fixieren. Unter zarten Drehbewegungen bei gleichzeitigem Zug am Oberschenkel wird nun mit Ab- oder Adduktion – entsprechend der Luxation – und zarten Rotationsbewegungen der Kopf zum Einschnappen in die Pfanne gebracht.

2. Einrichtung nach STIMSON-DESHANELIDZE. Man legt den Verletzten mit dem Bauch auf einen Tisch und läßt das verletzte Bein über den Rand herunterhängen, bis es im Hüftgelenk rechtwinkelig gebeugt ist. Dann wird das Knie des Verletzten rechtwinkelig gebeugt; durch Einlegen des eigenen Knies in dessen Kniekehle übt man einen Zug nach unten aus, während man am Unterschenkel dreht. Auf diese Weise gelingt die Einrichtung manchmal ohne Narkose. Zur Nachbehandlung 8–10 Tage Bettruhe.

b) Schenkelhalsbrüche und Brüche der Trochantergegend

Ae.: Altersfraktur! Neben Osteoporose deuten gehäufte Knochenzell-nekrosen im Schenkelhals alter Menschen (J. J. DUFOUR) auf lokale Anoxämien. Die Blutversorgung des Kopf-Halsabschnittes ist relativ gering. Die drei Hauptgefäße kommen aus der A. circumflexa femoris tibialis und verlaufen an der Dorsalseite des Schenkelhalses und dringen unmittelbar an der Kopf-Halsgrenze in den Knochen ein. An der Ventralseite des Halses kommt eine einzige Arterie aus dem Ramus ascendens der A. circumflexa femoris tibialis, der Femurkopf hat hier kein eigenes ventrales Gefäß. Diese relativ schlechte Blutversorgung bedingt in Verbindung mit mechanischer Überbelastung des statisch exponierten Schenkelhalses die Bruchbereitschaft. Andererseits kann diese Eigenart der Gefäßversorgung nach einer Fraktur auch die Ursache einer Femurkopfnekrose werden. Die direkte oder indirekte Fraktur mit Abduktion oder Adduktion erfolgt oft bei mäßigem Trauma durch Schlag auf die Hüfte oder Prellung des Beines.

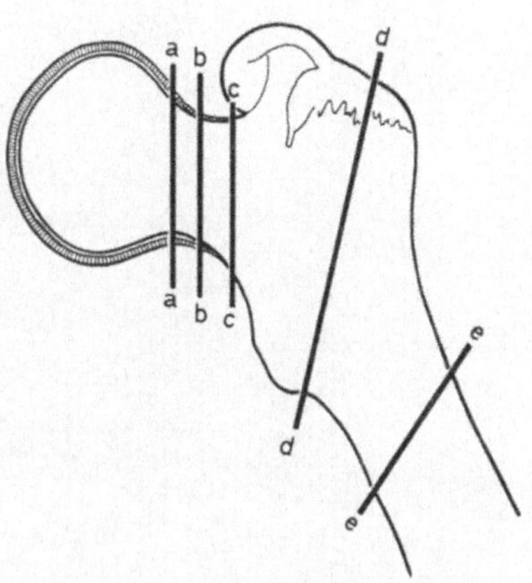

Abb. 114. Übersicht über die Schenkelhalsfrakturen

1. *Mediale* Frakturen des Schenkelhalses: a = subkapitale, b = transzervikale

2. *Laterale* Frakturen des Schenkelhalses: c = basozervikale, d = pertrochantäre und e = subtrochantäre (in den Trochanter reichend)

Sy.: Gestörte Funktion: Gehen, Stehen, Beinheben unmöglich; ausgenommen bei Einkeilung!! Hochstand des Trochanter, Druck- und Stauchungsschmerz.

Wir unterscheiden zwei Hauptgruppen mit mehreren Unterarten (Abb. 114).

1. Mediale Schenkelhalsfrakturen

a) *Abduktionsbruch* (15–20%): eingekeilt in Valgusstellung; keine Verkürzung oder Außendrehung.

Th.: Bettruhe 2–4 Wochen, aktive Übungen. Eine anschließende Ruhigstellung ist nicht notwendig (BÖHLER).

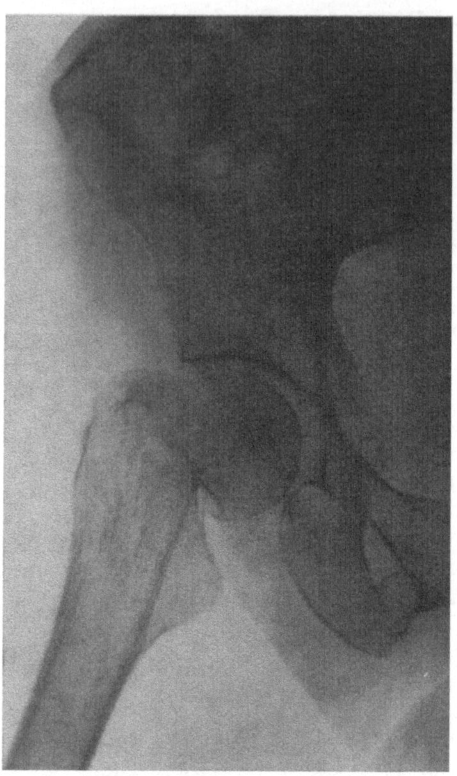

Abb. 115. Schenkelhalsbruch (Adduktionsbruch) mit Verkürzung und Außendrehung des Beines

b) *Adduktionsbruch des Schenkelhalses* (80 bis 85%). Typische Verkürzung und Außendrehung des Beines (Abb. 115). Varusstellung, keine Einkeilung. Pseudarthrosegefahr!

c) Sehr selten sind *basozervikale Frakturen* (echte laterale Schenkelhalsbrüche).

Th.: Wenn nicht ausgesprochene Kontraindikationen bestehen, ist die Nagelung (nach SMITH-PETERSEN) mit Führungsdraht (SVEN JOHANSSON) angezeigt. Vgl. zum Verständnis die Abb. 116 u. 117, aus der die Lagerung zur Nagelung ersichtlich ist. Die Operierten können nach 2–4 Tagen das Bett verlassen; später Gehbänkchen und Stock.

In Ausnahmefällen Extension für 8–10 Wochen oder ganz selten Beckengips.

Schlecht heilende Schenkelhalsbrüche und Pseudarthrosen (MdE 50–100%) werden – wenn möglich – operiert: Nagelung oder Keilosteotomie nach PAUWELS.

Nach AO-Methode bei Jugendlichen und bei Patienten im mittleren Lebensalter zur Vermeidung zusätzlicher Läsionen kopfernährender Gefäße *blutige Reposition unter Sicht* und Osteosynthese mit Schrauben und Winkelplatten.

Bei über 75-Jährigen, bei Hemiplegie und bei pathologischen Frakturen nach Extraktion des Schenkelkopfes und Resektion des Schenkelhalses Einsetzen einer *Endoprothese* nach MOORE mit dorsolateralem Zugang zum Hüftgelenk. Die Fixation der Prothese im Femurschaft erfolgt durch den schnellhärtenden, thermoplastischen *Polymerisationskunststoff Palacos.*

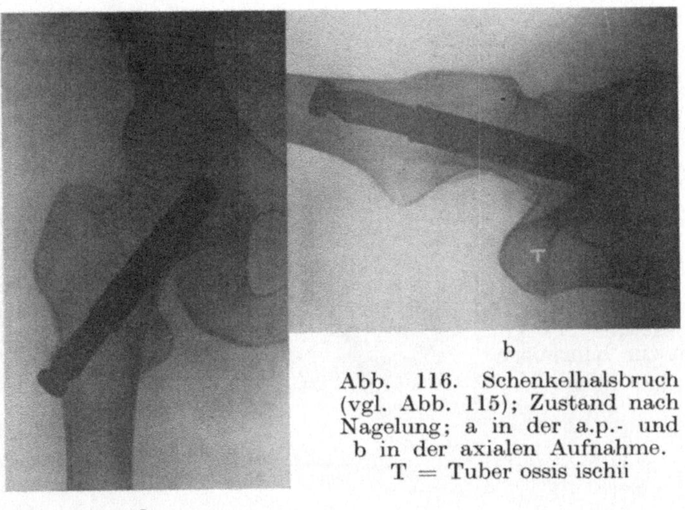

Abb. 116. Schenkelhalsbruch
(vgl. Abb. 115); Zustand nach
Nagelung; a in der a.p.- und
b in der axialen Aufnahme.
T = Tuber ossis ischii

d) Epiphysenlösung des Schenkelkopfes bei Jugendlichen (12–16 Jahre).
Geringfügiges oder überhaupt kein Unfallereignis. Oft Zeichen einer
Dystrophia adiposogenitalis.

Th.: Reposition, Beckengipsverband in Abduktionsstellung für 10–12 Wochen, Nagelung bzw. Umlagerungsosteotomie.

2. Brüche der Trochantergegend

Ae.: Entstehung meist durch Außendrehung und Abduktion des Beines. Neben isolierten Abbrüchen des Trochanter major (Abb. 118) und minor, die meist mit 2–3 Wochen Bettruhe restlos

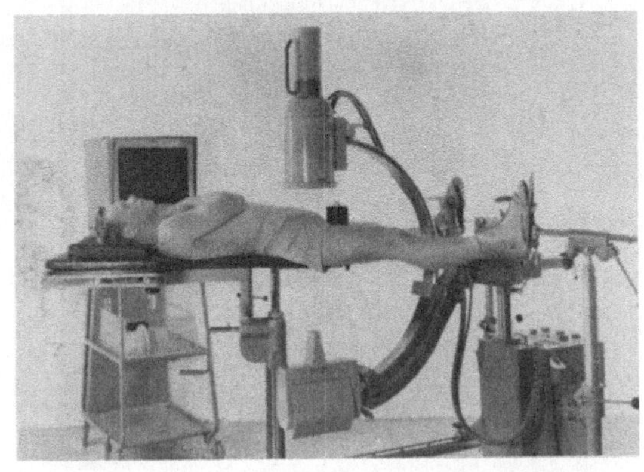

Abb. 117. Extensionstisch (Modell Maquet)
kombiniert mit Bildverstärker und Fernsehgerät. Lagerung des Pat. zur Schenkelhals-
nagelung

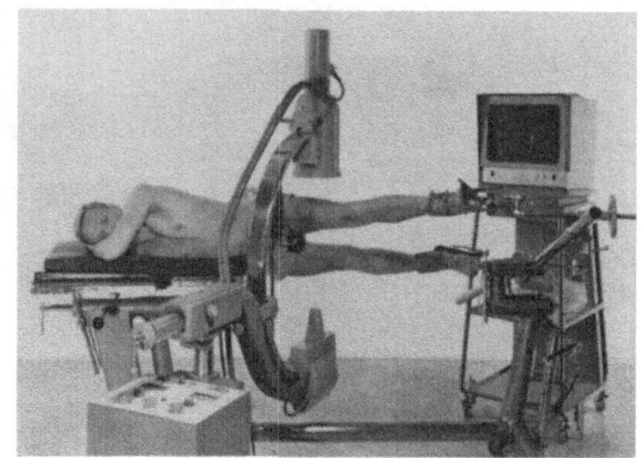

Abb. 117a. Extensionstisch und Röntgeneinrichtung wie bei Abb. 117. Lagerung des Patienten zur Küntschernagelung

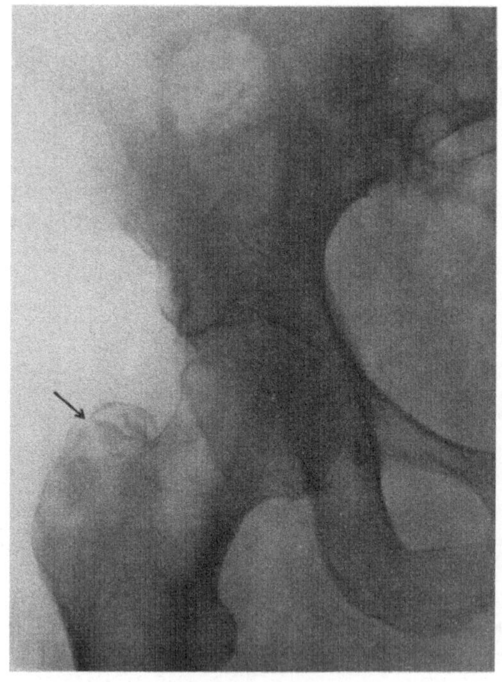

Abb. 118. Isolierter Abbruch des Trochanter major

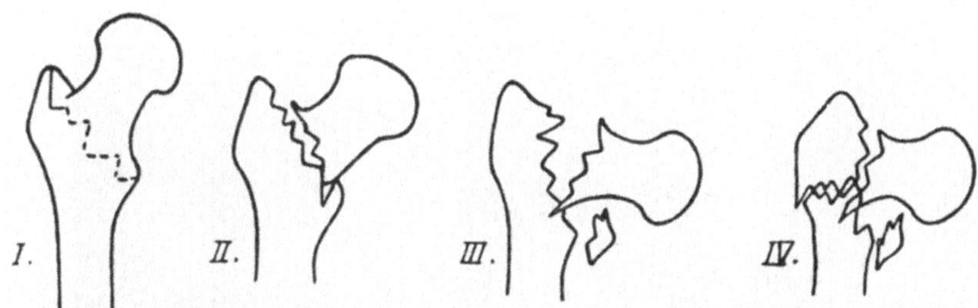

Abb. 119. Übersicht über die pertrochantären Brüche: Böhler I (»ohne Dislokation«); Böhler II pertrochantäre mit Varusknickung (»stabile«); Böhler III »Dreiecksbruch« und Böhler IV »Stückbruch« (»unstabile« nach Neer).

ausheilen, unterscheidet Böhler vier Gruppen der per- oder intertrochantär verlaufenden Frakturen (Abb. 119): I. = pertrochantär ohne Verschiebung; II. = leicht verschoben mit Varusstellung; III. = Dreiecksbruch der Schenkelhalsbasis, die ins Trochantermassiv eingestaucht ist (Abb. 120): Coxa vara, Verkürzung und Außenrotation (äußerer Fußrand liegt der Unterlage auf); IV. = Stückbruch mit starker Verschiebung. Neer unterscheidet nicht dislozierte (I), stabile (II und III) und unstabile (IV) Trochanterfrakturen.

Th.: Soweit Trochantermassiv erhalten (Gruppe I, II und manche Fälle IV), Nagelung mit Kombinationsnagel (Marcus, Ehalt, Winkelbauer-Moser, Buchner u. a.) mit Abstützung am Schaft (Abb. 121). Wenn für Nagelung ungeeignet: Dauerzug 10 bis 12 Wochen. Nagelzug (7.–10. Teil des Körpergewichts) je 3–4 Wochen Tibiakopf bzw. distales Femurende.

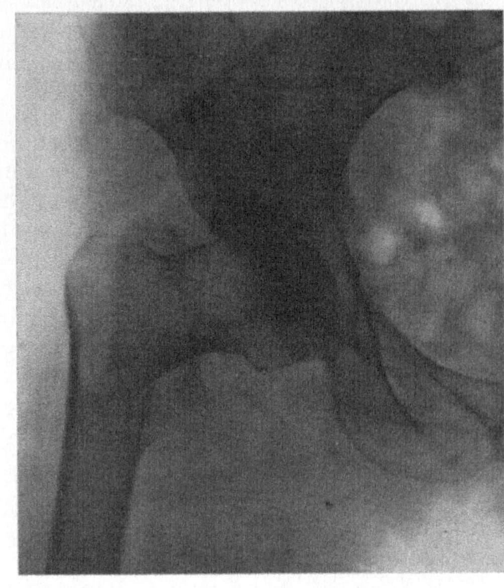

Abb. 120. Pertrochantärer Oberschenkelbruch (Gruppe III nach Böhler)

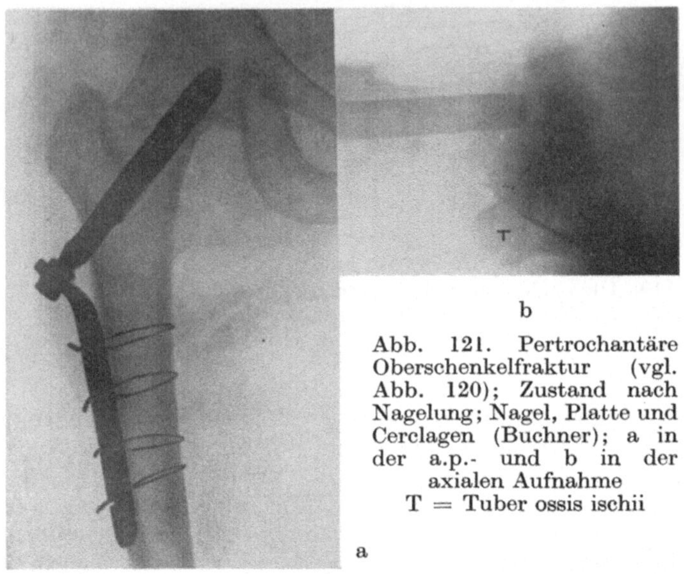

b

Abb. 121. Pertrochantäre Oberschenkelfraktur (vgl. Abb. 120); Zustand nach Nagelung; Nagel, Platte und Cerclagen (Buchner); a in der a.p.- und b in der axialen Aufnahme

T = Tuber ossis ischii

a

c) Hüftkontusion

Bei direkter Gewalteinwirkung und bei indirekter Prellung kann im Sinne einer Gelenkkontusion oder einer Gelenkdistorsion klinisch ein schweres Krankheitsbild bestehen: Bluterguß, Druck- und Stauchungsschmerz (insbesondere bei Distorsion mit Gelenkerguß), Gehunfähigkeit. Die sorgfältige Untersuchung, evtl. nach einer schmerzstillenden Injektion, wird durch die Feststellung, daß keinerlei Deformität oder Verkürzung und kein umschriebener Knochenschmerz festzustellen sind und daß kleine Gelenkbewegungen ohne nennenswerte Schmerzen ausgeführt werden können, meist die Vermutungsdiagnose *Kontusion* stellen lassen. Eine Röntgenkontrolle ist aber notwendig. Ebenso wie am Schultergelenk ist auch am Hüftgelenk die Ergänzung der einfachen a.p.-Aufnahme durch eine darauf senkrecht stehende axiale Aufnahme unerläßlich.

Th.: Die Behandlung besteht in kurzdauernder Ruhigstellung mit Lagerung des Gelenks in Semiflexion und frühzeitigen selbsttätigen Bewegungsübungen.

2. Oberschenkelschaft

Ae.: Wie beim Oberarm werden auch hier nur die eigentlichen Schaftfrakturen besprochen. Oberschenkelschaftbrüche entstehen meist durch beträchtliche Gewalteinwirkungen: Absturz, Verkehrsunfälle, schwere Arbeitsunfälle. Direkte Gewalteinwirkung auf den Oberschenkel, indirekte an Fuß und Unterschenkel angreifende, stauchende und torquierende Kräfte, unter bestimmten Umständen plötzlich ruckartige Muskelwirkungen können den Oberschenkel frakturieren. Wir sehen die verschiedensten Knochenbruchformen: Fissur, Infraktion, Querbruch, Schrägbruch, Schraubenbruch, Splitterbruch.

Für die *Dislokation* sind außer dem einwirkenden Trauma und den Schwerewirkungen die am Oberschenkel ansetzenden Muskeln wegen ihrer Mächtigkeit von besonderer Bedeutung (Abb. 122). Wir können demgemäß drei Hauptformen typischer Dislokation unterscheiden:

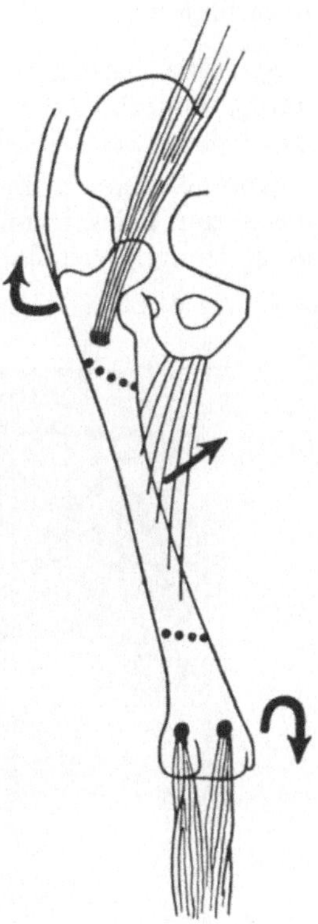

a) Brüche im oberen Drittel

Der Zug des M. iliopsoas und der Mm. glutaei dreht das kurze obere Bruchstück nach vorn und außen (Flexion und Abduktion). Das untere Bruchstück wird dabei wie immer bei Oberschenkelbrüchen durch den mächtigen Zug der Adduktoren und Längsmuskeln nach oben und innen gezogen.

b) Brüche im mittleren Drittel

Abb. 122. Schema der wichtigsten Muskelverschiebungskräfte bei Oberschenkelbrüchen

Bei diesen Brüchen wirkt ein Teil der Adduktoren auf das obere Fragment ausgleichend, so daß wir hier im Gegensatz zu Brüchen im oberen Drittel eine nach außen und hinten offene Winkelknickung und Verkürzung finden (vgl. Abb. 35 und 122).

c) Brüche im unteren Drittel

Je kürzer das untere Bruchstück, um so mehr kommt der Kniebeuge-
zug des M. gastrocnemius zum Ausdruck. Das untere Bruchstück wird
nach hinten verdreht (Abb. 123).

Sy.: Die klassischen Knochenbruchzeichen: Gehunfähigkeit, Deformität, abnorme Beweglichkeit, heftige Schmerzen. Die Diagnose ist
meist schon bei der Inspektion möglich.

Komplikationen sind gerade bei Oberschenkelbrüchen häufig, weil sie
meist nur bei schweren Unfallereignissen zustande kommen und eine
lange Heilungszeit haben: Fettembolie, Thrombose mit Lungenembolie,

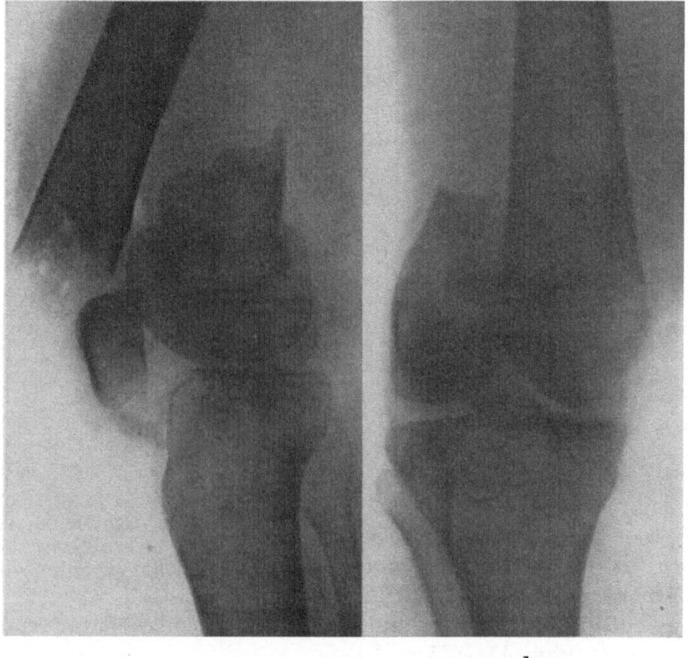
a   b

Abb. 123. Offener supra- und diakondylärer Oberschenkelbruch mit Verkürzung, Antekurvation und Verschiebung um halbe Schaftbreite nach
medial; a in der seitlichen und b in der a.p.-Aufnahme

hypostatische Pneumonie besonders bei alten Leuten, Dekubitus, Zysto-
pyelitis besonders bei bis dahin nicht beachteter Prostatahypertrophie.
Bei unzulänglicher Behandlung, oder wenn diese wegen lebensbedroh-
licher Komplikationen vernachlässigt werden muß, kann die sog. Fractura male sanata entstehen: Verkürzung von über 4 cm oder stärkere
winkelige Abknickung der Bruchstücke unter Ausheilung, Pseudarthrose,
die im Bereich des Oberschenkels meist völlige Arbeitsunfähigkeit verursacht. Operative Behandlung! Manchmal kommen auch schwere Be-

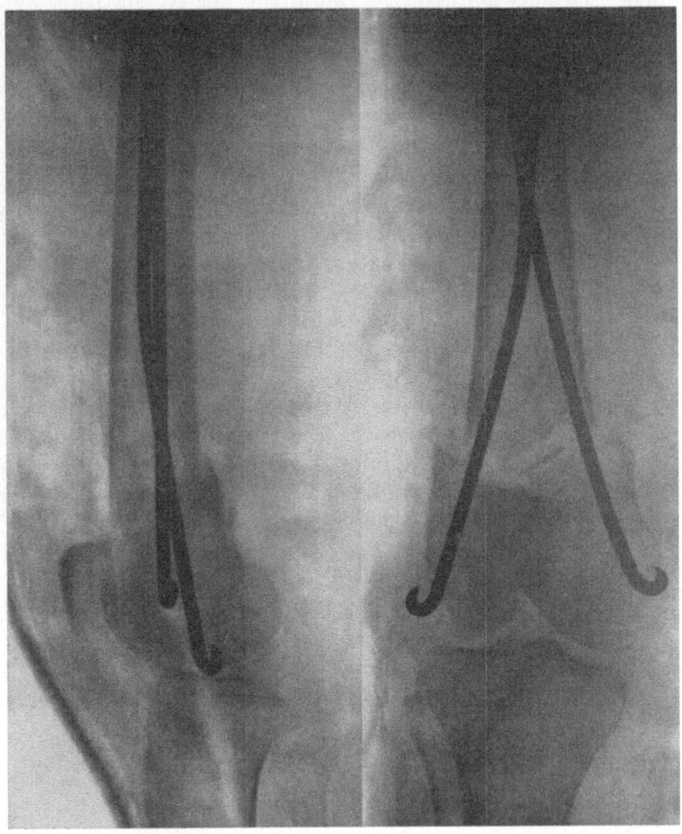

a   b

Abb. 124. Dieselbe Fraktur wie Abb. 123 mit Rush-pins versorgt. Gipsverband, da offene Fraktur, a in der seitlichen und b in der a.p.-Aufnahme

einträchtigungen des Kniegelenkes vor, die dann langwierige Nachbehandlung erfordern. Dauerschaden durch Arthrosis deformans.

Th.: *Die Behandlung der Oberschenkelbrüche ist unerläßlich fachchirurgisch im Krankenhaus durchzuführen.* Beim Kleinkind vertikale Suspension mit Heftpflasterzug nach SCHEDE an einem Bettgalgen. Die Extension muß so stark sein, daß das Gesäß leicht vom Bett abgehoben ist.
Beim Kinde in Semiflexion Heftpflasterextension am Ober- und Unterschenkel oder Kirschner-Kindernagel.

Für den Erwachsenen ist die Methode der Wahl Nagelextension
(STEINMANN-BÖHLER) oder Drahtextension (KLAPP-KIRSCHNER). Für
3–4 Wochen durch die Tub. tibiae; dann »Umnageln«, d. h. der Tibianagel wird entfernt und ein neuer Nagel durch das untere Femurende
geschlagen (Lokalanästhesie oder Kurznarkose). Das Wesentliche ist
achsengerechte Stellung, keine Verdrehung, keine nennenswerte Verkürzung, auf keinen Fall Überextension (vgl. Allgemeiner Teil! S. 46).

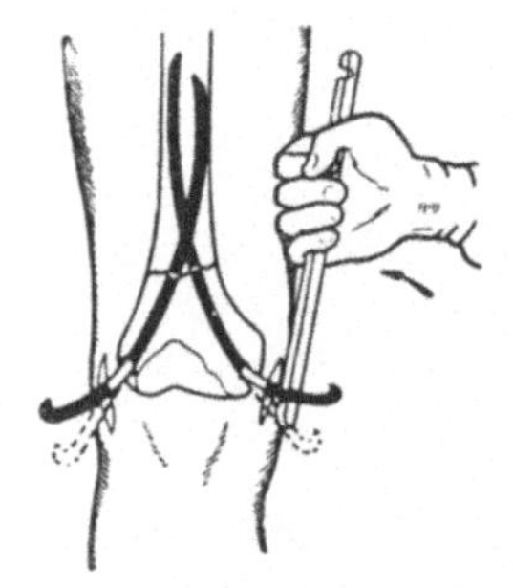

Abb. 125. Nagelung mit
Rush-pins, die Nägel wer-
den der Knochenform an-
gepaßt

Geringe Seitenverschiebung bis zu ganzer
Knochenbreite beeinträchtigt meist nicht ein
gutes Resultat. Gewicht etwa $^1/_7$ des Körpergewichtes. Heilungsdauer je nach Art des
Bruches 8–12 Wochen.

Die Stellung des Zuges hat sich der Einstellung des proximalen Fragmentes anzu-
passen. Wichtig ist die Pflege und früh einsetzende Bewegung des Kniegelenkes und
Hüftgelenkes. Hohe subtrochantäre Brüche:
Schenkelhalsnagel mit langer Platte am Schaft
(EHALT, BUCHNER).

Querbrüche des mittleren Drittels mit Aus-
nahme der gelenknahen Brüche: Küntscher-
Nagelung (nicht im Schock! Erst nach acht
Tagen Extension, vgl. Abb. 36).

Suprakondyläre Brüche: Nagelung nach RUSH (Abb. 124 u. 125).

In der Nachbehandlung Zinkleimverband, Gehbänkchen. Arbeitsunfähigkeit 4–6–12 Monate. Anfangsrente 50 %.

3. Knie

Untersuchungsmethoden: Zuerst Betrachtung der Kniegelenkkontur.
Der Muskelbauch des M. vastus medialis reicht tiefer herab als der des
M. vastus lateralis. In die Verschmälerung der Endsehne des M. quadri-
zeps schiebt sich als Sesamknochen die Kniescheibe als eine Verbreite-

rung ein. Zu Seiten der Kniescheibe sinkt bei regelrechter Kontur die Haut in die Tiefe, es entstehen so zwischen der Bandgrenze und den vier Ecken der Kniescheibe bei regelrechter Kniekontur die typischen vier Grübchen. Die Abtastung des Kniegelenkspaltes ist seitlich ringsherum möglich. Die Kniekehle zeigt die rautenförmige Grube, in deren Tiefe man den Puls der A. poplitea tastet. Beweglichkeit: volle Streckung, manchmal geringe Überstreckbarkeit. In Streckstellung zeigt das gesunde Kniegelenk keine seitliche Wackelbewegung. Beugung ist je nach Mächtigkeit der Muskulatur bis etwa 45° möglich. In halber Beugung prüfen wir die Drehbeweglichkeit des Unterschenkels gegenüber dem Oberschenkel (evtl. Rotationsschmerz). Dann soll der Patient bei gehaltener Adduktion, weiter bei gehaltener Abduktion selbständig beugen und strecken. Druckschmerz an der Innenseite bei Meniskusläsion!! In halbgebeugter Stellung prüfen wir auch vergleichsweise rechts und links die Verschiebungsmöglichkeit des Unterschenkels gegenüber den Femurrollen von vorn nach hinten *(Schubladensymptom)*. Eine Überstreckbarkeit des Kniegelenks muß stets mit der gesunden Seite in Vergleich gesetzt werden (Abb. 126 und 132).

a) Gelenkbrüche des unteren Femurendes

Ae.: Meist direkte Gewalteinwirkung. Als Epiphysenlösung oder Epiphysenfraktur beim Kleinkind.

Sy.: Schwerer Kniegelenkbluterguß mit abnormer Beweglichkeit, Krepitation, Deformität am unteren Femurende.

Th.: Ist wie der Oberschenkelbruch dem Fachchirurgen zu überlassen. Röntgenkontrolle, sorgfältige Einrichtung, meist Verbindung von Draht oder Nagelextension am Schienbeinknorren mit

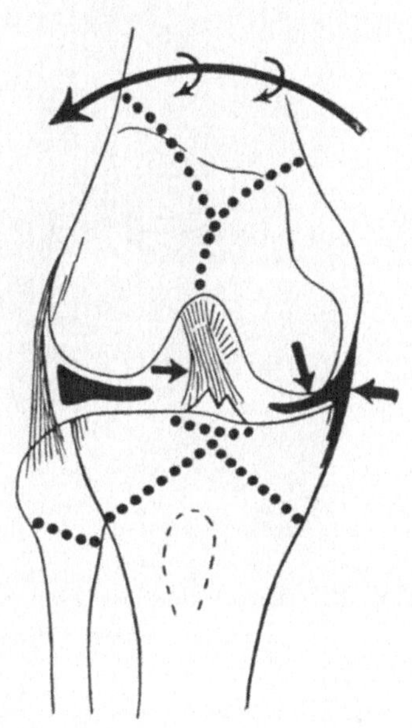

Abb. 126. Schema der Kniegelenkverletzungen. Punktiert: Y-Fraktur der Femurkondylen und Schienbeinkopfbrüche, ← Innenbandverletzung. ↓ Läsion des inneren Meniskus. → Kreuzbandverletzung; darunter Fraktur der Zwischengelenkhöckerchen. Der obere Pfeil deutet die bei »Drehsturzverletzung« wirksamen Kräfte an. Vgl. S. 24 und Abb. 138

einem Gipsverband. Wenn Reposition oder Retention nicht gelingt, ist blutige Freilegung und Nagelung erforderlich.

b) Schienbeinkopfbruch

Ae.: Direkte, seltener indirekte Gewalteinwirkung. In leichteren Fällen ist nur ein Kondyl durch einen Schrägbruch vom übrigen Schienbein getrennt, oft liegen aber auch V- oder Y-Frakturen vor (Abb. 127).

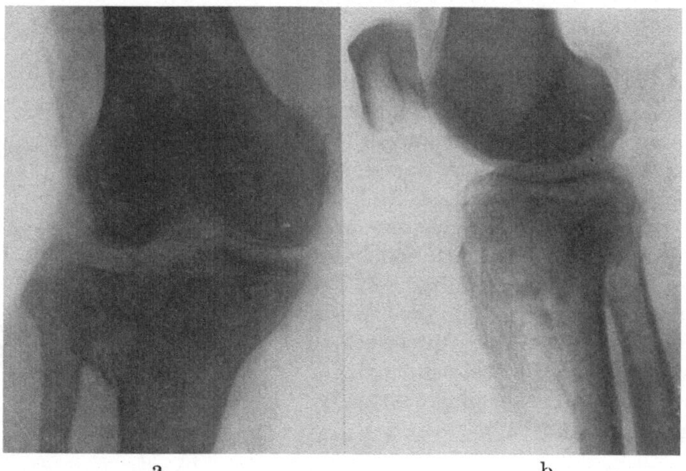

Abb. 127. Bruch des lateralen Schienbeinkondyls mit Bildung einer Gelenkstufe; a in der a.p.- und b in der seitlichen Aufnahme

Sy.: Kniegelenkbluterguß, abnorme Beweglichkeit, Krepitation, Deformität, Verbreiterung des oberen Schienbeinendes. Ausnahmsweise kann bei leichteren eingekeilten Frakturen das Krankheitsbild weniger ausgeprägt sein. In der Regel ist aber die Schwere der Verletzung deutlich erkennbar.

Th.: Die Behandlung dieser häufigen Frakturen ist schwierig und in der Regel fachchirurgisch im Krankenhaus durchzuführen. So wie bei den Ellenbogenfrakturen ist es unerläßlich, daß die Gelenkflächen ohne Stufe in richtiger Stellung zur Anheilung kommen, um einen Dauerschaden am Gelenk zu vermeiden. Manchmal gelingt die manuelle Einrichtung und Fixierung im Gipsverband. Öfter aber muß ein abgebrochener

Kondyl operativ gehoben und durch Nägel oder eine Gegenmutterschraube in der richtigen Stellung festgehalten werden. Schutz des N.
fibularis am Wadenbeinköpfchen ist dabei besonders wichtig.

c) Kniescheibenbrüche

Ae.: Direkte Gewalteinwirkung, Sturz, Stoß oder Schlag führen zu
Randabbrüchen, Fissuren und Sternbrüchen. Die indirekte Gewalteinwirkung – plötzliche Zugwirkung der Quadrizepssehne – wirkt im
Sinne einer Reißgewalt am oberen und unteren Ende der Kniescheibe.
Da dieser Muskelzug in der Regel bei halbgebeugtem Knie stattfindet,
ruht die Kniescheibe ungefähr mit ihrer Mitte auf den Femurkondylen,
sie erfährt deshalb eine klassische Biegungsbeanspruchung. Es entsteht
so – und dies ist ja die häufigste Form des Kniescheibenbruches – ein
Querbruch der Kniescheibe (Abb. 128). Für den Heilungsverlauf und für
die Behandlung ist es nun von ausschlaggebender Bedeutung, ob die
Gewalteinwirkung sich in dem Knochenbruch selbst erschöpft oder ob
darüber hinaus die die Kniescheibe einhüllende Quadrizepssehne vollkommen mit zerrissen wird, ja auch der sog. Reservestreckapparat des
Kniegelenks, die Retinacula patellae. Letztere sind straffe Bindegewebs-
züge, die vom M. quadrizeps innen und außen an der Kniescheibe vorbei
zum Schienbeinkopf ziehen und neben der Ansatzstelle des Lig. patellae
proprium, also neben der Tuberositas tibiae, ansetzen.

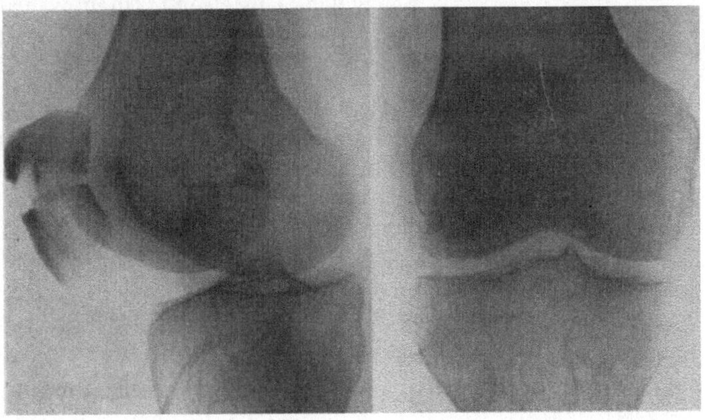

a   b

Abb. 128. Kniescheibenfraktur mit Diastase der Fragmente;
a in der seitlichen und b in der a.p.-Aufnahme

Sy.: Meist Bluterguß im Kniegelenk, Druckschmerz und Bewegungsschmerz der Kniescheibe, Bluterguß im Unterhautzellgewebe. Abnorme Beweglichkeit der Kniescheibenbruchstücke bei Fissuren und Sternbrüchen oft nur angedeutet. Sofern die Quadrizepssehne nur wenig mitverletzt und der Reservestreckapparat erhalten bleibt, ist die Diastase der Bruchstücke gering, die Funktionsstörung – Beeinträchtigung der Streckfähigkeit und Gehunfähigkeit – eine beschränkte: *Einfacher Kniescheibenbruch.*

Dd.: Bei geringfügigen klinischen Symptomen und deutlicher röntgenologischer Spalte in der Kniescheibe muß stets an die angeborene Patella bipartita (Abb. 129) gedacht werden. Besteht häufig beidseitig.

Sofern die Quadrizepssehne (in die die Kniescheibe als Sesamknochen eingebettet liegt) völlig durchgerissen ist und auch der Reservestreckapparat des Knies mitverletzt wurde, entsteht unter dem Einfluß des Quadrizepszuges die klassische Dislocatio ad longitudinem cum elongatione. Man tastet und sieht die Diastase der beiden Kniescheibenbruchstücke; die abnorme Beweglichkeit und die beträchtliche Kniegelenkschwellung (Haemarthros) sind leicht festzustellen: *Kompletter Kniescheibenbruch.*

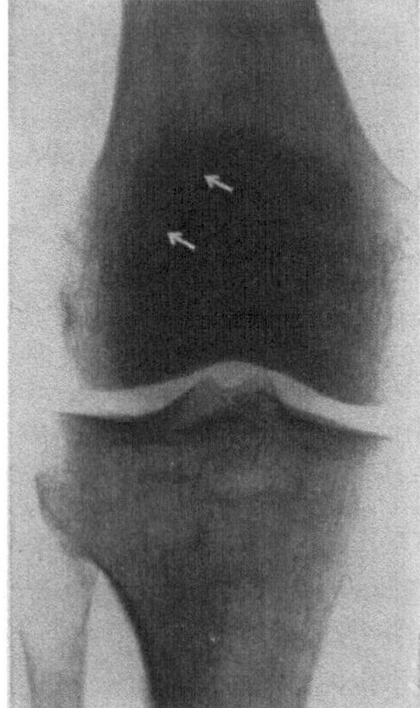

Abb. 129. Patella bipartita (angeboren, nicht mit Fraktur zu verwechseln!)

Th.: Beim *einfachen Kniescheibenbruch* ohne Diastase ist konservative Behandlung ausreichend. Nach Abklingen des Blutergusses (evtl. Kniegelenkpunktion) wird am Sprunggelenk ein Elastoplastverband angelegt und die Fraktur mit einer von den Knöcheln bis zur Mitte des Oberschenkels bei gestrecktem Knie reichenden Gipshülse – für etwa sechs Wochen – ruhiggestellt. Der Patient kann herumgehen und leichte Arbeit verrichten.

Bei *kompletten Kniescheibenbrüchen* mit Diastase ist die Retention der Bruchstücke in regelrechter Stellung der Gelenkfläche (ohne Stufenbildung!) unblutig meist nicht zu erreichen. Operativ kommen Naht des Reservestreckapparates und verschiedene Formen von Drahtnaht in Frage (Abb. 130). Jede Naht muß streng die Gelenkfläche der Patella vermeiden. Auch die Umschnürung der beiden Kniescheibenbruch-

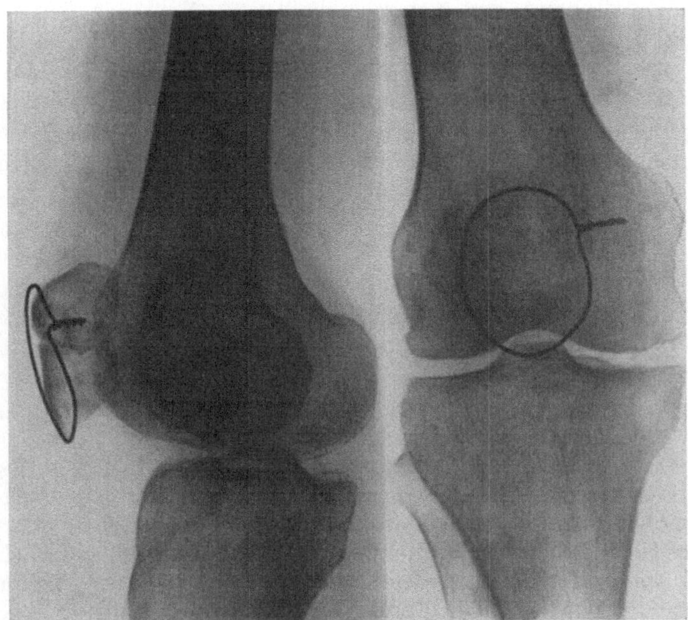

Abb. 130. Kniescheibenfraktur (dieselbe Fraktur wie Abb. 128), Zustand
nach Drahtcerclage; a in der seitlichen und b in der a.p.-Aufnahme

stücke mit Draht, Zwirn oder Seide wird geübt. Für manche Trümmer-
frakturen der Patella wird die Patellektomie empfohlen. – Dauerrente
20 % MdE und mehr.

d) Bänderschaden, Erguß und innere Knieverletzungen

Der Kniegelenkerguß kommt nach direkten und indirekten Gewalteinwirkungen zustande. Sofern klinisch und röntgenologisch Knochenverletzungen, wie sie unter a) bis c) besprochen wurden, auszuschließen
sind, kommen als wichtigste Formen der inneren Kniegelenkverletzung
in Betracht:

Kollateralbandschaden,
Meniskusverletzung,
Kreuzbandverletzung,
Abbruch der Zwischengelenkhöckerchen,
Knorpelabsprengung, Gelenkmausleiden,
Einfache Distorsion.

Sy.: Verwischung der Kniegelenkkonturen, Nachweis der Gelenk-
fluktuation: Tanzen der Kniescheibe (»Ballotement«). Bei geringerem
Erguß wird diese Feststellung dadurch erleichtert, daß die eine flach
aufgelegte Hand den oberen Kniegelenkrezessus zusammendrückt und
dadurch den Erguß nach abwärts unter die Kniescheibe verdrängt.

Da bei vielen Fällen von Kniegelenkerguß klinisch ein Nachweis
nicht möglich ist, ob es sich tatsächlich um Blut handelt, kann die
Kniegelenkpunktion zur Sicherstellung der Diagnose notwendig sein
(vgl. ORATOR-KÖLE: Kurze chirurgische Operationslehre).

Dd.: Es muß immer an rezidivierenden Kniegelenkerguß bei sog.
»Reizknie«, bei einer älteren Arthritis oder bei einem Gelenkmausleiden,
oder an Meniskuseinklemmung bei einer älteren Meniskusläsion gedacht
werden. Seröser Erguß!

Schwierig zu entscheiden sind Fälle von angeblichem posttraumatischen Gelenkerguß, wenn wir erst nach 5–6 Tagen oder noch später
in der Lage sind, den Fall zu untersuchen und zu punktieren. Es wird
dann die mikroskopische und chemische Untersuchung auf Blutschatten,
Hämoglobin und Eisengehalt des Punktates heranzuziehen sein. Stets
muß das Kniegelenkpunktat auch bakteriologisch und kulturell nach allen
Richtungen untersucht werden. Allenfalls Gonarthritis, beginnender
Fungus oder sympathischer Erguß einer Knochenerkrankung. Auch der
Nachweis einer größeren Anzahl von Leukozyten oder Lymphozyten im
Punktat ist in der Differentialdiagnose zwischen unspezifischer und spe-
zifischer Erkrankung von Bedeutung.

Spezielle Untersuchung:

1. Kollateralbandverletzung (Einriß) mit mehr oder minder deutlicher
Ab- oder Adduktionsmöglichkeit des gestreckten Knies. Zum Nachweis wird nach Lokalanästhesie des Kollateralbandes eine »gehaltene« Kniegelenkaufnahme im Vergleich mit dem gesunden Knie gemacht. Vgl. Abb. 131. Durch parossale oder Bandeinriß-Verkalkung
entstehen später die röntgenologisch gut erkennbaren sog. Stiedaschen
Schatten.

Th.: Je nach dem Grade des Klaffens des Gelenkspaltes (normal
6 mm, auf der »gehaltenen« Knieaufnahme 8–20 mm) Tragen einer
Gipshülse für 6–12–16 Wochen, manchmal operative Fixation mit Naht
erforderlich.

2. Meniskusverletzung. Weit überwiegend ist der innere Meniskus verletzt. Drehsturzmechanismus, vgl. S. 24 und Abb. 126.

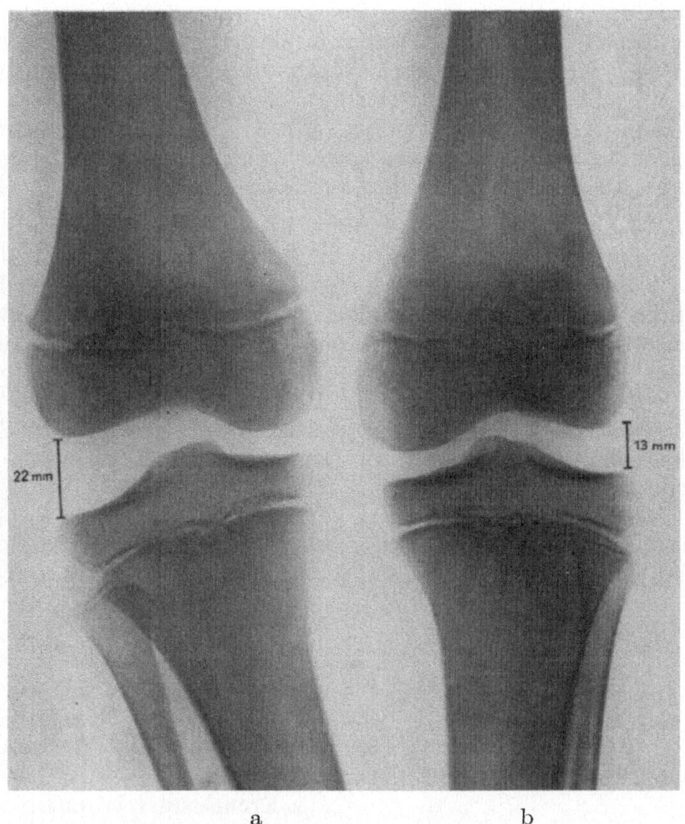

Abb. 131. Riß des äußeren Seitenbandes am rechten Knie (a) mit 22 mm Abstand bei »gehaltener« Vergleichsaufnahme gegenüber links (b)

Zerrung oder Einriß *des Knie-Innenbandes* begleitet oft den *Meniskusschaden.* Manchmal Innenbandeinriß und Meniskusverletzung. Der Meniskus selbst kann entweder quer eingerissen oder quer durchtrennt oder an der seitlichen Ansatzlinie abgerissen sein, so daß er der Länge nach frei durch das Kniegelenk zieht (»Korbhenkel«).

Demgemäß meist *Druckschmerz,* evtl. sehr *schmerzhafte charakteristische Resistenz an der inneren Umrandung des Kniegelenkspaltes.* Pathognomonische *Streckhemmung* (Ausfall von etwa 20°). Der Versuch zu strecken, löst heftigen Schmerz aus. Beim *Innendurchdrücken* und bei Drehbewegungen des halbgebeugten Knies heftiger zuckender Schmerz. Bei frischer Meniskusverletzung häufig *Haemarthros;* Unfähigkeit zu gehen.

Bei Meniskuseinklemmung infolge älterer Verletzung Gehunfähigkeit, heftige Schmerzen, Zwangshaltung des Knies in halber Beugestellung, seröser Reizerguß im Knie, manchmal blutig tingiert.

Th.: Anfangs unbedingt konservativ. In Narkose bei völliger Muskelentspannung vorsichtige Bewegungen des Kniegelenks und Druck auf den etwa tastbaren, luxierten Meniskus. Unter vorsichtigen Hebelbewegungen ist oft eine Reposition möglich. Fixierung des Knies in einer Gipshülse für 2–3 Wochen. Weiterhin physikalische Nachbehandlung ambulant.

Bei Erfolglosigkeit konservativer Behandlung Eröffnung des Kniegelenkes und Entfernung des zerrissenen Meniskus. Bei veraltetem Meniskusleiden entwickelt sich als Dauerschaden eine chronisch deformierende Arthrose.

Neben der traumatischen Form (Fußball und Ski!) gibt es *Meniskusschäden* als *Berufskrankheit der Bergarbeiter* (Schwerarbeit in kniender Stellung!), herdförmige Nekrosen, fettige Entartung, Auffaserung und Spaltbildungen. Das Leiden tritt oft anläßlich eines geringfügigen Ereignisses (Aufrichten aus der Kniebeuge) in Erscheinung.

Th.: Total- oder Teilresektion des Meniskus (BÜRKLE DE LA CAMP).

3. Kreuzbandverletzung

Sy.: Bluterguß im Kniegelenk, Überstreckbarkeit, positives Schubladensymptom. Vgl. die Röntgenpausen zweier seitlicher Knieaufnahmen (Abb. 132), die das Phänomen deutlich zeigen. Unsicherheit beim Gehen, insbesondere beim Treppensteigen, vornehmlich bergab (abnorme Seitenbeweglichkeit weist auf Schädigung des äußeren Seitenbandes hin).

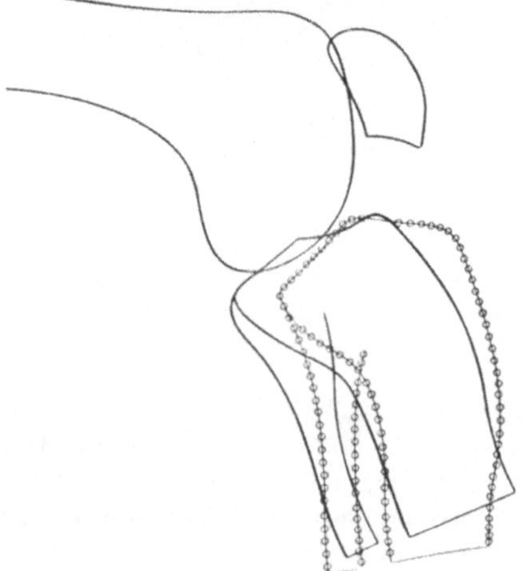

Abb. 132. Röntgenpause aus zwei Seitenaufnahmen des Kniegelenkes zur Darstellung des Schubladenphänomens

Th.: In allen frischen Fällen konservative Behandlung mit mehrwöchiger Ruhigstellung, bei hartnäckigem Dauerschaden muß die Operation in Erwägung gezogen werden.

4. Abbruch der Zwischengelenkhöckerchen. Eine Sonderform der Kreuzbandverletzungen sind die röntgenologisch gut erkennbaren Absprengungen oder Ausrisse der Zwischengelenkhöckerchen *(Eminentiaausriß)*, an denen die Kreuzbänder ansetzen (Abb. 133). Auch dabei wird eine etwa 6 Wochen lange Ruhigstellung mit Gipshülse und anschließende vorsichtige physikalische Behandlung meist einen guten funktionellen Erfolg geben.

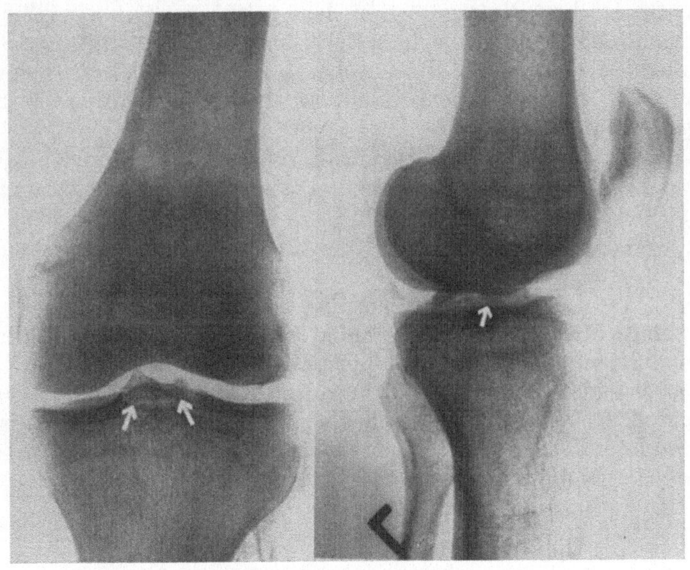

Abb. 133. Eminentiaausriß am linken Kniegelenk

5. Knorpelabsprengung, Gelenkmausleiden. Knorpelverletzungen oder kleine Knorpelabsprengungen sind klinisch und röntgenologisch nicht festzustellen. Man findet sie manchmal bei Probeeröffnung eines Kniegelenkes, vor allem an der hinteren Kniescheibenfläche und am medialen Femurkondyl. Oft sind sie von einer beträchtlichen Synovitis, manchmal auch von pannusartigem Überwuchern der Knorpelgelenkfläche begleitet. Von solchen echt traumatischen Knorpelverletzungen und Absprengungen gibt es fließende Übergänge zu dem Gelenkmausleiden und der Osteochondrosis dissecans (vgl. ORATOR-KÖLE: Spezielle Chirurgie).

6. Einfache Distorsion. Sofern bei einem Haemarthros Meniskus-, Kreuzband-, Seitenband- und Knorpelverletzungen auszuschließen sind, bleibt die reine Kniegelenkdistorsion zurück. Häufig finden sich dabei Einrisse am äußeren Seitenband, allenfalls auch mit kleinen Knochenabsprengungen an den Bandansätzen: Typischer Druckschmerz an dem betreffenden Seitenband; Schwäche des Bandes und mehr oder minder deutliche Überstreckbarkeit des betreffenden Bandes: Abnorme Ab- oder Adduktionsmöglichkeit, Wackelknie.

Th.: Bei starken Blutergüssen im Kniegelenk wird zweckmäßig einige Tage nach dem Unfall eine teilweise Entleerung des Blutergusses vorgenommen. Lagerung auf Braunscher Schiene und leichte Schwammkompression. In der Nachbehandlung Kurzwellendiathermie zwecks völliger Aufsaugung.

Oft bleibt ein Reizknie bestehen, das zu redizivierendem, meist serösem Erguß neigt. Im Falle einer ernsteren Bänderverletzung Ruhigstellung für 3–4 Wochen.

Dd.: Entzündliche spezifische Gelenkergüsse, Gelenkmausleiden usw.

e) Kniescheibenluxation

Ae.: Meist direkt an der Kniescheibe angreifende Gewalteinwirkungen. Prädisponierend eine über das normale Maß hinausgehende X-Beinstellung, begünstigend auch Schlotter- und Exsudatgelenke. Je nach der Einstellung der Kniescheibe sprechen wir von einer Luxatio lateralis sagittalis und lateralis frontalis. Seltener sind die Luxationen nach innen und die einfache Drehung der Kniescheibe.

Sy.: Wegen der oberflächlichen Lage der Kniescheibe Diagnose meist leicht.

Th.: Bei völliger Quadrizepsentspannung (Hochheben des im Knie gestreckten Beines, also Beugung der Hüfte) gelingt die Reposition meist leicht. – Bei habitueller Luxation operative Behandlung.

f) Knieverrenkung (Luxatio genus)

Ae.: Im Gegensatz zu der Kniescheibenluxation ist die Knieluxation, die entweder unvollständig oder vollständig nach allen vier Richtungen (nach vorn, hinten, innen und außen) möglich ist, stets durch eine schwere Gewalteinwirkung bedingt. Demgemäß verhältnismäßig häufig offene Kniegelenkluxationen.

Sy.: Die auffällige Deformität läßt die Diagnose meist leicht stellen. Die Gefahren liegen darin, daß die Kniekehlengefäße und -nerven direkt hinter dem Gelenk in der Tiefe der Kniekehle knochennahe verlaufen. Ob jetzt die Verrenkung nach vorn oder hinten stattfindet, stets wird entweder am Schienbeinkopf oder an den Femurkondylen (an dem nach hinten vorragenden Knochenteil) eine Kompression der Gefäße stattfinden können.

Es besteht also bei jeder Knieluxation Ernährungsstörung und Gangrängefahr des Fußes.

Th.: Vor jeder Behandlungsmaßnahme Untersuchung des peripheren Pulses am Fußrücken und unter dem inneren Knöchel, kurze Sensibilitätsprüfung und Frage nach Parästhesien. Die Reposition ist bei unkomplizierten Fällen in der Regel leicht, wegen der Komplikationsgefahr ist aber jeder Fall, auch der schon reponierte, in fachchirurgische Behandlung zu geben.

Knieversteifung bei $175° = 33\frac{1}{3}\%$, bei $150° = 50\%$ MdE, Teilsperre etwa 25% MdE.

4. Unterschenkelschaft

a) Unterschenkelschaftbrüche

Ae.: Direkte und indirekte Gewalteinwirkungen etwa gleich häufig. Besondere Bedeutung haben die offenen Brüche (vgl. Allgemeiner Teil, S. 30). Wir sehen unvollständige, subperiostale, quere, Biegungs-, Spiral- und Stückbrüche.

Sy.: Klassische Frakturzeichen, Gehunfähigkeit, Deformität, abnorme Beweglichkeit, Knochenstufe usw. Da das Schienbein direkt unter der Haut liegt, Feststellung im allgemeinen leicht (Abb. 134–136). Schwieriger nur bei manchen subperiostalen Brüchen von Kindern, die sogar übersehen werden können.

Th.: Günstig stehende Brüche ohne Gefahr der Verkürzung (Abb. 134 u. 135) werden mit einem Oberschenkelgipsverband, der sofort der Länge nach aufgeschnitten und mit einer Binde festgewickelt wird, versorgt. In günstigen Fällen kann nach zwei Wochen ein Gehgipsverband angelegt werden. In der Regel ist aber die Gefahr der Verkürzung gegeben (Abb. 136). Als Methode der Wahl kommt dann die *Draht- oder Nagelextension* durch den Kalkaneus in Frage, die für etwa 3–4 Wochen einen Dauerzug mit 1–3 kg ausübt. Falls notwendig, Einrichtung

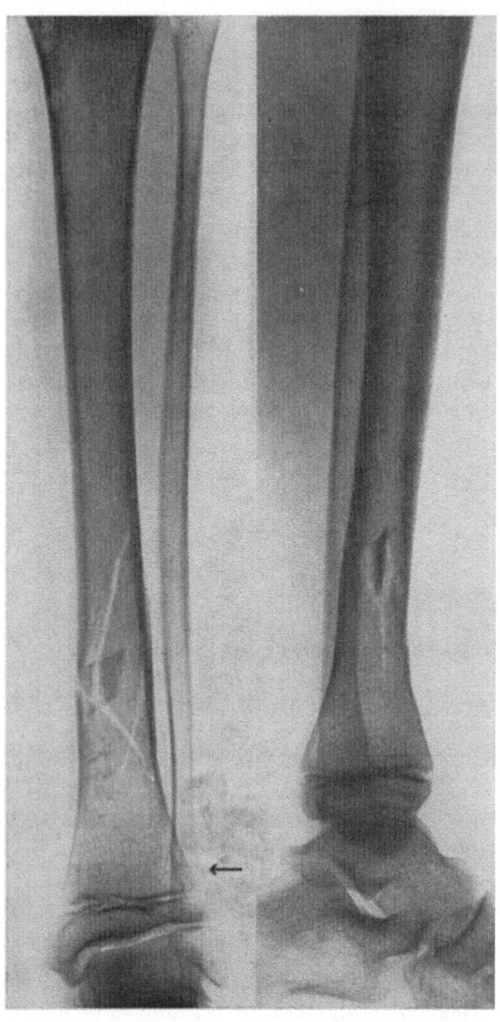

Abb. 134. Unterschenkelbruch bei einem Jugendlichen ohne wesentliche Verschiebung oder Achsenknickung

des Knochenbruches im Böhlerschen Schraubenzugapparat (Abb. 19), Anlegen eines Spaltgipsverbandes und Lagerung auf Braunscher Schiene: *Drahtextensions - Gipsverband.* Kontrolle durch Röntgendurchleuchtung und nach Einstellung der Fragmente und Fixation durch Röntgenaufnahmen in zwei Ebenen.

Nur in Ausnahmefällen: bei schwer reponiblen Spiralbrüchen, Stück-Zertrümmerungsbrüchen u. ä. wird der sog. »Nagel-Transfixationsgipsverband« angewandt: Drahtextension im Kalkaneus. Bei gelungener Reposition wird auch durch das obere Fragment, etwa handbreit unterhalb des Kniegelenkes ein Steinmann-Nagel geschlagen, der mit in den Gipsverband eingeschlossen wird. Für manche Frakturen (offene Unterschenkelfrakturen) kommt die Markdrahtung, für andere Formen wieder die Rohrschlitznagelung nach Herzog oder AO in Frage.

Nachbehandlung in zirkulärem Gipsverband; sobald die Frakturheilung es erlaubt, *Gehgipsverband* (Abb. 137). – Schonungsrenten für 6–24 Monate, von 50 % auf 20 % abfallend.

Die langsamste Aus-
heilung zeigen die offenen
Unterschenkelbrüche. An
Mißerfolgen bei Unter-
schenkelbruchbehandlung
sind zu nennen: Die
»Fractura male sanata«
mit Verkürzung oder
Winkelstellung oder Ver-
drehung des unteren
Bruchstückes. Dadurch
kann wegen abnormer Be-
lastung ein durch den
Unfall gar nicht betrof-
fenes Sprunggelenk eine
schwere posttraumatische
deformierende Arthrose
erleiden. Weiter die Pseudarthrose (vgl. Allgemeiner
Teil, S. 45). Ein Brückenkallus ist im Bereiche des
Unterschenkels im allge-
meinen keine schwer zu
wertende Komplikation.
Als Regel gilt die Erfah-
rung, daß besonders dann
die Gefahr einer Pseud-
arthrose besteht, wenn die
Fibula nicht mitverletzt
ist (»Sperrknochen«: Aus-
schaltung des für die
Bruchheilung wünschens-
werten Kompressions-
druckes).

*Einzelfrakturen der Fi-
bula* sind im allgemeinen
günstige Verletzungen,
die komplikationslos aus-
heilen, wenn nicht Kal-
lusmassen auf den N. fibularis drücken (bei Frak-

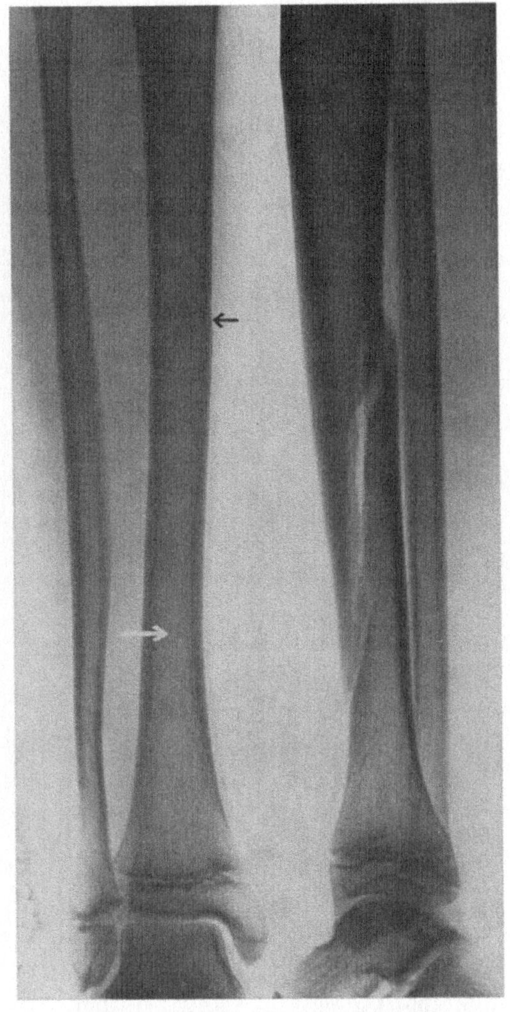

Abb. 135. Drehbruch des Schienbeins. Wichtigkeit der Aufnahme in zwei Ebenen! In
der a.p.-Aufnahme eine Fraktur kaum zu
sehen, wohl aber deutlich in der seitlichen Aufnahme. Röntgenbild eines Jugendlichen,
Epiphysenfugen offen

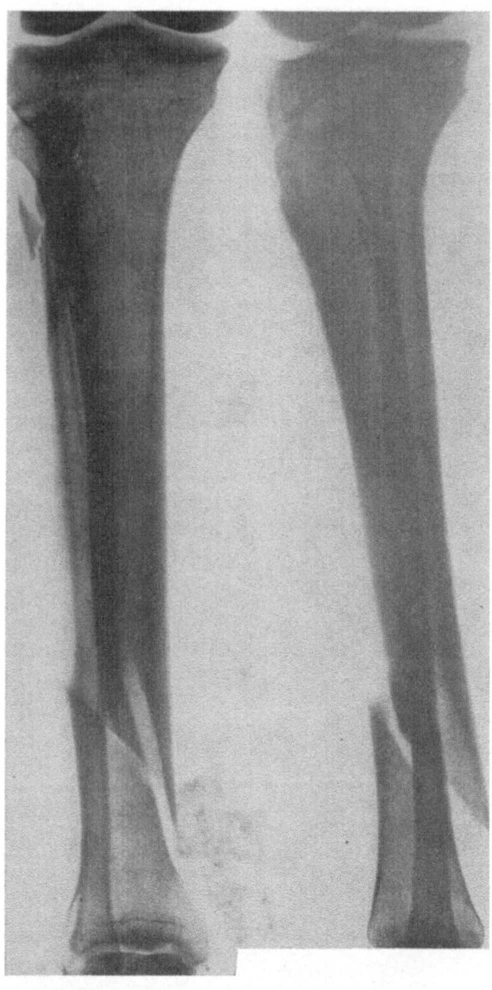

Abb. 136. Unterschenkeldrehbruch mit Verkürzung, Rekurvation und geringgradigem Varus (»tiefe Tibia, hohe Fibula«). Gefahr der Fibularisparese!

turen nahe dem Wadenbeinköpfchen möglich, vgl. Abb. 136).

Die tiefgelegenen meist indirekt als Spiralfraktur auftretenden Supramalleolarfrakturen gehören eigentlich schon zur Reihe der Sprunggelenkverletzungen.

b) Weichteilverletzungen

Gerade am Unterschenkel sind viele Verletzungen auch ohne Knochenbruch bedeutungsvoll. Wir nennen die wichtigsten: Auch eine leichte Quetschung der Schienbeinkante kann zu einer langwierigen posttraumatischen Periostitis führen. Wunden über der Schienbeinkante haben schlechte Heilungstendenz. In besonderem Ausmaß trifft dies zu, wenn es sich um Menschen mit Varizen handelt. Solche Verletzungen sind mit größter Sorgfalt, anfänglicher Bettruhe und späterhin mit Zinkleimverbänden nachzubehandeln. Handelt es sich um eine Verletzung, die im Bereiche älterer variköser Hautveränderungen oder gar eines einmal abgeheilten Unterschenkelgeschwürs auftritt, dann ist es empfehlenswert, einen Fachchirurgen zur Beratung heranzuziehen. Als

äußerst hartnäckige Unfallfolge kommen manchmal
an Weichteilquetschungen
sich anschließende Throm-
bophlebitiden vor, keines-
wegs bloß bei älteren Pa-
tienten, sondern auch bei
Jugendlichen. Im Unter-
hautzellgewebe und in der
Wadenmuskulatur gelege-
nen Infiltraten nach oft
auch leichten Weichteil-
quetschungen muß des-
halb Beachtung geschenkt
werden: Bettruhe für ei-
nige Tage, antiphlogisti-
sche Behandlung, später
Kurzwellendiathermie.
Zinkleimverbände.

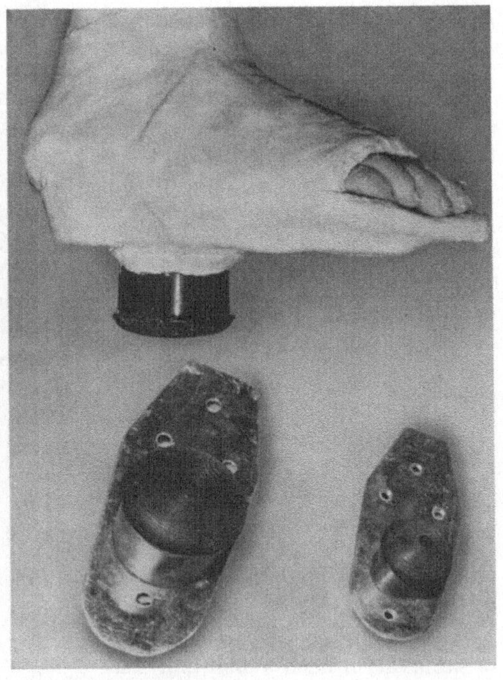

Abb. 137. Gehgipsverband
mit »Gehstöckel« in ver-
schiedener Größe

5. Verletzungen der Sprunggelenkgegend

Die Knöchelbrüche gehören neben Speichen- und Schlüsselbeinbruch
zu den häufigsten Brüchen überhaupt. Sie sind deshalb wichtig, weil in
einem Teil der Fälle die erste Behandlung vom praktischen Arzt durchgeführt werden kann.

Ae.: Direkte Gewalteinwirkungen werden je nach Art und Gewalt des
einwirkenden Traumas die verschiedensten Verletzungen der Sprung-
gelenkgegend bewirken können. Ein gesetzmäßiges Verhalten zeigen
dagegen die typischen »Dreh-Sturz«-Verletzungen. Wenn bei rascher
Fortbewegung der Fuß aus irgendeinem Grunde stecken oder haften
bleibt und der Mensch hinstürzt, kommt es in der Regel zu einem Dreh-
sturz nach vorn und außen. Die scheinbare Bewegung, die dabei der
Fuß (der eigentlich den ruhigen Fixpunkt darstellt), im Verhältnis zum
Unterschenkel ausführt, ist eine Pronationsbewegung. Wir sprechen deshalb vom *Abduktions- oder Pronationsbruch.*

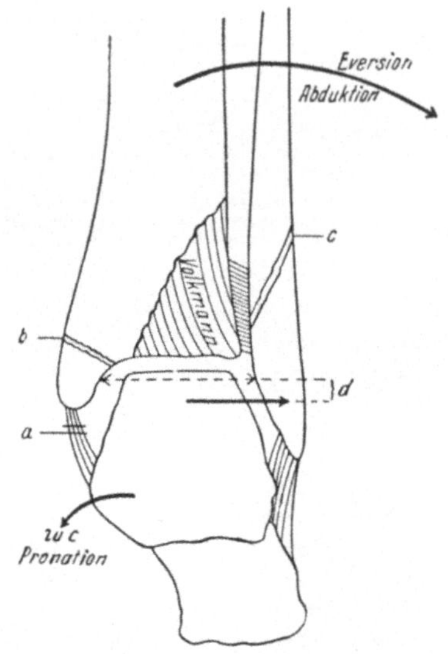

Abb. 138. Schema der Drehsturzverletzungen des Fußes: a Distorsion, b Fraktur des inneren Knöchels, b und c Bruch beider Knöchel, d Subluxation nach außen und Verbreiterung der Knöchelgabel, hintere Tibiaabsprengung = Volkmannsches Dreieck: Luxation nach hinten, vgl. S. 24 u. Abb. 126

Selten stürzt der Mensch nach innen zu; dies ist jedoch möglich, wenn das zweite Bein irgendwie gehemmt ist und den Sturz nicht abfangen kann: Adduktion im Sinne einer scheinbaren Supinationsbewegung des Fußes *(Supinationsbruch)*.

Außer dem Bruch des Knochens kommt es häufig zu Bänderzerreißungen; das dadurch bewirkte Auseinanderweichen der Fragmente kann von einer Verlagerung des Sprungbeines gefolgt sein; bei Pronationsbrüchen kann der Talus nach außen, bei Supinationsbrüchen nach innen luxieren, aber auch nach hinten, seltener nach vorne (Abb. 138 und 139).

Typische Verletzungen:

a) Distorsio pedis

(Sprunggelenkzerrung)

Sy.: Schwellung, Druckschmerzhaftigkeit diffus oder umschrieben, klassisch am Sinus tarsi (vor dem äußeren Knöchel). Dabei kann eine Bandlockerung oder -zerreißung bestehen. Bei jeder Distorsion (oder Knöchelbruch) ist also zu prüfen:

1. *Talusanschlag*, d. h. bei Zerreißung der tibio-fibularen Bänder sowie des inneren Seitenbandes kann das Sprungbein zwischen der Knöchelgabel verschoben werden, es kann an den inneren Knöchel »angeschlagen« werden;

2. verstärkte Supinationsmöglichkeit bei Riß des äußeren Seitenbandes: *gehaltene Röntgenaufnahme: in Supination klafft das Gelenk* (sog. Supinationssubluxation, Abb. 140).

Werden diese Untersuchungen unterlassen, können trotz richtiger Röntgen-Knöchelbruchdiagnose ernste Bandverletzungen übersehen werden. Diese erfordern längere Ruhigstellung, exakte Reposition und alle 14 Tage Röntgenkontrolle.

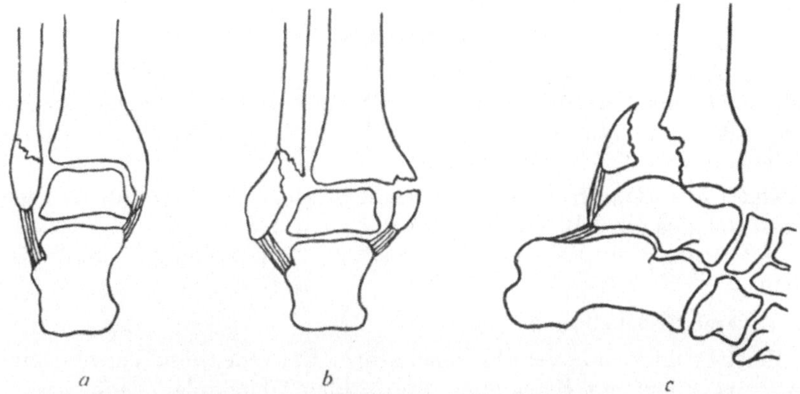

Abb. 139. Abduktionsmechanismus des Knöchelbruches; a = einfach,
b = mit Subluxation nach außen, c = mit Subluxation nach hinten

Th.: *Einfache Distorsion:* Zinkleim, Elastoplast oder Unterschenkelgehgips für 2–4 Wochen.
Bänderrisse: Gehgipsverband 6–10 Wochen!

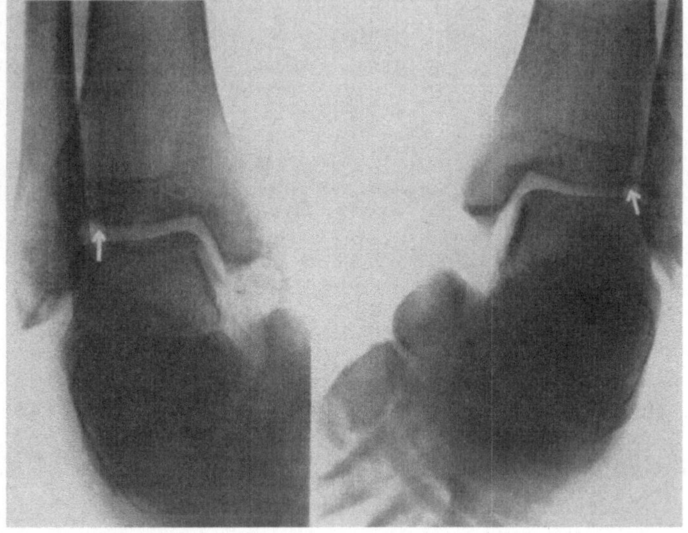

Abb. 140. Supinationssubluxation. Gehaltene Aufnahme beiderseits mit
Aufklappbarkeit des Sprunggelenkes rechts (a) gegenüber links (b)

b) Knöchelbrüche

Sy.: Bluterguß im Bereich des verletzten Knöchels, deutlicher Druck-
schmerz an der Frakturlinie. Wenn auch Verrenkung: pathognomonische
Pro- oder Supinationsstellung und Bluterguß im Bereich des ganzen
Gelenkes.

Th.: *Ohne Bänderschaden:* Unterschenkelgips gespalten für 8 Tage,
dann Gehgips für 6 Wochen.

Mit Subluxation: Falls nötig, Reposition, Ruhigstellung für 8–10 Wochen.

1. Äußerer Knöchelbruch

Meist Drehbruch in verschiedener Höhe. Entweder ohne Verschiebung
(Abb. 141) oder mit Beteiligung des distalen Tibiofibulargelenkes, wenn

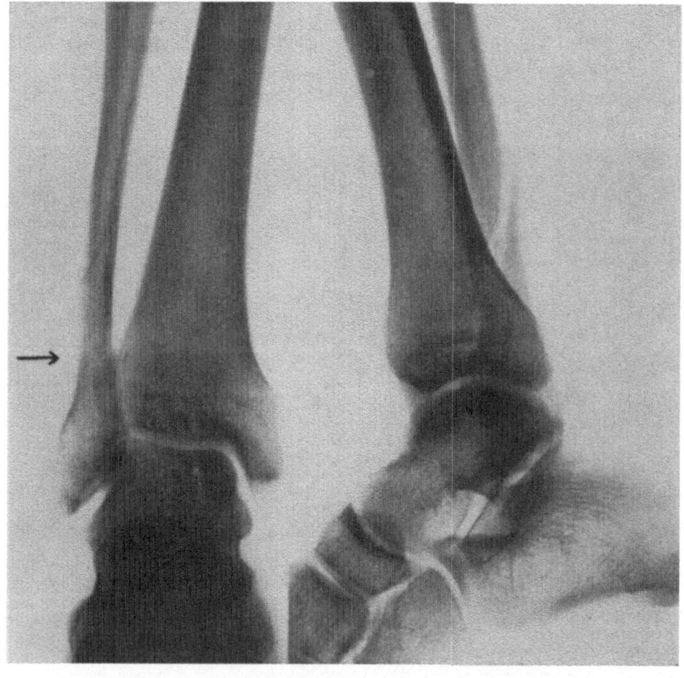

a   b

Abb. 141. Bruch des äußeren Knöchels ohne Verschiebung; a in der a.p.- und
b in der seitlichen Aufnahme

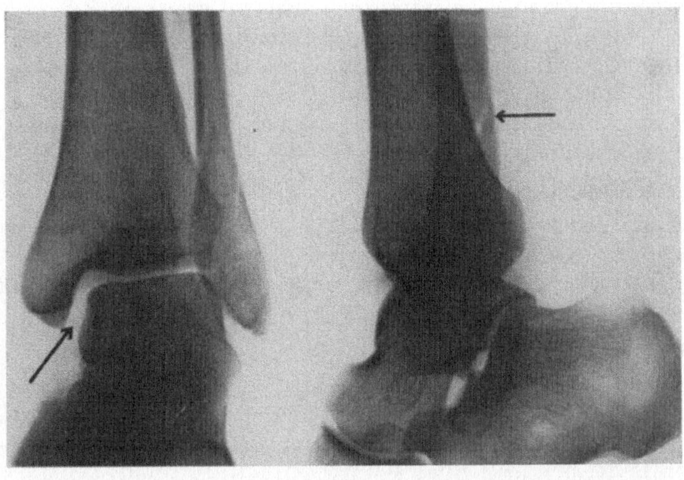

a   b

Abb. 142. Bruch des äußeren Knöchels mit Teilverrenkung des Sprungbeines nach außen; a in der a.p.- und b in der seitlichen Aufnahme

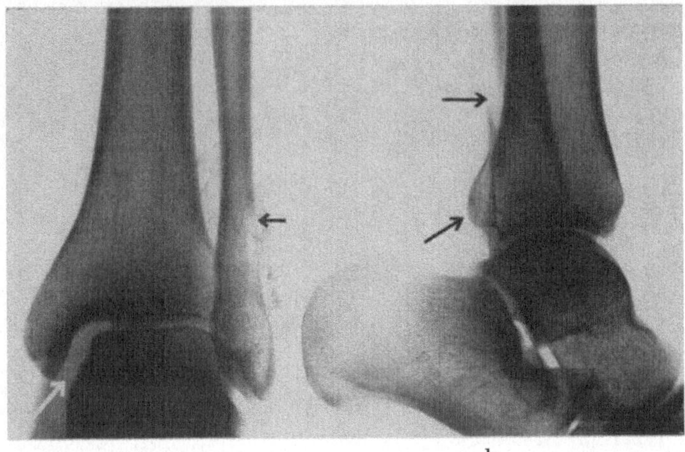

a   b

Abb. 143. Bruch des äußeren Knöchels mit Abbruch einer hinteren Schale
aus der Tibia und Teilverrenkung des Sprungbeines nach außen; a in der
a.p.- und b in der seitlichen Aufnahme

die Bruchlinie bis oberhalb des Sprunggelenkspaltes reicht; dann Festigkeit des Sprunggelenkes beeinträchtigt. Besteht dabei ein Riß des Innenbandes, kommt es zu (Sub)Luxatio tali ad latus (*klinisch: Talusanschlag*, vgl. Abb. 142). Ferner äußerer Knöchelbruch mit Abbruch einer hinteren Schale aus der Tibia (Abb. 143).

Außerdem Fissuren des äußeren Knöchels und Spitzenabrisse; – bei Jugendlichen Epiphysenlösungen.

2. Innerer Knöchelbruch

Häufigste Bruchform knapp unterhalb des Gelenkspaltes. Durch Zwischenlagerung von Faszie Diastase. Keine Gelenklockerung.

Th.: Unterschenkelgips gespalten für 8–10 Tage, dann Gehgips 6 Wochen.

3. Bruch beider Knöchel

a) *Drehbruch*

Vielgestaltige Bruchkombination mit entsprechenden Bandzerreißungen.

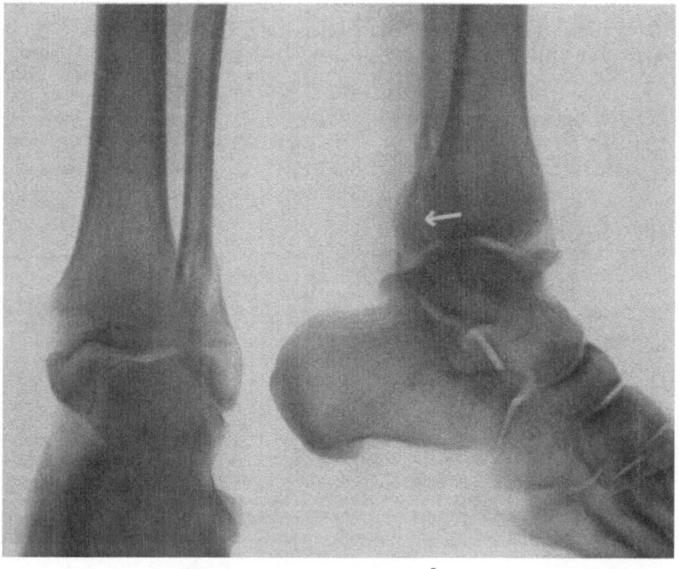

Abb. 144. Bruch beider Knöchel mit Teilverrenkung des Sprungbeines nach außen und Abbruch eines hinteren Dreiecks aus der Tibia (Volkmannsches Dreieck). a in der a.p.- und b in der seitlichen Aufnahme

Immer bleiben beide Knöchel mit dem Sprungbein in Zusammenhang und werden gemeinsam mit diesem verschoben.

b) *Pronationsbruch: Talusluxation nach außen!* (Abb. 144).

c) *Supinationsbruch: Talusluxation nach innen!*

Querer Abriß des äußeren Knöchels etwa in Gelenkspalthöhe und Abscherung des inneren Knöchels mit senkrecht nach oben verlaufender Bruchlinie.

Th.: Exakte Reposition, der äußere Knöchel wird mit dem Talus reponiert. Gespaltener Unterschenkel-Liegegips für 8–14 Tage. Dann Unterschenkelgehgips für 10–12 Wochen.

Um einem posttraumatischen Knick- und Senkfuß vorzubeugen, ist auf achsengerechte Stellung des Kalkaneus, Adduktion und Pronation des Vorfußes zu achten.

Auch die geringste Subluxation des Sprungbeins muß vom Anfang an vermieden werden; die Knöchelgabel muß regelrecht geschlossen sein. Röntgenkontrolle mindestens jede 2. Woche.

Knöchelgabelverbreiterung oder Sprungbeinsubluxation bedingen oft beträchtliche Dauerschäden. 25–30 % MdE.

d) Da die Bänder zwischen Schienbein und Wadenbein besonders im hinteren Abschnitt dieser Knochen von besonderer Mächtigkeit sind, wird bei manchen schweren Brüchen beider Knöchel aus dem *hinteren* Teil des Schienbeines ein Knochenkeil durch die Bandmassen herausgerissen: *Hinteres Volkmannsches Dreieck* (Abb. 144). Durch den Abbruch eines solchen hinteren Dreiecks aus dem unteren Schienbeinende (die Spitze des Dreiecks läuft nach oben zu aus, die Basis umfaßt einen Teil der Sprungbeingelenkfläche) fehlt der Talusrolle das Widerlager des hinteren Schienbeingelenkrandes. Es kommt in vielen Fällen solcher Frakturen zur Luxation des Fußes nach hinten.

Viel seltener ist eine Absprengung an der Tibia vorn mit Subluxation des Fußes nach vorn.

Solche Verschiebungen des Fußes nach hinten oder vorn (z.B. Luxationen im oberen Sprunggelenk ohne Fraktur, vgl. Abb. 145) *und Knochenabsprengungen von der Schienbeingelenkfläche sind ernste Komplikationen, die in der Regel fachchirurgische Behandlung notwendig machen.* Exakte Reposition und dauernde stationäre Krankenhausbeobachtung sind unerläßlich.

e) Sowohl bei der einfachen Distorsion des Sprunggelenks wie auch bei den verschiedenen Formen von Knochenbrüchen kommen Mitverletzungen an den Fußwurzelknochen vor. Fissuren, Knochenabsprengungen

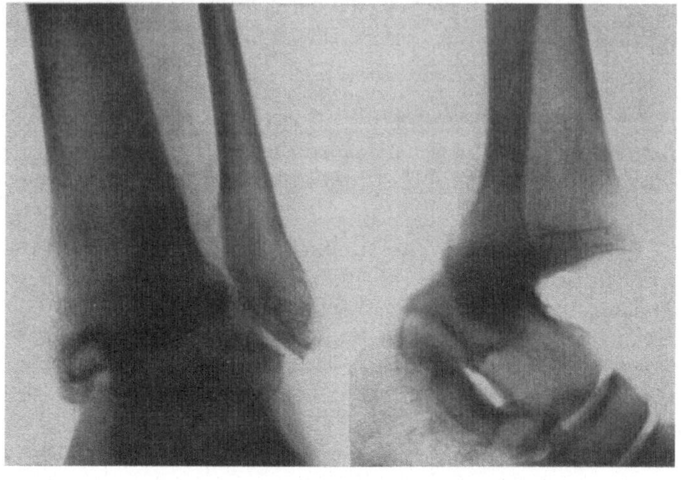

a   b

Abb. 145. Verrenkung im oberen Sprunggelenk nach dorsal; a in der a.p.-
und b in der seitlichen Aufnahme

und Kompressionsbrüche sind zu nennen; sie erfordern Sicherstellung
durch Röntgenaufnahme und je nach ihrer Schwere eventuell auch fachchirurgische Behandlung.

c) Kalkaneusfraktur

Eine besonders schwierige Knochenbruchform stellt der Kalkaneus-
bruch dar, vor allem bei Stürzen mit direktem Auftreffen auf die Ferse:
Klassischer Kompressionsbruch. Für die Feststellung genügt oft die
seitliche Aufnahme nicht, es muß eine parallel zur Wadenfläche aufgenommene Axialaufnahme ausgeführt werden (Abb. 146).

Sy.: Verbreiterung der Ferse, Bluterguß insbesondere an der Fußsohle,
typischer Druckschmerz im Fersenbereich (Gabelschmerz), Deformität.

BÖHLER unterscheidet nach Lokalisation und Schwere acht Gruppen.
1 (= Entenschnabelbruch des Fersenbeinhöckers), 2 (= Abbruch des
Proc. medialis und 3 (= des Sustentaculum tali) liegen extraartikulär;
Gruppe 4–8 sind Brüche des Fersenbeinkörpers, 5–8 mit Gelenkbe-
teiligung: Abflachung des Tubergelenkwinkels. Infolge Verrenkung der
Tragplatte sinkt das Sprungbein sohlenwärts.

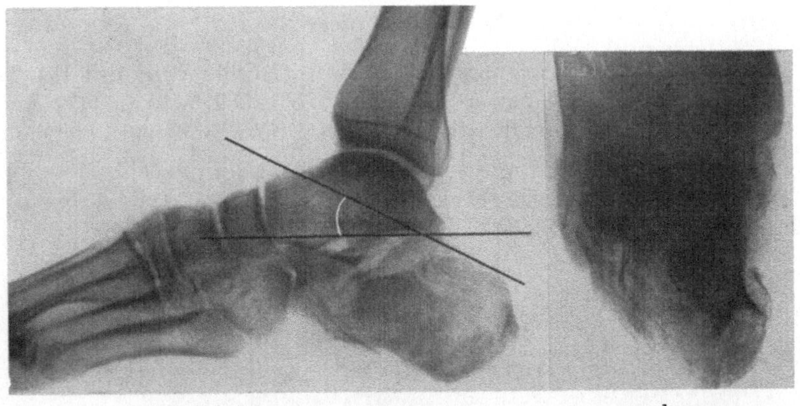

a   b

Abb. 146. Fersenbeinbruch, bei a mit eingezeichnetem Tubergelenkwinkel von 26° (normal 36°); im dorsoplantaren Bild (b) ist die Zertrümmerung des Fersenbeinkörpers besonders deutlich

Th.: Bei jedem ernsten Verdacht von Kalkaneusfraktur ist fachchirurgische Behandlung und Krankenhauseinweisung dringlich.

Ohne Verschiebung Anlegen eines Gehgipsverbandes für etwa 10 Wochen; sonst Aufrichtung nach WENDT (Plantarflexion des Fußes bei gebeugtem Kniegelenk) oder Drahtextension. Nach 2–4 Wochen Unterschenkelgipsverband für 10–12 Wochen.

Für manche Fälle kommen Spanverpflanzung und operative Arthrodese des unteren Sprunggelenks in Frage.

d) Luxationen des Fußes

Ae.: Verhältnismäßig seltene Verletzung, die z. B. beim Sturz von einer Leiter (wobei ein Fuß zwischen den Sprossen hängen bleibt) und ähnlichen Unfallereignissen zustande kommt. Die Luxation kann im oberen Sprunggelenk (Abb. 145) oder sub talo erfolgen oder das Sprungbein allein betreffen. Häufig sind Nebenverletzungen, z. B. Talusfrakturen. Hauptgefahr wegen Überspannung der Haut: Hautnekrosen.

Sy.: Die auffällige Deformität in federnder Fixation läßt die Diagnose meist klinisch stellen.

Th.: In Muskelentspannung ist in vielen Fällen die Einrichtung verhältnismäßig leicht. Alle komplizierten Fälle sind als Notfall der fachchirurgischen Behandlung einzuweisen.

6. Mittelfußbrüche

Ae.: Sehr häufige Verletzung. Meist direkte Gewalteinwirkung. Häufig offene Brüche, im übrigen Quer-, Biegungs-, Stückbrüche (Abb. 147). Von größter Bedeutung die am meisten belasteten I- und V-Mittelfußknochen. Gefahr des posttraumatischen Plattfußes!

Sy.: Meist die klassischen Frakturzeichen, Bluterguß, typischer Stauchungsschmerz an der Stelle des Druckschmerzes auslösbar.

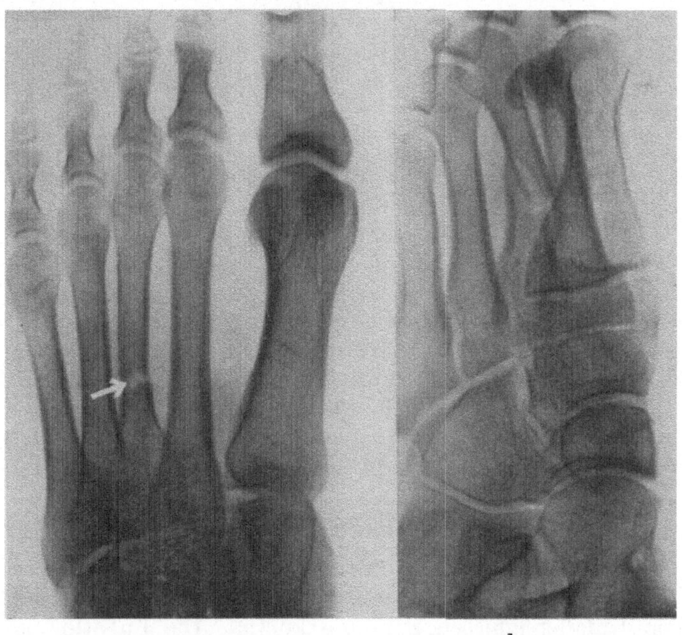

a   b

Abb. 147. Biegungsbruch im Bereiche des 3. Mittelfußknochens; a in der a.p.- und b in der seitlichen Aufnahme

Th.: Im Frühstadium oder nach Abklingen des Hämatoms Einrichtung des Bruches, vor allem schädlich ist ein Abweichen der Bruchstücke fußsohlenwärts, wo sie eine störende Gehbehinderung abgeben können. Erhaltung der reponierten Stellung im Gehgipsverband oder Anwendung einer leichten Extension mit Seidenfaden durch die Zehenkuppe oder

Draht durch ein Zehenglied. Fachchirurgische Behandlung meist kurz stationär, dann Gipsverband ambulant. Nur bei mehrfachen Mittelfußbrüchen sind 6, ja bis 10 Wochen Behandlung erforderlich.

7. Zehenbrüche

Offene Zehenbrüche werden in den ersten Stunden aktiv chirurgisch versorgt und eingegipst. Puderbehandlung usw.

Von Bedeutung ist der Grundgliedbruch der großen Zehe (Abb. 148). Hier ist unbedingt eine gute Stellung anzustreben. Gehgips!

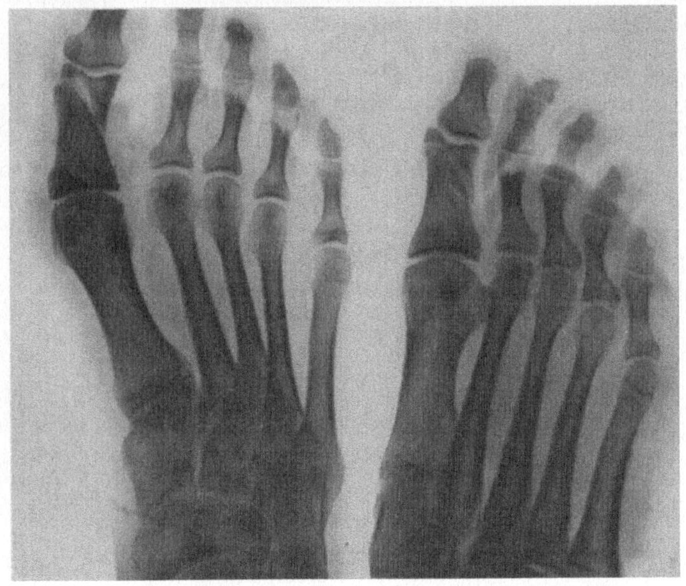

Abb. 148. Bruch des Großzehengrundgliedes; a in der a.p.- und b in halbseitlicher Aufnahme

Andere geschlossene Zehenbrüche werden konservativ behandelt. Verhältnismäßig harmlos sind die häufigen Nagelkranzabbrüche, die öfter mit kleinen Platzwunden einhergehen. Meistens ist dabei der Nagel blau unterlaufen bzw. durch einen Bluterguß abgehoben.

IV. Durchschnittliche Zeit der Ruhigstellung bei Frakturen und Luxationen

Halswirbel	Brust-Kopfgips	12 Wochen
Brust-Lendenwirbel	Gipsmieder	12 Wochen
Clavicula	Tornister	3– 4 Wochen
Scapula	Abduktionsschiene	3– 4 Wochen
Schulterhöhen- (sub)luxation	Schlüsselbeinschiene Abduktionsschiene	5– 6 Wochen
Schulterluxation	Mitella, Desault	2– 3 Tage
Schulterluxation mit Abriß	Abduktionsschiene	8–14 Tage
Fract. humeri subcap. (eingekeilt)	Desault, Mitella	8–10 Tage
Fract. humeri subcap.	U-Schiene, Hängegips	4–12 Wochen
Fract. humeri (Schaft)	U-Schiene	4– 8 Wochen
Fract. humeri supracond.	Oberarmgips	4– 6 Wochen
Luxatio cubiti	Oberarmgips	3 Wochen
Fract. olecrani	Oberarmgips	3– 4 Wochen
Fract. antebrachii	Oberarmgips	6–10 Wochen
Fract. radii (Schaft)	Oberarmgips	6– 8 Wochen
Fract. ulnae (Schaft)	Oberarmgips	6– 8 Wochen
Fract. radii loco typ.	Unterarmgips	4– 5 Wochen
Fract. os. navicul. man.	Unterarmgips mit Daumeneinschluß	10–14 Wochen
Fract. metacarpi	Unterarmgips mit Fingereinschluß oder Fingerschiene	4– 6 Wochen
Fract. phalangis	Unterarmgips mit Fingerschiene	3– 4 Wochen
Bennetsche Fraktur	Unterarmgips mit Daumeneinschluß	4– 6 Wochen
Fingerluxation	Unterarmgips mit Fingerschiene	2– 3 Wochen
Strecksehnenausriß	Fingerhülse	4– 6 Wochen
Seitenbandläsion (Finger)	Unterarmgips mit Fingerschiene	3– 4 Wochen

Fract. femoris (u. U. Fract. colli und pertrochant. femoris)	Beckengips	10–12 Wochen
Fract. patellae	Oberschenkelhülse	6– 8 Wochen
Seitenbandläsion (Knie)	Oberschenkelhülse	6– 8 Wochen
Kreuzbandläsion	Oberschenkelhülse	6– 8 Wochen
Fract. cap. tibiae	Oberschenkelgips	4– 6 Wochen
Fract. cruris	Oberschenkelgips	10–12 Wochen
Fract. tibiae	Oberschenkelgips	8–10 Wochen
Fract. fibulae	Zinkleim, evtl. Unterschenkelgips	3– 4 Wochen
Supinationssubluxation	Unterschenkelgips	6 Wochen
Fract. mall. lat.	Unterschenkelgips	6 Wochen
Fract. mall. lat. et sublux. tali ad latus	Unterschenkelgips	8 Wochen
Fract. mall. lat. et sublux. tali ad lat. et cun. post. (VOLKMANN)	Unterschenkelgips	10 Wochen
Fract. mall. med.	Unterschenkelgips	6 Wochen
Fract. mall. med. et sublux. tali ad latus	Unterschenkelgips	8 Wochen
Fract. mall. med. et sublux. tali ad latus et cun. post.	Unterschenkelgips	10 Wochen
Fract. bimall.	Unterschenkelgips	8–10 Wochen
Fract. bimall. et sublux. tali ad latus	Unterschenkelgips	10–12 Wochen
Fract. bimall. et sublux. tali ad latus et cun. post.	Unterschenkelgips	12 Wochen
Luxatio pedis	Unterschenkelgips	8–10 Wochen
Fract. metatarsi	Unterschenkelgips	4– 6 Wochen
Fract. calcanei	Fersenbeinlochgips etwa	2– 4 Wochen
	Unterschenkelgips	10–12 Wochen
Fract. phalangis	Unterschenkelgips	3– 4 Wochen

V. Grundsätze der Ersten Hilfe

Aufgabe der Ersten Hilfe ist es, bei Unfällen und plötzlichen Erkrankungen durch entsprechend sinn- und zweckvolle Maßnahmen bis zum Eintreffen eines Arztes oder bis zur Einlieferung in ein Krankenhaus den Patienten vor unmittelbar lebensbedrohenden Zuständen zu bewahren, durch Anlegen von Notverbänden und Schienen vor Infektion und Verblutung zu schützen und transportfähig zu machen sowie durch richtige Betreuung weiterem Schaden vorzubeugen. *Richtig* geleistete Erste Hilfe ist sehr bedeutungsvoll, entscheidet sie doch allzuoft über das weitere Schicksal eines Menschenlebens. Ganz besonders gilt hier das »Primum nil nocere!«

Man vermeide alles, was den Patienten beunruhigen könnte. Das Auftreten des die Erste Hilfe Leistenden soll Vertrauen einflößen, Trost und Zuversicht bringen. Ruhiges und zielbewußtes Handeln ist unbedingte Voraussetzung.

Was soll und kann ich tun, was darf ich nicht tun?

Als erstes verschaffe man sich einen Überblick über die Gesamtlage und über die Möglichkeiten des mit den Mitteln der Ersten Hilfe zu leistenden Beistandes. Jede Polypragmasie ist gefährlich und zeitraubend und daher zu unterlassen. Ruhige und sachliche Anordnungen führen am raschesten zum Ziel und bringen wirkliche Erste Hilfe. Bei Straßenunfällen ist unbedingt für die Absicherung des Unfallortes zu sorgen, um zu vermeiden, daß durch entgegenkommende oder nachfolgende Fahrzeuge weiterer Schaden angerichtet wird. Das Anlegen von Notverbänden bei Wunden soll Blutverlust, Verschmutzung und Infektion verhindern, durch Verband und Schienung (= Ruhigstellung!) verletzter Extremitäten sollen starke Schmerzen gelindert und damit die Schockgefahr bekämpft werden.

Im folgenden werden jene Zustände im Rahmen der Unfallheilkunde aufgezählt, die rasche Erste Hilfe erfordern, und die zu treffenden Maßnahmen kurz besprochen.

1. Atemstörungen

Verlegung der Atemwege durch Fremdkörper (Speisereste beim Erbrechen, Blut, Wasser, Erde, Schnee, Teile von Zahnprothesen u. a.) oder gewaltsame Behinderung der Atmung von außen (Strangulation). **Th.:** Säuberung der Atemwege soweit wie möglich mit dem Finger. Künstliches Gebiß immer entfernen! *Sofortiger Beginn* mit der Atemspende (siehe ORATOR-KÖLE: Allg. Chirurgie: Mund zu Mund oder Mund zu Nase, wenn möglich O_2). Diese ist solange fortzusetzen, bis entweder Spontanatmung einsetzt (oft erst nach Stunden!) oder sichere Zeichen des Todes auftreten. Bei gleichzeitiger Thorax- oder Bauchverletzung Vorsicht bei der Beatmung!

2. Augenverletzungen

Jede unsachgemäße Handlung gefährdet das Sehvermögen, daher steriler Verband und rascher Transport zum Facharzt.

3. Bauchverletzungen

Durch Einwirkung stumpfer oder scharfer Gewalten auf den Bauchraum. **Th.:** Verletzten liegend unter Aufsicht rasch in das nächste Krankenhaus transportieren! Nichts trinken lassen! Keine schmerzstillenden Mittel verabreichen, da dadurch das klinische Bild vollkommen verschleiert wird und unter Umständen bis zum Wiederauftreten von bedrohlichen Symptomen, die ein aktives Vorgehen (Laparotomie) erfordern, kostbare Zeit vergeht.

4. Bewußtlosigkeit

Schädelhirntrauma, Apoplexie, Herzinfarkt, Epilepsie, Hitzschlag, Kollaps, Vergiftungen, Koma u. a. **Th.:** Bewußtlosen in Seitenlagerung bringen, um Aspirationsgefahr zu verringern. Niemals Rückenlagerung! Beengende Kleidungsstücke lockern, zudecken, künstliche Atmung. Siehe unter 1. Nichts einflößen! Bewußtlosen nie ohne Aufsicht lassen. Rascher Transport in das nächste Krankenhaus. Bei Blutung aus dem Ohr (Schädelbasisfraktur) steriler Verband auf das Ohr.

5. Blutung

Th.: Steriler Verband (keine Watte), falls nötig Druckverband. Bei arteriellen Blutungen Abbinden oder Kompression mit dem Finger.

Der Druckverband darf nicht stauen und nicht lange liegen (maximal 2 Stunden!). Daher immer Zeitpunkt seiner Anlegung merken oder besser aufschreiben. Bei starkem Blutverlust Kopf tief lagern, eventuell »Autotransfusion« (Beine von distal nach proximal fest umwickeln). Bei Genitalblutungen (Abort) rascher Transport in das nächste Krankenhaus.

6. Bißverletzungen

Th.: Steriler Verband, Arzt oder Krankenhaus. Bei Biß durch unbekannte Hunde oder Katzen, Tiere – wenn möglich – fangen und untersuchen lassen (Lyssaverdacht!). Bei Schlangenbissen nach Möglichkeit Schlangenart feststellen. Extremität oberhalb der Bißstelle abbinden, diese mit Messer oder Rasierklinge kreuzförmig inzidieren.

7. Elektrounfall

Th.: Strom abschalten oder Verletzten aus dem Stromkreis bringen, Wegziehen mit nichtleitenden Gegenständen. Der Helfer muß auf nichtleitendem Boden stehen (trockenes Brett, Decke, Fensterscheibe u. ä.). Strommarken steril verbinden. Wenn nötig, künstliche Atmung. Auf eventuelle Knochenbrüche achten! Transport in das nächste Krankenhaus.

8. Erfrierung

Th.: In warmes Zimmer bringen (nicht an den Ofen setzen!). Warm zudecken (Decke, Mantel, Trainingsanzug u. ä.), nasse beengende Kleidungsstücke entfernen, warme, alkoholfreie Getränke einflößen! Erfrorene Extremitäten mit trockenen Tüchern frottieren (Vorsicht!), *nicht mit Schnee abreiben!* Soweit möglich, Extremitäten aktiv bewegen lassen.

9. Ertrinken

Th.: Reinigen der Mund- und Rachenhöhle von Schlamm u.s.w., Entfernung des in die Luftwege eingedrungenen Wassers: Man legt den Verunglückten auf den Bauch – Kopf seitlich –, stellt sich über ihn, faßt ihn beiderseits unterhalb der Rippenbögen und hebt und senkt ihn ein paarmal kräftig. Dann sofort *Atemspende*.

10. Hitzschlag (Sonnenstich)

Th.: Lagerung an schattiger Stelle, kalte Umschläge, mit kaltem Wasser bespritzen, beengende Kleidungsstücke lockern.

11. Knochenbruch

Th.: Keine Repositionsversuche, besonders bei offenen Frakturen. Gut gepolsterte Schienen (Stock, Besenstiel, Brett, Ski u. ä.) anlegen, wobei die benachbarten Gelenke möglichst ruhiggestellt werden sollen. Bei offenen Frakturen steriler Verband auf die Wunde. Verletzten möglichst wenig bewegen. Bei drohender Durchspießung, Hautnekrose oder Nerveneinklemmung Reposition unter Zug und Gegenzug erlaubt. Bei Wirbelfrakturen jede Bewegung vermeiden, auf harte Unterlage (Brett, Tür u. ä.) legen. Nicht den Kopf anheben zum Trinken! Besteht Bewußtlosigkeit, immer ganzen Körper zur Seite drehen. Rascher Transport in das nächste Krankenhaus.

12. Schädelhirntrauma

Von kurzdauernder Benommenheit bis zu tiefer Bewußtlosigkeit alle Übergänge möglich (Cave »freies Intervall«!). Maßnahmen der Ersten Hilfe beschränken sich auf Freihaltung der Atemwege, siehe unter 1 und 4, Zufuhr von Sauerstoff und Bauchseitenlage bei Bewußtlosigkeit. Steriler Verband bei offenen Verletzungen und schonender Transport in das *nächste* Krankenhaus.

13. Thoraxverletzungen

Th.: Handtuchzingulum, sitzende Lagerung. Bei großen Thoraxwunden steril und möglichst luftdicht abdecken. Wenn künstliche Atmung nötig, dann nur Mund-zu-Nase-Beatmung (vgl. ORATOR-KÖLE: Allg. Chirurgie).

14. Varizenblutung

Th.: Steriler Druckverband, Bein hochlagern. Krankenhaus.

15. Verrenkung

Th.: Keine Repositionsversuche! Soweit wie möglich Ruhigstellung, Transport in das nächste Krankenhaus. Nichts zu essen oder zu trinken geben wegen Narkose zur Einrichtung!

16. Verbrennungen

Th.: Steriler Verband, keine Watte, eventuell sog. »Brandbinde«. Rascher Transport in das nächste Krankenhaus. Brandblasen nicht aufstechen oder aufdrücken.

17. Wunden

Th.: Steriler Verband, keine Watte. Wunden nie auswaschen. Ruhigstellung der verletzten Extremität. Arzt oder Krankenhaus (Sechsstundengrenze!). Aus der Wunde ragende Fremdkörper nicht gewaltsam entfernen. Siehe auch unter 5.

Anhang

Dauerunfallfolgen – Überblick über die Wiederherstellungschirurgie

Gerade nach großen Kriegen hat eine zweckmäßige Behandlung und dadurch bedingte Wiedereingliederung in einen passenden Arbeitsplatz besonders hohe soziale Bedeutung. Im deutschen Sprachraum haben sich um die Wiederherstellungschirurgie BÜRKLE DE LA CAMP, ERLACHER, LEXER, PAYR, SAUERBRUCH, SPITZY, WITTEK, ZUR VERTH u. a. besonders verdient gemacht.

Als Dauerschaden bleiben nach schweren oder unzweckmäßig behandelten Unfällen folgende Hauptgruppen bestehen (ZUR VERTH), deren Behebung ein chirurgisch-orthopädisches Grenzgebiet darstellen.

I. Lähmungen. – Hauptwege der Behandlung sind:

1. Nervennaht
2. Muskel- und Sehnenplastiken
3. Teno- und Arthrodesen (vgl. ORATOR-KÖLE: Kurze chir. Op.-Lehre).

II. Versteifungen:

Gelenksteifen (»Ankylosen«) und Gelenksperren (»Kontrakturen«), Behandlungswege:

1. physikalisch:
   a) aktive Gymnastik
   b) Muskel- und Bindegewebsmassage
   c) Heißluft, Bäder, Unterwassermassage
   d) Elektrotherapie: Kurzwellen, Ultra- und Intraschallbehandlung, Iontophorese, Galvanisation, Vierzellenbad.

2. unblutig:
   a) Mobilisierung (manuelles Redressement) in Narkose
   b) Quengel-Behandlung.

3. operativ: Gelenkplastik (LEXER-PAYR).

Voraussetzung der Operation:
   a) Entzündungen müssen völlig abgeklungen sein (Blutbild! Senkung! Auch nach Belastung!)

b) Muskulatur muß in gutem Zustand sein. Keine Lähmung! Keine Kontraktur!

c) Allgemeinzustand muß Erfolg versprechen.

Wichtig ist die Vorsorge gegen *gewisse Kontrakturen* (häufig als Folge fehlerhafter Behandlung), z. B.

a) *Fingergrundgelenke* in Streckstellung (nicht gedankenlose Anwendung einer Handschiene)

b) *Spitzfußstellung* bei längerer Bettruhe

c) *Fallhandstellung* und Pronationskontraktur (Armtragtuch!)

d) *Adduktionskontraktur der Schulter* (c + d oft Folgen des Armtragtuches).

III. Festigkeitsverluste:

a) Pseudarthrosen
Vgl. das S. 45 ff. Gesagte und ORATOR-KÖLE: Kurze chirurgische Op.-Lehre.

b) Schlottergelenke
Hauptform bei Lähmungen; Behandlungsweg dann Teno- oder Arthrodese.

IV. Verlust großer Glieder: »Amputiertenschulen«.

Neben der Prothesenversorgung sind die Hauptprobleme:

a) Stumpfverbesserung: Reamputation.

b) Stumpfausnutzung:
Plastiken nach SAUERBRUCH (Bildung von Muskelkraftwülsten, die mittels Elfenbeinstiften die Kraft auf die Prothese übertragen).
Plastiken nach KRUKENBERG (Scherenbildung am Vorderarm), Daumenbildung u. v. a.

Schrifttum

Darstellung für Praktiker:

AHRER, E.: Praktische Diagnostik in der Unfallchirurgie. 2. Aufl. Wien-Innsbruck 1962.

BAILEY, H.: Die chirurgische Krankenuntersuchung, übersetzt von J. KASTERT. 5. Aufl. Leipzig und München 1967.

BÖHLER, L.: Verbandlehre, 1. Teil. Wien 1947.

DÜBEN, W.: Der Arzt am Unfallort. Pathophysiologie, dringliche Diagnostik und Therapie. 2. Aufl. München 1966.

EHALT, W.: Unfallpraxis. 3. Aufl. Wien 1953.

HÜBNER, A.: Frakturen und Luxationen. Berlin 1949.

HÜBNER, A.: Notoperation und dringliche Maßnahmen für prakt. Ärzte. 4. Aufl. Berlin 1949.

JAEGER, F.: Verbandlehre. 10. Aufl. Leipzig 1955.

KRÖMER, K.: Die verletzte Hand. 3. Aufl. Wien 1945.

SAEGESSER, M.: Spezielle chirurgische Therapie. 7. Aufl. Bern und Stuttgart 1963.

Darstellung für Chirurgen:

BÖHLER, L.: Technik der Knochenbruchbehandlung (3 Bände). 12./13. Aufl. Wien 1957, 1963.

BRANDT, G., H. KUNZ und R. NISSEN: Intra- und postoperative Zwischenfälle Bd. I. Stuttgart 1967.

KÜNTSCHER, G., und R. MAATZ: Technik der Marknagelung. Leipzig 1945.

MÜLLER M. E., ALLGÖWER M. und H. WILLENEGGER: Technik der operativen Frakturenbehandlung. Berlin, Göttingen, Heidelberg 1963.

RUSH, L., und H. GELBKE: Atlas der intramedullären Frakturfixation nach RUSH. München 1957.

RUSSE, O.: Atlas unfallchir. Operationen. 1. Aufl. Wien-Bonn 1955.

Handbücher:

KÖNIG, F., und G. MAGNUS: Handbuch der gesamten Unfallheilkunde. Neubearbeitung von H. BÜRKLE DE LA CAMP und M. SCHWAIGER, Stuttgart 1963–1965.

BÜRKLE DE LA CAMP, H., und P. ROSTOCK: Handbuch der gesamten Unfallheilkunde. Stuttgart 1955/56.

ENDER, J., KROTSCHEK, H., und R. SIMON: Die Chirurgie der Handverletzungen. Wien 1956.

BUNNELL, ST.: Die Chirurgie der Hand. Deutsche Übersetzung von J. BÖHLER. Wien 1959.

Sportchirurgie:

BREITNER, B.: Sportschäden und Sportverletzungen. 2. Aufl. Stuttgart 1953.

PIRKER, H., und H. WUNDERLICH: Chirurgisch-orthopädische Sportambulanz. 1938.

Juristisches und Begutachtung:

FISCHER, A. W., R. HERGET und G. MOLLOWITZ: Das ärztliche Gutachten im Versicherungswesen. 3. Aufl. München 1968.

GULEKE, N.: Klippen chirurgischer Begutachtung. Stuttgart 1955.

HOLSTEIN, E.: Die Melde- und Entschädigungspflicht der Berufskrankheiten. Leipzig 1951.

HOLSTEIN, E.: Grundriß der Arbeitsmedizin. 2. Aufl. Leipzig 1954.

KHAUM, A.: Arbeitsmedizin. Wien 1948.

LINIGER, H. und G. MOLINEUS: Der Rentenmann. 16. Aufl. von W. JANTKE und H. BECKMANN. München 1967.

LINIGER, H. und G. MOLINEUS: Der Unfallmann. 8. Aufl. von G. MOLLOWITZ, München 1964.

LOB, A.: Handbuch der Unfallbegutachtung, 1. Bd. Versicherungsrechtlicher Teil, Stuttgart 1961.

MAYR, S.: Praxis der Begutachtung. 1. Aufl. Wien-Bonn 1954.

MAGNUS, G., und F. MARTIUS: Vademecum der Sozialversicherung. Leipzig 1941.

PERRET, W.: Was der Arzt von der privaten Unfallversicherung wissen muß. München 1964.

ROSTOCK, P.: Unfallbegutachtung. 2. Aufl. Leipzig 1951.